乳蛾与鼾眠古籍精选

RU'E YU HANMIAN GUJI JINGXIAN

主编 宁云红 孟 伟 张晓晶

U0253726

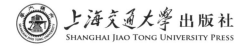

上海交通大学出版社

SHANGHAI JIAO TONG UNIVERSITY PRESS

内容提要

本书选取了历代古籍中与乳蛾、鼾眠相关的医家论述精华，总结和深入挖掘中医古籍文献中对乳蛾与鼾眠的临床观察和诊疗经验，汇总成册，按照朝代顺序编写，内容上分为上下两篇，各篇首先介绍了中医对乳蛾、鼾眠的认识，其次主要阐述了乳蛾与鼾眠的病因病机、鉴别诊断、辨证论治、常用本草与外治法。本书内容丰富，资料翔实，具有较高的文献价值与临床实用价值，适合中医专业、中药专业的医学生和各级中医师参阅使用。

图书在版编目（CIP）数据

乳蛾与鼾眠古籍精选 / 宁云红，孟伟，张晓晶主编
. --上海 : 上海交通大学出版社，2023.12
ISBN 978-7-313-29638-2

Ⅰ．①乳… Ⅱ．①宁…②孟…③张… Ⅲ．①睡眠障碍—中医典籍—中国 Ⅳ．①R277.797②R2-5

中国国家版本馆CIP数据核字（2023）第195517号

乳蛾与鼾眠古籍精选
RU'E YU HANMIAN GUJI JINGXUAN

主　　编：宁云红　孟　伟　张晓晶
出版发行：上海交通大学出版社
邮政编码：200030
印　　制：广东虎彩云印刷有限公司
开　　本：710mm×1000mm 1/16
字　　数：240千字
版　　次：2023年12月第1版
书　　号：ISBN 978-7-313-29638-2
定　　价：198.00元

地　　址：上海市番禺路951号
电　　话：021-64071208
经　　销：全国新华书店
印　　张：13.75
插　　页：3
印　　次：2023年12月第1次印刷

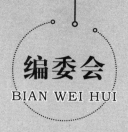
编委会
BIAN WEI HUI

主编简介

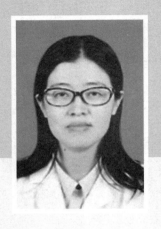

宁云红

副教授
副主任医师
现就职于山东中医药大学

　　中华中医药学会耳鼻咽喉分会青年委员、山东中医药学会耳鼻喉专业委员会常务委员、山东省中西医结合学会耳鼻喉专业委员会常务委员、山东省中西医结合学会眩晕病专业委员会委员、山东省五级师承教育继承人。擅长以中西医结合的方式诊治突发性耳聋、耳鸣、耳眩晕、过敏性鼻炎、鼻窦炎、咽炎、扁桃体炎等耳鼻喉科疾病。自参加工作以来主持及参与科研课题多项，发表论文 10 多篇。

孟 伟

医学博士

副主任医师

现就职于山东中医药大学附属医院

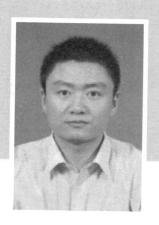

  兼任中华中医药学会耳鼻喉科分会青年委员兼外治学组秘书、山东中医药学会耳鼻喉专业委员会副主任委员、山东省中西医结合学会耳鼻喉专业委员会委员、山东省中西医结合学会眩晕病专业委员会委员、山东省医师协会变态反应分会委员。曾获山东中医药科学技术奖三等奖。主持山东中医药科技发展计划课题1项；参与国家自然科学基金2项、国家中医药管理局课题1项、齐鲁医派中医学术流派传承项目2项、山东中医药科技发展计划课题1项。发表核心期刊论文9篇，参与发表SCI论文4篇；主编著作1部，参编著作2部，参编教材2部。

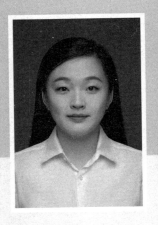

张晓晶

讲师
主治医师
现就职于山东中医药大学

　　兼任山东中医药学会耳鼻喉专业委员会委员、山东中西医结合学会耳鼻喉专业委员会委员。擅长应用中西医结合方法治疗慢性扁桃体炎、腺样体肥大、变应性鼻炎、鼻窦炎及耳鸣、耳聋等耳鼻喉科常见病及多发病。曾获得山东中医药科学技术三等奖1项。参与国家自然科学基金面上项目2项、国家中医药管理局项目1项及多项省部级科研项目。主编著作1部，副主编著作1部，参编著作2部，发表论文3篇。

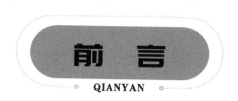

前言

QIANYAN

　　中医古籍源远流长，博大精深，作为中华民族的瑰宝，是历代医家长期在保障人类健康的临床实践中的经验总结。上至《黄帝内经》《神农本草经》《难经》《伤寒杂病论》，下至晋、隋、唐、宋、元、明、清，诸子百家医籍，浩若烟海，汗牛充栋。历代医家们的著述都非常丰富，这对中医理论和诊疗技术的传承与发展起着重要的作用。把握当前中医学发展的历史机遇，做好中医古籍文献研究与整理的工作，对于丰富、发展、完善中医学理论和诊疗体系来讲具有重要的学术价值和现实意义。

　　乳蛾在西医中对应扁桃体炎，鼾眠在西医中对应鼾症（生理性）、睡眠呼吸暂停低通气综合征（病理性）。古代医籍中有关二者的记载名目繁多，比如杨士瀛《仁斋直指方论·卷二十一》首次出现"乳蛾"病名；金代张从正《儒门事亲·卷三》中根据喉痹的不同表现将其分为八证等。"鼾眠现象"则最早出现于《黄帝内经》，"鼾眠"一词首见于《诸病源候论·卷三十一·瘿瘤诸病》的记载中。随着生活和工作节奏的不断加快，作为耳鼻喉科的常见疾病，乳蛾与鼾眠逐渐成为威胁人们生命健康的常见疾病。因此，完善乳蛾与鼾眠的诊疗体系对其防治有着指导性的意义。为了更好地推动和加快其临床诊治工作，编者从众多的古籍中筛选出有关乳蛾与鼾眠的内容，特编写了《乳蛾与鼾眠古籍精选》一书。

　　本书立足于中医，从现代视角出发，旨在帮助临床医师在诊治过程中最快地获得所需的古籍资料，提高诊治水平。全书分为上下两篇，各篇首先结

1

合西医知识阐述了现代中医对乳蛾与鼾眠的认识；其次围绕病因病机、鉴别诊断与辨证论治、常用本草与外治法，汇集了详细且丰富的古代医家论述。全书经过甄选精读，收集宏富，罗列清楚，深入浅出，通俗实用，可供中医学、中西医结合专业的本科生、研究生和各级临床中医医师学习参考使用。

由于古籍众多，编写时间紧张，本书内容难免存在不足之处，期望广大读者见谅，并提出宝贵意见，以便更正。

《乳蛾与鼾眠古籍精选》编委会

2023 年 7 月

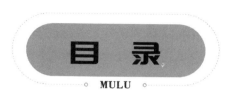

MULU

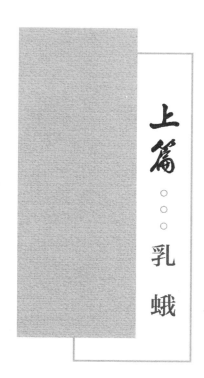

上篇

°°°

乳蛾

第一章 中医对乳蛾的认识

一、概述

乳蛾是以咽痛或咽部不适感,喉核红肿、表面有黄白脓点为主要特征的疾病,因喉核肿胀突出于咽部两侧,形似乳头,状如蚕蛾,故名乳蛾,古代中医文献对乳蛾早有记载,又名喉蛾。本病是临床常见病、多发病之一,以儿童及青年多见,好发于春秋两季气温变化时,病原体可通过飞沫或直接接触而传染,通常呈散发性,偶有群体中暴发流行。急性发病者多为实热证,病程迁延、反复发作者多为虚证或虚实夹杂证。本病虽非重症,发病时可伴有畏寒、高热、头痛、食欲下降、乏力等全身不适的症状,还可引起局部和全身的并发症,较为严重的有风湿热、急性肾小球肾炎等,易传变为痹症、水肿、心悸等全身疾病。如《诸病源候论·卷四十八·喉痹候》中对其传变入心的记载,"喉痹,风毒之气,客于咽喉之间,与血气相搏,而结肿塞,饮粥不正,乃成脓血。若毒入心,心即烦闷懊憹,可堪忍,如此者死。"因此,乳蛾应及时规范治疗,避免失治、误治,导致疾病进一步传变。

古代医籍中有关乳蛾的记载名目繁多,"乳蛾"是使用最广的名称,因喉核肿胀突出于咽部两侧,形似乳头,状如蚕蛾,故名乳蛾,亦称喉蛾;因蛾与鹅同音,故古书又有写作"乳鹅"者。发病急骤者,称"急蛾""鹅风""飞鹅"。从发病部位来分,单侧发病者称"单蛾",双侧发病者称"双蛾"。从形态来分,喉核溃腐作烂者,称"烂乳蛾"或"烂头乳蛾";喉核肥大,阻于喉关,不红不痛,日久妨碍饮食、呼吸者,称"死乳蛾""乳蛾核"或"石蛾"。从病因来分,又有"风热乳蛾""虚火乳蛾"或"阴虚乳蛾"之称。从其阴阳属性来分,又有"阳蛾""阴蛾"之称。如喉核肿痛定时发作,并见脚跟酸痛者,称"脚跟喉风"或"根脚喉风"。

在西医中,本病属于急、慢性扁桃体炎的范畴。乳蛾按病因病机及辨证的不同,又可分为急乳蛾和慢乳蛾两大类,前者相当于急性扁桃体炎,后者相当于慢性扁桃体炎。

二、乳蛾病名探源

乳蛾在未衍生出此专名之前,与一切咽喉肿痛证候统称为"喉痹""嗌痛""咽喉痈肿""咽喉痛"等。《素问·阴阳别论篇》中曰:"一阴一阳结,谓之喉痹。"《灵枢·本脏》言:"肺大则多饮,善病胸痹、喉痹、逆气。"为喉痹的首次记载。

宋朝开始出现乳蛾的记载,杨士瀛《仁斋直指方论·卷二十一》首次出现"乳蛾"病名记载"吹喉散,治咽喉肿痛、急慢喉痹、悬痈、乳蛾、咽物不下"。但并未给予其明确定义。《太平惠民和剂局方·卷之七》中"如圣胜金铤治急喉团、缠喉风、飞扬、单蛾、双蛾、结喉、重舌、木舌、腮颌肿痛,屡经用药,不能吞水粥者。"首先提到单蛾、双蛾。《咽喉脉证通论》也提到"其状或左或右,或红或白,形如乳头,故名乳蛾"。

金代张从正《儒门事亲·卷三》曰:"《内经》之言喉痹,则咽与舌在其间耳。以其病同是火,故不分也。后之医者,各详其状,强立八名,曰单乳蛾、双乳蛾、单闭喉、双闭喉、子舌胀、木舌胀、缠喉风、走马喉闭。热气上行,结薄于喉之两旁,近外肿作,以其形似,是谓乳蛾。"这里首次将乳蛾从喉痹中单独区分,并与其他咽喉疾病鉴别,书中提到当时的医家根据喉痹的不同表现将其分为八证"曰单乳蛾、双乳蛾、单闭喉、子舌胀、木舌胀、缠喉风、走马喉闭",并指出"热气上行,结薄于喉之两旁,近外肿作,以其形似,是谓乳蛾。一为单,二为双也。"概括其病因病机与发病表现,一侧发病称为"单蛾",双侧发病称为"双蛾"。并描述了乳蛾的病状是喉之两侧肿痛。

明代,乳蛾普遍见于各种医籍中,并对其症状有具体的描述,如虞抟《医学正传·卷之五·喉痹》说:"其会厌之两旁肿者,俗谓之双乳蛾,易治;会厌之一边肿者,俗谓之单乳蛾,难治。古方通谓之喉痹,皆相火之所冲逆耳。"这里将乳蛾的病变部位定在会厌之两旁,较以前医家描述的"喉之两旁"更加清晰。陈实功《新刊外科正宗·卷之二上部疽毒门》说:"夫咽喉虽属于肺,然所致有不同者,自有虚火、实火之分,紧喉、慢喉之说……凡喉闭不刺血,喉区不倒痰,喉痛不放脓,喉痹、乳蛾不针烙,此皆非法。又有痰火劳瘦、咳伤咽痛者,无法可治。"这里提出了乳蛾等咽喉疾病有虚、实之分,并应用针烙法治疗。

清代,喉科有较大的发展,出现了不少喉科专著,对乳蛾的症状、病因病机、治疗的认识更加全面,并出现了很多别名。张宗良《喉科指掌·卷之三》将乳蛾单独列为一门进行论述,并将乳蛾分为双乳蛾、单乳蛾、烂乳蛾、风寒蛾、白色喉蛾、石蛾、伏寒乳蛾等,对各种乳蛾的治疗均以六味汤为主方进行加减治疗。郑翰《重楼玉钥续篇·诸证补遗》将乳蛾重症称为"连珠乳蛾","单双蛾人多知之,又有连珠乳蛾,人所不知,其状如白星上下相连故名,皆由酒色过度郁结而成,最重之候,"《咽喉脉证通论·乳蛾》对乳蛾这一病名的由来做了解释,并提出"烂头乳蛾"的概念:"其状或左或右,或红或白,形如乳头,故名乳蛾。一边肿曰单蛾;两边肿曰双蛾;或前后皆肿,白腐作烂,曰烂头乳蛾。"此外,对乳蛾的并发症亦有一定的认识,如论及根脚喉风时说:"有一种名根脚喉风……或一年一发,或半年一发,或一二月数发,根留于中,不能尽去,一时难愈。或云先从脚跟发起,至于喉间,亦名脚跟喉风,发时在左,则左足酸软阴痛,有似筋触。"说明当时已认识到乳蛾可并发痹证。

三、病因病机

乳蛾的发病既有外因之外邪侵袭,也有内因之脏腑功能失调,尤以肺胃脾肾为主。发病急骤者,多与风热之邪乘虚外袭,火热邪毒搏结喉核而致。若病久体弱,脏腑失调,邪毒久滞喉核,易致病程迁延,反复发作。乳蛾的病因病机复杂多样,有虚有实、有寒有热,根据历代医家的论述可归纳为以下几种。

(一)风热外袭

风热邪毒从口鼻入侵肺系,咽喉首当其冲。多数医家认为乳蛾的发病是由于四时气候的影响,风热邪毒外袭,引动肺经之火,内外邪热搏结,上灼于咽喉所致。如《儒门事亲·卷三》指出:"热气上行,结搏于喉之两旁,近外肿作,以其形似,是谓乳蛾。"《丹台玉案·卷之三·喉痹门》也说:"乳蛾云者,肿处如蛾,形犹有可通之路。要其致病之由,皆因平时感受风热,积之既久,留于上焦,一时未发,乘机而动,醉后而重醉,劳后而复劳,动其相火……结于咽喉"。

(二)肺胃热盛

外邪壅盛,乘势传里,肺胃受之,肺胃热盛,火热上蒸,灼腐喉核可以导致本病的发生。亦有多食炙煿,过饮热酒,脾胃蕴热,热毒上攻,蒸灼喉核而为病。如《诸病源候论·卷十三》曰:"喉咽者,脾胃之候,气所上下。脾胃有热,热气上冲,则喉咽肿痛。夫生肿痛者,皆挟热则为之。若风毒结于喉间,其热盛则肿塞不通,而水浆不入,便能杀人。脏气微热,其气冲喉,亦能肿痛,但不过重也。"《咽喉论》说:"盖咽喉之证,皆由肺胃积热甚多,痰涎壅盛不已,致清气不得上升,浊气不得下降,于是痰热之证见焉……总因食热毒而得也。"《聊复集·喉科总论》说:"夫咽喉者,生于肺胃之上。咽者嚥也,主通利水谷,为胃之系,乃胃气之通道也……喉者空虚主气息出入呼吸,为肺之系,乃肺气之通道也,"明确提出肺胃与咽喉病证的紧密联系,《重楼玉钥·卷上·喉风三十六症名目》章节中单独提出双鹅风为"肺经积热,受风邪凝结感时而发",清代陈复正《幼幼集成·卷四·咽喉证治》也指出"若胸膈郁积热毒,致生风痰,壅滞不散,发于咽喉,病名虽多,无非热毒。"

(三)肝气郁滞

乳蛾反复发作,多因火气内郁,七情所伤,热邪阻隔,痰浊气血凝滞,痰火互结于咽喉而为病。如《素问·至真要大论》载有"太阴之胜,火气内郁……甚则心痛,热格,头痛喉痹项强"。又如《重楼玉钥·卷上·喉风三十六症名目》记载:"日久形色带白而微硬,不犯不痛,或因醇酒炙煿,或因怒气喊叫,犯之则痛。"

(四)肾水亏乏

乳蛾不仅见于实证,也可见于虚证。可因肾阴虚,咽喉失养,虚火循经上炎,结于喉核而为病。如《辨证录·卷之三·咽喉痛门》说:"阴蛾则日轻夜重,若阳蛾则日重夜轻矣,斯少阴肾火下无可藏之地,直奔而上炎于咽喉也。"《咽喉脉证通论·乳蛾第四》又说:"此证因嗜酒肉热物过多,热毒积于血分,兼之房事太过,肾水亏竭,致有此发。"

有学者认为火为此证的病机要点,而君火相火最甚。正如《素问·阴阳别论篇》中所说:"一阴一阳结,谓之喉痹。"是最早对于喉痹病机记载,也为后世喉科辨证之纲要。一阴一阳指厥阴、少阳二经,唐·王冰注释道手少阴君火、手少阳相火,二火皆为主脉,并络于喉,"气热则内结,结甚则肿胀,肿胀甚则痹,痹而不同则死矣。"然十二正经均与咽喉直接或间接相连,为何《内经》仅提厥阴、少阳?张从正在《儒门事亲·卷三·喉舌缓急砭药不同解二十一》中解释为"盖君相二火独胜,则热结正络,故痛且速也。""故十二经中,言嗌干嗌痛,咽肿颔肿,舌本强,皆君火为之也。唯喉痹急速,相火之所为也。"明代虞抟《医学正传·卷之五·喉痹》中也认为喉痹多与痰火相关,"火者痰之本,痰者火之标",即外感火热之邪,炼津为痰,痰火交结于咽喉。

四、诊断与鉴别诊断

(一)诊断

1.临床特征

(1)咽部疼痛或干痒不适:咽部疼痛是乳蛾的典型症状,患者多为急性起病,咽部剧烈疼痛,吞咽时加剧,以致吞咽困难,甚则痛连耳窍。咽部疼痛一般持续数天,但可反复发作。咽部干痒不适多见于久病乳蛾者,患者自觉咽部干燥,或咽痒,或咽部异物感,哽哽不利。这些咽部不适可在较长时间内持续存在。

（2）喉核有脓点:用压舌板压下舌前三分之二,暴露双侧喉核,可见喉核红肿,喉核上可有黄白色脓点,甚者喉核表面脓点融合成片如伪膜,不超出喉核,且易拭去,颌下可有臖核。若迁延日久者,可见喉核肥大或干瘪,表面凹凸不平,色暗红,上有白星点,挤压喉核,有白色腐物自喉核溢出。喉核红肿并有分泌物溢出,是乳蛾必备的诊断依据。

2.主要伴随症状

乳蛾除咽部疼痛外,主要的伴随症状是发热。发热常与咽痛并存,与发热相关的症状还有恶寒、头痛等。咽痛与发热可反复发作。

（二）鉴别诊断

1.喉痹

乳蛾和喉痹的症状非常相似,均有咽痛或咽部异物不适感,但乳蛾的病位在喉核,故见喉核红肿,表面有脓点;喉痹的病位在咽部,可见喉底有颗粒状突起,喉核一般无明显红肿及脓点。据此不难进行鉴别。《喉科心法·单蛾双蛾》一语道出了乳蛾和喉痹的鉴别要点:"凡红肿无形为痹,有形是蛾"。

2.白喉

乳蛾与白喉的体征有相似之处,均可在喉核上见到白点,故需要鉴别。白喉为急性呼吸道传染病,其局部表现特点是喉核表面腐脓成片,为灰白色假膜,可超过腭弓,覆盖软腭、悬雍垂或咽后壁,假膜与组织紧密粘连,不易剥离拭去,如强行剥离则易出血;乳蛾的白色分泌物一般不超过喉核范围,且易于拭去。以此不难鉴别。

五、治疗

（一）辨证论治

古代医家对乳蛾的辨证论治多依据本病的病因病机及全身症状。如《重楼玉钥·卷上·咽喉说》中有"若喉痹、乳蛾、缠喉风、喉闭、喉疮、风毒、热毒等症,当刺者则刺,不可乱医;宜吐者则吐,不可妄治;须识其标本,辨其虚实而攻导之,不失其法,临症变通,功效立见,其患自安。"

1.风热外袭

主证:①病初起咽喉干燥灼热,疼痛逐渐加重,吞咽疼痛明显。②全身可见发热,微恶风,头痛,咳嗽,舌红苔黄,脉浮数等风热表证。③检查见扁桃体表面黏膜充血红肿,可波及前弓,扁桃体实质无明显肿大。

治则:疏散风热,利咽消肿。方用疏风清热汤加减。表里俱实者,则清热解毒,通利大便。如《咽喉经验秘传·治法凡例》说:"凡患喉症,势若轻缓,一二日未即发寒热,若至第三日增寒壮热,其势必重。须问其大小便通利否,二便若通,此不过浮游之火升越咽喉,宜内服消风清热、降火解毒之剂,即愈。若二便不通,乃内有实火,非用降火解毒重剂与通利二便之药,断难取效。症有轻重,故治有缓急也。"

《温病条辨·上焦篇》云:"太阴风温……但热不恶寒而渴者,辛凉平剂银翘散主之。"为"治上焦如羽,非轻不举"之代表方。《温病条辨·上焦篇》中"湿温喉阻咽痛,银翘马勃散主之。"在银翘散的基础上加马勃清热利咽。

近代一些医家将急乳蛾归于风热上受,邪在卫气之间,治宜辛凉清解,银翘马勃散方加减,认为急乳蛾为湿温郁阻肺气,应以轻药开之。部分医师在临床治疗中认为乳蛾的病机为风热邪毒侵犯或者脏腑亏损导致的虚火上炎,治疗当以疏风清热、解毒补虚为原则。

2.脾胃热盛

主证:①咽喉疼痛剧烈,咽喉红肿,吞咽疼痛,咽干,有灼热感。②全身可见高热,口渴引饮,咳嗽,痰黄、稠,口臭,腹胀,便秘,舌红,苔黄厚,脉洪大而数等肺胃热盛的表现。③检查见扁桃体红肿,表面有黄白色脓点,或互相融合成片,颌下淋巴结肿大压痛。

治则:泻热解毒,利咽消肿。方用清咽利膈汤加减。乳蛾位于咽喉处,"喉主天气,咽主地气""司天气者,肺之所主。司地气者,胃之所主",据此多数医家认为乳蛾的肿大与肺胃密切相关,治疗除宣肺散邪外,对于兼有大便干结的患者还需要注意清解胃热,泻下通便,应内经中"上病下治"之理论,使邪有出路。

3.痰瘀互结

主证:①咽干涩不利,或刺痛胀痛,痰黏难咯,发复发作。②全身症状不明显,舌质暗有瘀点,苔白腻,脉细涩。③检查见喉关暗红,喉核肥大质韧,表面凹凸不平。

治则:活血化瘀,祛痰利咽。方用会厌逐瘀汤合二陈汤加减。如《重楼玉钥·卷上·喉风三十六症名目》云:"日久形色带白而微硬,不犯不痛……宜服加味道遥散,益气清金汤,或用夏枯草同郁金煎汤代茶服之"。

4.肺肾阴虚

主证:①咽部干燥,微痒,微疼,哽哽不利,午后症状明显。②全身见午后颧红,手足心热,干咳少痰,失眠多梦,头晕耳鸣,腰膝酸软,舌红少苔,脉细数。③检查见扁桃体肥大或干瘪,表面凹凸不平,色潮红,挤压扁桃体,隐窝口有黄白色分泌物从隐窝口溢出。

治则:滋养肺肾,清利咽喉。方用百合固金汤加减。如《辨证录·卷之三》中阴蛾的治疗为"治法宜大补肾水,而加入补火之味,以引火归藏。方用引火汤:熟地(三两),巴戟天(一两),茯苓(五钱),麦冬(一两),北五味(一钱)。水煎服。"

5.健脾、温阳利咽

主证:①咽痒,异物感,咳嗽痰多。②全身见胸脘痞满,易恶心呕吐,口淡不渴,舌质淡,苔白腻,脉缓弱。③检查见扁桃体淡红或淡暗,肥大,溢脓白黏。

治则:健脾和胃,祛湿利咽。方用六君子汤加减。多数医家认为乳蛾的主要发病原因为外感风热毒邪,搏结喉核,因此其最主要的治疗原则便是清热解毒。此证邪常在卫、气分,病位在上焦,多使用辛凉轻清之品宣散热毒,忌骤投大量寒凉药物。

张仲景在《伤寒论》中将咽痛归于少阴病内,且《伤寒论·辨少阴病脉证并治》提到咽痛者先予单味甘草汤;不愈者加予桔梗汤;痛甚生疮、不能言语者予苦酒汤;咽痛而脉浮者予半夏散方;咽痛、胸满心烦下利者予猪肤汤;清代叶天士在《临证指南医案·咽喉》将伤寒论中的少阴咽痛注解为"阴火上结而为咽痛","少阴水亏,不能上济君火,以致咽喉生疮,不能出声",故用甘草甘凉清热,缓急而救阴液,又佐以桔梗开提少阴热邪,痛甚予半夏辛散、鸡子利窍、苦酒入阴劫涩敛疮;猪肤汤则标本兼治,润燥解热缓中。此后甘桔汤、猪肤汤等常被后世医家用于治疗乳蛾、喉痹。

近代一些医家将急乳蛾归于风热上受,邪在卫气之间,治宜辛凉清解,予《温病条辨》之银翘马勃散方加减,认为急乳蛾为湿温郁阻肺气,应以轻药开之。部分医师在临床治疗中认为乳蛾的病机为风热邪毒侵犯或者脏腑亏损导致的虚火上炎,治疗当以疏风清热、解毒补虚为原则。

一些医家提出可少佐辛温之品,取其辛温透表,使邪热有路开达而疏解之意。《医学正传·卷之五·喉痹》中强调在喉痹的治疗中不能骤服寒凉之药,而应遵循《黄帝内经》从治之法,以桔梗、升麻等辛散之品,甚至可少佐附子、干姜等;并总结列出了桔梗汤、普济消毒饮、通关饮等。

近代一些医家擅用麻黄、桂枝、附子等辛温之品,认为阳气振奋后湿浊易除,所谓"益火之源,以消阴翳"。

(二)外治法

战国时期《五十二病方》最早记载了中医外治法,并沿用至今。清《理瀹骈文》曰:"外治之理,即内治之理;外治之药即内治之药,所异者法耳。"同时,清代徐灵胎指出:"若其病即有定处,在皮肤筋骨之间,可按而得着,用膏药贴之。"均为中医外治法开创了典范。中医学认为外敷中药通过卫气的周身流动而到达内在之脏腑,作用于脏腑气血发挥作用。现代医学研究也认识到药物贴敷后经皮肤吸收到达深部组织,在局部组织器官形成较高的药物浓度,随着血液循环到达全身而发挥治疗作用。中医外治法由来已久,方式多种多样,每一种都有其独特的治疗方式及治疗效果,具有简、便、廉、验的特点。历代医家都很重视通过外治法来治疗乳蛾,不少医书介绍了针刀法、火烙法、吹喉法、含服法、漱口法、探吐法等,广泛地运用于治疗乳蛾及咽喉肿痛的病变。

1.针刀法

《医宗金鉴》中指出若肿大的乳蛾易探及,见脓成的可针刺排脓,《医学心悟·卷四·咽喉》提出针刀点刺的治法:予针刀点刺乳蛾出血,并指出出鲜血者易治,血黑而少者难瘥,若用针刀后出血不止可予三七粉止血,强调切忌误伤蒂丁。

2.扁桃体烙治法

扁桃体烙治法是指使用经过酒精灯加热的特制烙铁在扁桃体表面进行烙治,以达到控制扁桃体炎症、缩小扁桃体目的的技术。扁桃体烙治最早可追溯到唐代名医孙思邈,《千金翼方》记载:"治咽中肿垂肉,不得食方,先以竹筒内口中,热烧铁,从竹中拄之,不过数度,愈。"清代《焦氏喉科枕秘》记载:"烙铁,用纹银打茶匙样,用陈艾包于烙铁外,以棉花包住,蘸油,灯火上烧金无烟,搁在灯上,取圈撑住口,令人扶住,侔定舌根,使人刮净烙铁,看真患处,连烙一烙,即出,不可过缓,恐伤犯蒂丁。烙铁放之上烧红,依前法治之,须眼明手快"。孙海波教授在前人基础上继承创新,经过不断改进和研究制定出中医烙法治疗慢性扁桃体炎诊疗规范的特色疗法。

3.扁桃体啄治法

扁桃体啄治法是使用一次性扁桃体镰状刀在扁桃体表面黏膜上做雀啄样割治。放血,以达到消肿、减轻扁桃体炎症及缩小扁桃体组织的一种中医耳鼻喉科外治技术。该技术是二十世纪90年代由山东中医药大学耳鼻喉科研制创新的一种中医外治技术,同时,也是国家中医药管理局十二五期间指定的向全国推广的中医耳鼻喉科适宜技术。扁桃体啄治技术具有简单、实用、疗效确切、疼痛较轻、患者易于接受、适宜在基层推广的特点。特别是在治疗慢性扁桃体炎反复发作、或因扁桃体肥大导致儿童鼾症方面都有着很好疗效。

4.吹药法

可选用清热解毒、利咽消肿的中药粉剂吹入喉核患处,每日数次。

5.含服法

唐代孙思邈《千金翼方·小儿·喉病第九》中介绍了小儿各种咽喉病证的处理方法,多使用单味药,对于小儿咽喉肿痛不能下食、喉痹,可予韭一把捣碎外敷,或予荆沥慢咽,或含服品质上乘的醋、蜜制去皮附子、蜀升麻等。《重楼玉钥》中拟摩风膏以井水调后含服。

6.漱口法

漱口法是将具有清热解毒等作用的中药煎成汤剂或提取有效成分制备水剂进行频频含漱,可起到消肿止痛的作用,如可用金银花、甘草、桔梗适量,或荆芥、菊花适量煎水含漱,每日数次。

7.探吐法

《丹溪心法》中以鹅翎配合桐油探吐痰涎;《景岳全书·杂证谟咽喉》提出"以木别子磨醋,用鹅翎蘸搅喉中";《医学正传·卷之五·喉痹》中提倡症状较重的可针刺患处(即扁桃体)大涌其痰;《医宗金鉴》指出不易探及的乳蛾可用鸡翎探吐脓血。

8.针灸疗法

(1)体针:实热证,选合谷、内庭、曲池,配天突、少泽、鱼际,每次2～4穴,针刺,用泻法。虚证,选太溪、鱼际、三阴交、足三里,平补平泻,留针20～30分钟。

(2)耳针:实热证,取扁桃体、咽喉、肺、胃、肾上腺,强刺激,留针10～20分钟;或取扁桃体穴埋针,每日按压数次以加强刺激。虚证,取咽喉、肾上腺、皮质下、脾、肾等穴,用王不留行籽贴压,每日以中强度按压2～3次,以加强刺激。

(3)穴位注射:选脾俞、肩井、曲池、天突、孔最等,每次取一侧的1～3穴,每穴注射柴胡注射液或鱼腥草注射液1 mL。

对于本病的治疗,中医学及现代医学各有千秋,现代医学的治疗方式较多,主要有手术摘除单、双侧扁桃体,口服或局部使用抗生素、激素类药物治疗。近年来,随着医疗技术以及医疗设备的不断更新进步,扁桃体手术治疗方式不断改进,术中术后出血及疼痛等问题已经得到相应的改善,但手术的进步仍然以永久性切除为最终结果,仍然忽视了扁桃体的免疫功能;而口服及局部使用抗生素、激素类药物对急性扁桃体炎和慢性扁桃体炎急性发作的症状改善效果明显,却无法从根本上消除扁桃体炎症病灶,下次感染时症状容易再次出现。中医学治疗本病以内治法和外治法为主,内治法是在整体观指导下,辨证论治,通过调理脏腑,以达到治疗疾病的目的;外治法不仅可以将肿胀的扁桃体实质减小,也还将保留扁桃体部分正常的免疫功能,使疾病对患者的影响降低到最小。纵览各代医家对于乳蛾的论治,依据不同时期的治法及各代医家的用药经验,对乳蛾治疗的方法日益精练,逐渐形成了治疗乳蛾的完整体系。

第二章 病因病机

1.明-摄生秘剖-洪基-卷三-喉闭丸

咽喉司呼吸,主升降,乃一身之紧关橐籥。患则无问其标本,而当急治焉者也。《经》曰:足少阴所生病者,口渴、舌干、咽肿、上气、嗌干及痛。《素问》曰:邪客于足少阴之络,令人咽痛,不可纳食。又曰:足少阴之络,循喉咙,通舌本。凡喉病,皆少阴之证,少阴之火,达如奔马,逆冲于上,到此咽喉紧锁处,气郁结而不得舒,故成乳鹅、缠喉、双鹅、单鹅等危证。

2.明-考证病源-刘全德-十、考证病源七十四种

喉痹者,乃咽喉闭塞不通也。曰乳蛾、曰缠喉风。名虽不一,其因则火与痰也。脉伏而微者,不治。

3.明-古今医鉴-龚信纂辑,龚廷贤续编,王肯堂订补-卷九-咽喉病

夫喉以候气,咽以咽物,咽则通水谷,接三脘以通胃,喉有九节,通五脏以系肺,并行两异,气谷攸分,诸脏热则肿塞不通,腑寒则缩而硬,硬如有物,常欲痒痛多涎唾,皆使喉闭,风燥亦然。若夫卒然肿痛,水浆不入,语言不通,死在须臾,诚可惊骇,其会厌两旁肿者,俗谓之双乳蛾,易治,会厌一边肿者,谓之单乳蛾,难治,古方通谓之喉痹,皆相火之所冲逆耳。

4.明-济阳纲目-武之望-卷一百零六-咽喉喉痹

虞氏论曰:经曰:一阴一阳结,谓之喉痹。王注:谓一阴即厥阴肝与包络是也,一阳即少阳胆与三焦是也,四经皆有相火存焉。子和曰:胆与三焦寻火,治肝和包络都无异。东垣曰:火与元气不两立,一胜则一负。盖元气一虚,则相火随起,而喉痹等暴病作矣。夫喉之为会厌者,经谓之吸门是也,以其司呼吸,主升

13

降,为人身紧关之橐龠门户也。若夫卒然肿痛,水浆不入,言语不通,死在须臾,诚可惊骇。其会厌之两旁肿者,俗谓之双乳蛾,易治;会厌之一旁肿者,俗谓之单乳蛾,难治。古方通谓之喉痹,皆相火之所冲逆耳。经曰:一水不胜二火。又曰:一水不能胜五火。甚言真水易亏,而相火易动也。如大怒则火起于肝,房劳则火起于脾胃之类。是故知火者,痰之本;痰者,火之标。火性急速,故病发则暴悍。

5.明-简明医彀-孙志宏-卷之五-咽喉

《经》曰:一阴一阳结,谓之喉痹(厥阴风木,少阳相火)。又曰:咽喉者,水谷之道路也;喉咙者,气之所以上下也;会厌者,音声之门户也。足少阴肾,上系于舌,络于横骨,终于会厌。夫喉痹者,由痰生热,热生风,火主肿胀,故热客上焦,而咽嗌肿痛也。咽喉之于会厌,《内经》谓之吸门。咽以候气,通肺属金,轻清不容;喉以纳食,通胃属土,无物不受。会厌管乎其中以司开合,能闭其咽以进食。仓卒误投滴粒,嗽出乃止。咽中惟呼吸行焉,故为人身之橐龠紧关。卒然浆水不入,语言不出,命悬须臾。喉痹即今之乳蛾,咽喉一十八证,谓单蛾、双蛾、缠喉风之类。名状不同,其源则一,相火是也。多感于酒腥辛辣厚味,七情痰火。发则通连颈项,头面肿胀。

6.明-脉症治方-吴正伦-卷之三-火门(火热颠狂附潮热阴虚火动附上部下部疮疡)

喉痹,按子和云:热气上行,抟于喉之两旁,近外肿作,以其形似,是谓乳蛾,一为单,两为双也。比乳蛾差小者,名喉痹。热结于舌下,复生一小舌,名曰重舌。胀热,结于舌中肿起,名曰木舌。胀热结于咽喉,肿绕于外,且麻且痒,肿而大者,名曰缠喉风。喉痹暴发暴死者,名曰走马喉痹。其名虽殊,火则一也。夫少阴君火,心主之脉,手少阳,相火三焦之脉,二火皆主其脉,并络于喉,气热则内结,结甚则肿胀,肿胀甚则闭,闭甚则不通而死矣。至于嗌干咽痛,颔肿舌本强,皆君火之为也,惟喉痹急,连属相火也。

7.明-医镜-王肯堂-卷之三-喉痹

喉者,一身之关隘也。闭而不通,则道路阻绝,饮食难下,死生系焉。使不早治,则不救矣。而喉痹之症,惟缠风尤急,乳蛾次之。若左右皆乳蛾,是亦缠风也。缠风云者,喉中皆缠紧,微有一线之通;乳蛾云者,肿处如蛾形,犹有可通之路。要其致病之由,皆由平日感受风热,积之既久,留于上焦,一时未发,乘机而动。或醉后而重醉,劳后而复劳,动其相火,相火一炽,而平日所积之风热,一齐而起。痰血腾涌,如潮之至,结于咽喉,外不得吐,内不得下,为肿为痛,苦楚呻吟,饥不得食,渴不得饮,煎剂卒难奏功,丸散安能施效,病势已迫,将立而视其死与。必须用刀针以决之,庶可泄其毒而救其势,然后治之以药,乃可愈耳。

8.明-医林绳墨大全-方谷-卷之八-咽喉

咽者咽也,咽所以咽物;喉者候也,喉所以候气。咽则按三脘以通胃,喉有九节通五脏以系肺,虽曰并行,各有司主,以别其户也。盖咽喉之症,皆由肺胃积热甚多,痰涎壅盛不已,致使清气不得上升,浊气不得下降,于是有痰热之症见焉。其壅盛郁于喉之两旁,近外作肿,形似飞蛾者,谓之乳蛾。

【愚按】咽喉之症,未有不由肺胃二经为病也。盖肺主气,阴阳自相流行,此为生生不息之所、神机动作之处,物我莫不由之而寄生也。惟夫嗜欲无节,劳苦奔驰,或暴怒不舒,郁结生痰,致使阴不升而阳不降,水无制而火无熄,金被所伤则咽嗌干燥,火热壅盛,肿胀生疮。近于上者谓之乳蛾、飞蛾,近于下者谓之喉痹、闭喉,近于舌本者谓之木舌、子舌,近于咽嗌者谓之喉风、缠喉风。

9.明-医学正传-虞抟-卷之五-喉痹(四十四)

《内经》曰:一阴一阳结,谓之喉痹。王注谓一阴即厥阴,肝与胞络是也。一阳即少阳,胆与三焦是也。四经皆有相火存焉。子和曰:胆与三焦相火,治肝和胞络都无异。东垣曰:火与元气不两立,一胜则一负。盖元气一虚,则相火随起,而喉痹等暴病作矣。夫喉之为会厌者,经谓之吸门是也。以其司呼吸,主升降,为人身紧关之橐籥门户也。若夫卒然肿痛,水浆不入,言语不通,死在须臾,诚可惊骇。其会厌之两傍肿者,俗谓之双乳蛾,易治;会厌之一边肿者,俗谓之单乳蛾,难治。古方通谓之喉痹,皆相火之所冲逆耳。经曰:一水不能胜二火。又曰:一水不能胜五火。甚言其真水之易亏,而相火之易动也。如大怒则火起于肝,房劳则火起于肾,饮食失节则火起于脾胃之类。是故知火者痰之本,痰者火之标,火性急速,故病发则暴悍。

10.明-暴证知要-沈野-卷上-喉证(附齿舌第十五)

缠喉风,咽喉内外皆肿者是也。会厌两傍肿者,曰双乳蛾,易治。一边肿者,曰单乳蛾,难治。古人通谓之喉痹,大概多是痰热。盖元气一虚,则相火随起,而喉痹等暴病作矣。宜桐油探吐,或针破肿处。夫火者,痰之本;痰者,火之标。火性急速,故病发则暴悍涌痰。刺肿,急则治其标也。(刺必从傍,避哑门穴,犯之则令人病暗。)

11.明-证治准绳·杂病-王肯堂-第八册-七窍门下

经云:咽喉者,水谷之道也。喉咙者,气之所以上下者也。会厌者,音声之户也。悬雍者,音声之关也。咽与喉,会厌与舌,此四者同在一门,而其用各异。喉以纳气,故喉气通于天。咽以纳食,故咽气通于地。会厌管乎其上,以司开合,掩其厌则食下,不掩其喉必错。必舌抵上腭,则会厌能闭其喉矣。四者交相为用,缺一则饮食废而死矣。或问:咽喉有痹有肿,二者之外,又有缠喉风、乳鹅生疮诸病,何邪致之?何经病之?与治法大略,愿闻其说!曰:十二经脉皆上循咽喉,尽得以病之,然统其所属者,乃在君相二火。何则?经曰:喉主天气,咽主地气。又曰:诸逆冲上,皆属于火是也。盖肺主气,天也,脾主食,地也,于是喉纳气,咽纳食。纳气者从金化,纳食者从土化。金性燥,土性湿。至于病也,金化变动为燥,燥则涩,涩则闭塞而不仁,故在喉谓之痹。土化变动为湿,湿则泥,泥则壅胀而不通,故在咽谓之肿。

12.明-试效神圣保命方-董宿-卷之六-喉病

夫喉舌之疾,皆属痰火。盖火者痰之本,痰者火之标。虽有数种之名,轻重之异,乃痰火之微甚也。丹溪又曰:喉痹多属痰。……若夫喉之两傍肿者,俗谓之双乳蛾,易治;喉之一边肿者,俗谓之单乳蛾,难治。古方通谓之喉痹者,言其真水之易亏,相火之易动冲逆耳。学者务详缓急,施治无有不安也。

13.明-外科活人定本-龚居中-卷之三-喉风

夫喉以候气,咽以咽物。咽则通水谷,接三脘以通胃,喉有九节,通五脏以系肺,并行两与气谷攸分。诸脏热则肿,寒不通,腑寒则缩而硬,硬如有物,常欲痒痛,多涎唾,皆使喉闭,风燥亦然。若夫卒然肿痛,水浆不入,语言不通,死在须臾,诚可惊骇。其会厌两旁肿者,俗谓之双乳鹅易治,会厌一边肿者谓之单乳鹅难治。古方通谓之喉痹,皆相火之所冲逆耳。

14.明-尤氏喉症指南-尤仲仁-治症秘诀

石蛾此因本源不足,亦有胎生,在乳蛾地位稍进半寸。初忌寒凉,盖肝火、忧郁所致。老痰恶血阻遏,妇人最多。

15.明-尤氏喉症指南-尤仲仁-用药秘诀

乳蛾多因酒色郁结而生。初起一日病,二日红肿,三日有形,四日势定。其症生于关口两旁,小舌左右,轻者五六日可愈。如有寒热交作者,其症重险,然生此又有分别。

16.明-古今医家经论汇编-徐常吉-卷之四-病因

《内经》之言喉痹,则咽与舌在其间耳。以其病同是火,故不分也。后之医者,各详其状,强立八名曰:单乳鹅、双乳鹅、单闭喉、子舌胀、木舌胀、缠喉风、走马喉痹。热气上行,结薄于喉之两傍,近外作肿,以其形似,是谓乳鹅。一为单,二为双也。其比乳鹅差小者,名闭喉。热结于舌下,复生一小舌子,名曰子舌胀。热结于舌中,舌为之肿,名曰木舌胀。木者,强而不柔和也。热结于咽,项肿绕于外,且麻且痒,肿而大者,名曰缠喉风。喉痹暴发暴死者,名走马喉痹。此八种之名虽详,若不归之火,则相去远矣。

17.明-小儿推拿秘旨-龚廷贤-卷二-病机纂要

双单乳鹅,痄腮喉痹,急慢缠喉锁口,风痰火热相煎。

18.明-针灸大成-杨继洲-卷九-名医治法(《聚英》)

喉痹

《原病式》曰:痹,不仁也。俗作闭;闭,壅也。火主肿胀,故热客上焦而咽嗌肿胀也。张戴仁曰:手少阴、少阳二脉并于喉,气热则内结肿胀,痹而不通则死。后人强立八名曰:单乳蛾、双乳蛾、单闭喉、双闭喉、子舌胀、木舌胀、缠喉风、走马喉闭。热气上行,故传于喉之两旁。近外肿作,以其形似,是谓乳蛾;一为单,二为双也,其比乳蛾差小者,名闭喉。热结舌下,复生一小舌,名子舌胀。热结于舌中为之肿,名木舌胀。木者,强而不柔和也。热结于咽喉,肿绕于外,且麻且痒,肿而大者,名曰缠喉风。暴发暴死者,名走马喉闭。八名虽详,皆归之火。

19.明-针灸聚英-高武-卷之二-治例

《原病式》曰:痹,不仁也,俗作闭;闭,壅也。火主肿胀,故热客上焦而咽嗌肿胀也。张戴人曰:手少阴、少阳二脉并于喉,气热则内结肿胀,痹而不通则死,后人强立八名,曰单乳蛾、双乳蛾,单闭喉、双闭喉,子舌胀、木舌胀,缠喉风、走马喉闭。热气上行,故传于喉之两旁,近外肿作,以其形似,是谓乳蛾,一为单,一为双也。其比乳蛾差小者,名闭喉热结。舌下复生一小舌,名子舌胀。热结于舌中为之肿,名木舌胀,木者,强而不柔和也。热结于咽喉,肿绕于外,且麻且痒,肿而大者,名曰缠喉风。暴发暴死者,名走马喉痹。

20.明-新刊医学集成-傅滋-卷之七-咽喉六十六

喉舌之疾多属火热,虽有数种之名、轻重之异,乃火之微甚故也。

21.清-淑景堂改订注释寒热温平药性赋-李文锦-卷四-平性(凡五十品)

乳蛾、喉痹,痰火上凝,非常之急证也,平缓之药不足济之。

22.清-婴儿论-周士祢-辨初生脉证并治第一

儿鹅口者,即白雪疮也。若喉内肿者,名乳蛾,有双、单,俱胎毒热灼所致,宜火炭母汤。

23.清-神仙济世良方-柏鹤亭-上卷-吕祖、华真人同议治乳蛾方

但得乳蛾,火多寒少,兼亦有寒者,如面白身战,人多认其寒也。而不知火伏于内,外现寒色也。如何辨之?问患者好吃冷水者即火也,如见凉者怕之即寒也。

24.清-辨症玉函-陈士铎-卷之二(亨)虚症实症辨-双蛾

双蛾症之虚实从何辨之?大约外感者为实,内伤者为虚。

25.清-一见能医-朱时进-卷之七-病因赋下

喉痹者,咽喉闭塞不通也。少阴君火之脉,少阳相火之脉,皆络于喉,其热气上行,搏于喉之四傍而作肿痛,名曰乳娥。一为单,二为双。此乳蛾差小者,名曰闭喉,结于咽喉,肿遗于外,且麻且痒。肿而大者,名缠喉风。喉症暴发暴死者,名走马喉痹。其名虽殊,其因则火与痰也。脉伏而微者,不治。

26.清-不居集-吴澄-上集卷之二十三-咽喉症

咽喉诸症

吴澄曰:咽喉诸症,人皆以为其病在上,而不知其根则在下也。人皆以为多实火,而不知虚劳则虚火也。盖少阴之脉,循喉咙,络舌本,肾中之真水不足,则肾中之真火上炎,克制肺金,上冲关隘,不得直泄,而乃为喉疮,喉癣,乳蛾,喉干疼痛声哑,不能饮食等症矣。盖真阴失守,孤阳无根,浮游于上。

乳蛾

乳蛾之症,乃肾水亏乏,火不能藏于下,乃飞越于上,而喉中关隘,火不得直泄,乃结而成,似蛾非蛾也。早晨痛轻,下午痛重,至黄昏而痛更甚。得热则快,得寒则加。其症之重者,滴水不能不喉。

27.清-证因通考-王藻墀-证因通考卷四-喉部

此皆因邪伏肺胃,故有身热胸闷,咳嗽痰涎等证。若肿胀色红木硬,时发时愈者,名木蛾,又名石蛾。木蛾之证原于阴虚,然发时必兼风温,非若乳蛾之可速效也。

28.清-思远堂类方大全-臧应詹-卷十一-咽喉

治法喉内气从金化,变动为燥,燥则涩,涩则闭塞而不仁,故为痹。咽内食从土化,变动为湿,湿则泥,泥则壅胀而不通,故为肿。缠喉风者,其肿透达于外,且麻且痒且疼。乳蛾者肿于咽两旁者,名双蛾,一边肿者名单蛾,其暴发暴死者,名

走马喉痹,皆属火症。

29.清-外科选要-徐恵銈-卷四-咽痛

冯楚瞻曰:咽喉者,一身之总要,水谷之道路也。若胸膈之间,蕴积热毒,致生风痰,壅滞不散,发为咽喉之疾,或内生疮,状如肉腐,窒塞不通,吐咽不下,如单肉蛾、双肉蛾、及痄腮,肿胀甚者,内外皆肿,上攻头面。

30.清-外科选要-徐恵銈-卷四-喉风

窦汉卿曰:夫缠喉风,属痰热,咽喉里外皆肿者是也。外面无肿者,必身发热面赤,此乃热毒之气极也。外面有肿者,身亦发热,邪火发外之原也。或牙关不强,外面不肿,但喉中红者,曰暴感,热在心。如左边病退传右边,此余毒未尽故也。咽喉有数症,有积热,有风热,有客热,有病后遗毒未除,变化双乳蛾者,且如病中喉间有肿,红色,数月,其光似镜者,此积热也。且如喉中有肿,其色微白,其形若臂者,此风毒喉痹也,此热毒因而感风相搏而发故也。

31.清-外科证治秘要-王旭高-第十六章喉蛾、石蛾、喉痈

喉蛾:左为咽属胃,右为喉属肺。多因风热犯肺胃而发。肿如蚕蛾,故名喉蛾。

32.清-疡科心得集-高秉钧-卷上-辨喉蛾喉痈论

咽喉为一身之总要,百节关头,呼吸出入之门户,左为咽属胃,右为喉属肺。或内因,或外感,疡证颇多。试先即喉蛾喉痈论之。夫风温客热,首先犯肺,化火循经上逆入络,结聚咽喉,肿如蚕蛾,故名喉蛾。(今世俗传说鸡鹅之鹅,谓不可食菜者,非也。)……辨虚实之法,若实火脉数大,清晨反重,夜间反轻,口燥舌干而开裂;虚火脉细数,日间轻而夜重,口不甚渴,舌滑而不裂也。且外感之肿胀,其势暴急;内因之肿胀,其势缓慢。以此断之,庶无差误。

33.清-包氏喉证家宝-包三鏸-条目

喉痹,属热、属痰、属风。

单乳蛾,多因酒色郁结而发。

34.清-喉科大成-马渭龄-卷二-喉痹论

或问咽喉有痹,有肿、二者之外,又有缠喉风、乳蛾、生疮诸病,何邪致之? 何经病之? 与治法大略,愿闻其说。曰:十二经脉皆上循咽喉,尽得以病之,然统其地气。又曰:诸逆冲上,皆属于火是也。盖肺主气,天也;脾主湿,地也。于是喉纳气,咽纳食。纳气者从金化,纳食者从土化。金性燥,土性湿。至于病也,金化

变动为燥,燥则涩,涩则闭塞不仁,故在喉谓之痹。土化变动为湿,湿则泥,泥则壅胀不通,故在咽谓之肿。痹肿之病虽少异,然一时火郁于上焦,致痰涎气血聚结于咽喉也。……其原皆起于燥湿,君相二火郁于上焦,以致痰涎结聚所致。

35.清-喉科秘钥-郑瀮撰,许佐廷增订-下卷-喉症图说

喉蛾门七症

双乳蛾

乃肺胃二经感冒所致,形似乳头,故名乳蛾。

单乳蛾

乃伤寒发表未曾散尽故也。

烂乳蛾

此症因肺胃郁热,红肿烂斑,大痛难食,六脉弦紧。

风寒喉蛾

此肺胃症也,因受风寒而起,肿如李,不能俯视,气塞不通,右手寸关脉浮紧。

伏寒喉蛾

凡伏寒之症,其色紫,治同紫色喉癣。

白色乳蛾

此症肿塞满口,身发寒热,六脉浮弦,乃肺受风寒也。

石蛾

此症生乳蛾地位,少进半寸,乃肝火老痰结成恶血,因本原不足,或遇辛苦即发。

36.清-喉科枕秘-焦氏撰,金德鉴编-卷一-焦氏喉症图形针药秘传

双乳蛾

此症外受风热,内由气郁而起。蒂丁两边肿痛,饮食不利,口噤难言,痰涎壅塞,形似乳头,故多名乳蛾。

单乳蛾

此症因风热,劳郁而起。

37.清-喉证杂治·经验良方合璧-蔡钧-乳蛾第四

此症因嗜酒肉热物过多,热毒积于血分,兼之房事太过,肾水亏竭,致发此症。其状或左或右,或红或白,形如乳头,故名蛾。

38.清-咽喉秘集-张宗良、吴氏(阙名)-总论

《内经》云:一阴一阳结而为痹。一阴者,手少阴君火,心之脉气也。一阳者,

手少阳相火,三焦之脉气也;二脉共络于喉,气热则内结,结甚则肿胀,胀甚则气痹。痹者,不仁之谓,此喉痹之所由名。而乳蛾、喉痹、缠喉等症,皆痹类也(吴氏说)。有风、寒、火、湿、毒、虚之别,或风火相搏,或寒暑相聚,其症变幻不一。如漫肿而多痰,风与湿也;淡白而牙紧,风寒也;紫色不肿而烂者,风伏寒也;红肿而脉浮者,风火也;脉沉实、烂而不肿者,毒也;脉细数而浮者,虚火也;脉细而缓者,虚寒也。六者之象,可类推也。

39. 清-重订囊秘喉书-杨龙九-卷上类证-(一)乳蛾

有单有双,有连珠,多因酒色过度,郁结而生。初起,一日疼,二日红肿,三日有形。如有细白星者,若发寒热,即飞蛾之凶症也。四日凶势定,治之,四五日可愈。其症生于喉旁,左属心,右属肺。又云:在右者为喉,肺病,因气而得。在左者为咽,胃病,因食热毒而生。

40. 清-爱月庐医案-佚名-喉蛾

(案1)素来阴分不足,热邪内蕴。近感风温,引动伏邪,郁蒸化火,火升而为痰,痰火上攻,逆于肺胃之脉,遂成喉蛾之症。

复诊:况体热不凉,有邪伏阳明之象,痰多且腻,是热留太阴之征。咽喉红而且肿,热邪兼挟毒邪;脉息数而带弦,风火引动郁火。

三诊:喉蛾已溃,毒邪有外泄之机;肿势渐猿消,痰火无稽留之患。

41. 清-曹沧洲医案-曹沧洲-喉科

右:温邪痰热,郁于肺胃,发为乳蛾,肿甚渐腐。

右双乳蛾,僵伏尚甚,消净不易,内热,脉数。

右双乳蛾。左关肿势为甚,咽物并弗哽痛。

42. 清-蠢子医-龙之章-卷三-妇人喉症因阴虚而得者不少

妇人阴虚亦最多,一受寒邪起乳蛾。

43. 清-临证指南医案-叶天士-卷八-咽喉

《内经》云:"一阴一阳结,谓之喉痹。"一阴者手少阴君火,心之脉气也;一阳者,手少阳相火,三焦之脉气也。夫二经之脉并络于喉,故气热则内结,结甚则肿胀。

44. 清-思补山房医案-丁甘仁-卷二-陈男阳

林小乳蛾肿痛,身热咳嗽。风火痰热蕴袭肺胃两经。

45.清-叶天士曹仁伯何元长医案-叶天士、曹存心、何元长-何元长医案-三十四、咽喉门(七方)

(案 5)咽生乳蛾,肾阴亏而肝阳炽也。先宜清理。

46.清-医法圆通-郑钦安-卷一-喉蛾

按喉蛾一证,有少阴君火为病者,有肾气为病者,有胃中积热上攻而致者,有怒动肝火上攻而致者。

因少阴君火为病者,或由外挟风热,与君火协化,或本经素有火邪,发泄不畅,上刑于肺,少阴之脉挟咽喉,咽喉窄狭,火气太甚,欲发泄而不能,熏蒸于上,而生蛾子。

因肾气不藏,上攻于喉而致者,俗云:阴虚火旺,不知肾气以潜藏为顺,上行为逆,实由君火太弱,不能镇纳群阴,非阴之虚,实阴之盛,世人错认。原由君火弱而不能制阴,阴气上僭,逆于咽喉而生蛾子。其人口内肉色,必含青黑色,或惨黄淡白色,即或唇红甚,而口气温,痛亦不甚,人困无神,脉必浮空。

因积热上攻而致者,其人必过食厚味,或胃中素有伏热,上攻于肺,亦生蛾子。多烦渴饮冷,二便不利,口臭气粗,红肿痛甚。

因怒动肝火,上攻于肺而生蛾子。其人两胁必痛,动辄躁烦,面青口苦,脉必弦洪。

47.清-医学传心录-刘全德-病因赋

喉痹乃火动痰升

喉痹者,乃喉咽闭塞不通也。曰乳蛾,曰缠喉风,名虽不一,其因则火与痰也。

48.清-张梦庐先生医案-张千里-一二六、喉蛾

杭州杨:喉蛾非喉痹之一阴一阳结也,是阳明津气不足,少阴虚火上炽,虽难速效,究无大碍。长夏火旺之时,因炎发热,两足忽挛,是火旺烁金,治节不行矣。复感外风,则肺痹而为风水之症,面跗浮肿,随气而为升降,气逆咳呕,脉左弦数,渐肿及囊,溲少不利,必将肿盛腹满反覆不止。此属最为纠缠之症,宜耐心调治,断难欲速也。

49.清-冯氏锦囊秘录-冯兆张-杂症大小合参卷六-方脉喉病合参

《素问》云:邪客于足少阴之络,令人咽痛,不可纳食。又曰:足少阴之络,循喉咙通舌本。凡喉痛者,皆少阴之病,但有寒热虚实之分,少阴之火,直如奔马逆冲于上,到此咽喉紧锁处,气郁结而不得舒,故或肿或痛也,其症必内热口干而

赤,痰涎涌上,尺脉必数而无力,盖缘肾水亏损,相火无制而然。

50.清-医钞类编(二)-翁藻-卷十二-咽喉门

喉痹咽肿诸证皆属火病

《集解》云:十二经脉惟足太阳膀胱在表,别下项,不历咽膈。余经皆循喉咙,历膈,尽得以病之。然统其所属者,乃在君相二火。盖肺主气,天也;脾主食,地也。纳气者,从金化;纳食者,从土化。金性燥,土性湿,至其病也,金燥则涩,涩则闭塞不仁,故在喉谓之痹。土湿则泥,泥则壅胀不通,故在咽,谓之肿。皆火郁于上焦,致痰涎气血结聚于咽喉也。自其咽肿形状分之,则有缠喉风、乳蛾之名。喉痹之暴发暴死者,名走马喉痹。(〔批〕凡单蛾、双蛾、木舌、重舌、缠喉风、走马喉风,病同属火,惟缠喉走马杀人最速。)又有嗌塞咽喉干者,亦皆因诸经所致,虽有经气之寒热不等,其为火证一也。

51.清-医法青篇-陈璞、陈玠-卷之五-咽喉

咽喉肿痛,胸膈上之风热也。热盛则肿,若肿闭汤水不下,呼吸不通,名曰喉痹。若痰涎绕于喉间,声响,为缠喉风,皆危症也。或吹药或针刺出血,仍然肿闭汤水不下,则为死症。若半闭半开,汤水能下者,即用消毒凉膈散。若单双乳蛾,则刺少商穴出血,再吹药,再服汤药,或喉外肉内肿核,食物阻噎,名梅核膈,纯是湿痰瘀血结成,见噎膈门当兼参治之可也。

52.清-医述-程文囿-卷十一·杂证汇参-咽喉

咽与喉,会厌与舌,四者同在一门,其用各异。喉以纳气,故喉气通于天;咽以纳食,故咽气通于地。会厌管乎其上,以司开阖,食下则吸而掩,气上则呼而出。是以舌抵上腭,则会厌能闭其喉。四者更相为用,缺一则饮食废而死矣。热气上行,结薄于喉之两旁,近外肿作,以其形似蛾,是谓乳蛾,有双、单之分。其比乳蛾差小者,名曰闭喉。热结于舌下,复生小舌者,名曰子舌胀。热结于舌中,舌为之肿者,名曰木舌胀。热结咽喉,肿绕于外,且麻且痒,肿而大者,名曰缠喉风痹。暴发暴死者,名曰走马喉痹。八种之名虽详,一言可了,曰火。

《经》云:一阴一阳结,谓之喉痹。一阴者,手少阴君火,心之脉也;一阳者,手少阳相火,三焦之脉也。夫二经之脉,并络于喉,故气热则内结,结甚则肿胀,胀甚则痹,痹甚则不通而死。即所谓喉癣、喉风、喉蛾等类是也。推原十二经,惟足太阳别下项,其余皆凑咽喉。然《内经》独言一阴一阳结为喉痹者,盖以君、相二火独胜,则热且痛也。

第三章 鉴别诊断与辨证论治

1.东汉-华佗神方-华佗-卷十三华佗喉科神方-十四·华佗治虚火喉蛾神方

本症与前症之区别,系前症为口燥舌干而裂,本症则口不甚渴,舌滑而不裂;前症晨重夜轻,本症则反是。证候不同,治法自异。法宜引火归原,火势既除,病自消亡。

2.金-儒门事亲-张从正-卷三-喉舌缓急砭药不同解二十一

夫君火者,犹人火也;相火者,犹龙火也。人火焚木其势缓,龙火焚木其势速。《内经》之言喉痹,则咽与舌在其间耳。以其病同是火,故不分也。后之医者,各详其状,强立八名,曰单乳蛾、双乳蛾、单闭喉、子舌胀、木舌胀、缠喉风、走马喉痹。热气上行,结薄于喉之两傍,近外肿作,以其形似,是谓乳蛾。一为单,二为双也。其比乳蛾差小者,名闭喉。热结于舌下,复生一小舌子,名曰子舌胀。热结于舌中,舌为之肿,名曰木舌胀。木者,强而不柔和也。热结于咽,项肿绕于外,且麻且痒,肿而大者,名曰缠喉风。喉痹暴发暴死者,名走马喉痹。此八种之名虽详,若不归之火,则相去远矣。

3.元-产宝百问-朱震亨-产宝百问卷上-经候问答

问:妇人喉咙花痛者何?答曰:此虚火也,不可误以乳蛾治之,用人参、薄荷、贝母、葛根,以四物汤加艾胶、香附、白术为主,后当随症治之。

4.明-幼科折衷-秦昌遇-下卷-喉痹

夫喉之为会厌者,经谓之吸门是也,以其司呼吸,主升降,为人身紧关之橐籥门户也。若夫卒然肿痛,水浆不入,言语不通,死在须臾,诚可惊骇。其会厌之两旁肿者,俗谓之双乳蛾,易治;会厌之一边肿者,俗谓之单乳蛾,难治,古方通谓之喉痹,皆相火之所冲逆耳。

5.明-医方便览-殷之屏-卷之三-咽喉六十(附失音)

风痰宜取不宜下,虚火宜从实用攻。(热则生风,痰因火动,故凡喉痹,必有风缠痰壅之症,当用吐取之法。在上者,因而越之也。或鹅翎蘸桐油、灯脚探吐之。或用碧雪散吹搽患处,以拔其涎而风自散。若无痰壅,而肿痛处亦用碧雪吹搽吐涎以消之。如缠喉风热结于里,肿绕于外,或痒或痛,尤当以上二法取风痰为主,而外敷拔毒之药。水浆不入者,药从鼻中灌之。切不可用下药,恐其痰未下而风邪与火皆伏而不散也。喉痹之作,多因元气虚弱,相火随起,当用从治之法,而用桔梗、甘草、玄参、升麻、防风、羌活、荆芥、薄荷、参术、茯苓之类,或玄参升麻汤、牛蒡子汤徐徐与之,不可顿服。若用芩连栀翘之类,当以姜酒浸炒,或凉药热服,亦徐徐呷之,俾无格拒之患。不然则上热未除,中寒继生,毒气乘虚入腹,不可救矣。若明知其为肠胃实热燥结烦渴,当用酒大黄入凉膈散徐徐呷服以攻之,而亦不可顿服也。)肿胀得针为上策,乳蛾关上易为功。(凡双单乳蛾、悬痈、木舌、重舌,并走马喉痹,肿胀势急,药力难消,皆以得针出血为上策。有出血至碗许斗许者,急则治其标也。血出肿消痛止,旋用吹搽嗽服之药,以治其本。若人畏针,当委曲旁求,不然则瞬息丧命。如走马喉痹,暴发暴死,药力岂能救哉。疮核生于会厌两旁者,谓之双蛾,易治;生于会厌一边者,谓之单蛾,难治。然在关上,得见其形,可以针之吹之搽之,尤易为功,若生于关下,针搽不及,虽有吹嗽之法,最难为功。)悬痈木舌兼重舌,阴症喉痛治不同。(热结于上腭者,为悬痈,针后服玄参散,搽碧雪散。结于舌中,肿大塞口,强而不柔,为木舌。结于舌下,复生小舌,为重舌,针后呷服酒煮黄连汤,搽碧雪散,或单搽青黛蒲黄。阴症下虚,令人喉痹,治其下寒则痹自通,通关饮。伤寒少阴症,脉细而沉,自汗咽痛,半夏桂甘汤。腑脏不和,气血不调,风邪客于喉门,结而成痈。三寸五寸者,为痈,当看脉数疾者,是未成,服牛蒡子汤或败毒散倍桔梗加黄芩、连翘、半夏。已溃者,黄耆人参汤治之。而与喉痹治不同也。)

6.明-医方集略-郭鉴-卷之五-咽喉门(附论、附喉痹、失音)

其会厌之两傍肿者,俗谓之双乳蛾,易治;一边肿者,俗谓之单乳蛾,难治;古方通谓之喉痹,皆相火为之也,必先大涌其痰,或以针刺其肿处,此急则治标之法也。用药者必须以《内经》从治之法,以桔梗、甘草、玄参、升麻、防风、羌活、荆芥、人参、白术、茯苓之类,少加干姜、附子等药为向导,徐徐频与,不可顿服,切不可骤用寒凉之药芩、连、栀、柏之类而正治之。盖上热未除,中寒复生,其毒气乘虚入腹，渐至于发喘不体矣，东垣普济消毒饮子甚妙。丹溪曰：喉痹多属痰，宜用吐法，缠喉风属痰热，亦宜吐之。或用远志去心为末，水调敷顶上一遭。重者灯油脚探吐之，桐油亦可。然失音者，热邪伤肺，其气不清，甚则至于神浊气乱而暴瘖无声也，俱宜制念以定志，静身以安神，保气以存精，思虚兼忘，冥想内视。忌炙煿黏滑之物，而病易瘳矣。

7.明-医方选要-周文采-卷之九-咽喉口齿门

夫咽喉为病，其名甚多，有一十八种之证，惟乳蛾、缠喉风、走马喉痹最为紧急。单蛾者，其形圆小如筋头，生于咽喉关上，或左或右，双蛾则两边俱生也，若生于关下为难治。缠喉风者，热结于喉，肿绕于外，且麻且痒，肿而大也。走马喉痹者，谓喉痹急甚，其死又速，故名走马也。治疗之法，微者可以咸软之，大者可以辛散之，或去风痰，或解热毒。至如走马喉痹，其死生如人反掌之间耳，岂待药之缓不及救耶！

8.明-订补明医指掌-皇甫中撰，王肯堂订补-卷之八杂科-咽喉(一)

咽喉热症

咽喉热肿，吞水妨碍，语塞，桔梗汤。喉痹及时疫毒，牛蒡子散。风热肿痛，射干汤。缠喉风卒然失音，不省人事，痰壅口噤，解毒雄黄丸。腮肿、单、双乳蛾、木舌、重舌，如圣金锭。咽喉肿闭，舌根肿痛，麝香硃砂丸。喉闭不通，二圣散吹之，或吹喉散、金钥匙。喉痹痛，水谷不下者，通关散，或用射干逆流水吐之，或服千两金丸。

9.明-古今医鉴-龚信纂辑，龚廷贤续编，王肯堂订补-卷九-咽喉病

单乳蛾、双乳蛾、喉闭、双喉闭、子舌胀、木舌胀、缠喉风、走马喉。盖因湿气上行，转于喉之两旁，近外肿作，以其形似乳蛾，一为单，二为双。其乳蛾差小者，名喉闭，热结于舌下，复生一小舌子，名子舌胀。热结于舌中，舌为之肿，名木舌胀，木者，强而不柔和也。热结于咽喉，肿绕于外，且麻且痒，肿而大者，名缠喉风。喉闭暴发暴死者，名走马喉风。

10.明-济阳纲目-武之望-卷一百零六-咽喉喉痹论

选要论曰：夫咽喉为病，其名甚多，有一十八种之证，惟乳蛾、缠喉风、走马喉痹，最为紧急。单乳娥者，其形圆小，如箸头生于咽喉关上，或左或右，双蛾则两旁俱生也。

治之之法，必先大涌其痰，或以锋针刺其肿处，此急则治标之意也。用药者，必须以《内经》从治之法，而以桔梗、甘草、元参、升麻、防风、羌活、荆芥、人参、白

术、茯苓之类,少加干姜、附子等药为向导,徐徐频与,不可顿服,此为治之大法也。切不可骤用寒凉之药,非徒无益,且促其死耳。俗人未识此理,辄峻用芩、连、栀、柏之类而正治之。不知上热未除,中寒复生,其毒气乘虚而入腹,渐而至于发喘不休,不可治矣。外又有天行一种,名曰大头瘟,俗呼为捏颈瘟,其证甚为凶恶,染此者十死八九,宜推运气治之,治法亦不甚相远也。东垣普济消毒饮子,实为百发百中之剂。

11.明-脉症治方-吴正伦-卷之三-火门(火热颠狂附潮热阴虚火动附上部下部疮疡)

喉痹,按子和云:热气上行,抟于喉之两旁,近外肿作,以其形似,是谓乳蛾,一为单,两为双也。比乳蛾差小者,名喉痹。热结于舌下,复生一小舌,名曰重舌。胀热,结于舌中肿起,名曰木舌。胀热结于咽喉,肿绕于外,且麻且痒,肿而大者,名曰缠喉风。喉痹暴发暴死者,名曰走马喉痹。……经云:甚者从之。又云:龙火以火逐之。故古人疗喉痹等症,用甘桔等汤治之。世医不达此旨,妄云大寒之剂,或至冷草药服之,扦挌其气而不救者,吾见多矣。其出血之法,最为紧要,但人畏针,委曲旁求,若病之急者,即闭而死,良可痛哉!

12.明-医林绳墨大全-方谷-卷之八-咽喉

其症有单有双,单发于喉旁,红肿有脓头,起尖似乳,色白似蛾,一边有者谓之单乳蛾,两边有者谓之双乳蛾。或曰在左者肺病,因气之所得也;在右者胃病,因食热毒之所使也。肺病者当用黄芩、山栀、贝母、天花粉、玄参、连翘等剂,胃病者当用大黄、芒硝、玄参、天花粉、贝母、黄连、连翘等类。其或差小者,名曰闭喉;痰盛者,名曰喉痹。二者之发,咽门肿闭,水谷难入,痰涎壅盛,危似风烛。先以醋谷口内,去其风涎,一二碗,然后用以吹药化尽老痰,如硼砂、冰片、玄明粉之类,以开其闭。

([批]《治法汇》曰:本草治缠喉风用白矾末半钱,将鸡子清一个,二味调匀细,灌喉中,立效。此法活人殊多,幸勿忽。)八者之间,名虽不同,而病皆出于热也。经云:一阴一阳结为喉痹。热结火盛,疮肿易出,疮发喉上,肿发喉下,疮可出血,治之而易,肿则作胀治之为难。大率气之结者非辛不能散,热之胜者非凉不能除,必用薄荷、冰片之辛凉,胆矾、玄明粉之酸寒,硼砂、青黛之苦涩,研为细末,吹入喉中,含咽之间,热能可散,闭能可开者也。

13.明-医学钩玄-杜大章-诸病补议-咽喉痛

其症立名有八:热气上行,传于喉之两旁,近外肿作,以其形似,是名乳蛾;

一单一双,其比乳蛾差小者,名闭喉;热结舌下,复生一小舌,名曰子舌;胀热结舌中,舌为之肿,名曰木舌,胀木者,强而不柔和也;热结于咽喉,肿绕于外,且痛且痒,肿而大者,名曰缠喉风;喉痹暴发暴死者,名曰走马喉痹。八肿之名虽详,若不归之于火,相去远矣。走马喉痹,生死在反掌之间,最不误人者,无如砭针出血,若有针创,宜捣生姜汤,时时呷之,则创口易合。然有因于伤寒者,有因于痰饮者,有因于气逆者,有因于风燥者,又有悬门暴肿,闭塞喉咙,亦如喉闭,总是火热所致。

14.明-医学启蒙汇编-翟良-卷之二-咽喉十八证歌

十八咽喉君要通,双单乳蛾生喉中;

牙蜞风毒牙龈肿,蝉舌之风舌必重;

鱼口风如鱼吸水,舌黄舌肿色黄浓;

牙根作蚌咬牙噤,木舌肿如猪舌同;

聚毒塞喉风热壅,缠喉风症绕喉攻;

连珠五七相连起,更有悬蜞蛊毒风;

抢食口中多发泡,硼砂疳口齿龂崩;

毒名蜂子腮洋烂,松子风令满口红;

走注瘰疬风连颈,腮肿连牙猎颊风。

15.明-医学正传-虞抟-卷之五-喉痹(四十四)论

治之之法,必先大涌其痰,或以铍针刺其肿处,此急则治标之法也。用药者,必须以《内经》从治之法,而以桔梗、甘草、玄参、升麻、防风、羌活、荆芥、人参、白术、茯苓之类,少加干姜、附子等药为向导,徐徐频与,不可顿服,此为治之大法也。切不可骤服寒凉之药,非徒无益,而且促其死耳。俗人未识此理,而峻用芩、连、栀、柏之类而正治之,又甚者杂进以大寒草药,频与顿服,但觉肿势稍退,语言略通,而医者病者皆谓获效而喜。殊不知上热未除,中寒复生,其毒气乘虚而入腹,渐而至于发喘不休,不可治矣,良可叹哉!外有天行一种,名曰大头病,俗呼捏颈瘟,其证甚为凶恶,染此者十死八、九,宜推运气治之,治法亦不甚相远也,东垣普济消毒饮子甚妙,实为百发百中之剂,学者再宜详究而扩充之,务活人于斯世也,幸甚。

16.明-玉机微义-徐彦纯撰,刘纯续增-卷之二十七-喉痹门

后之医者,各详其状,强立八名,曰单乳蛾、双乳蛾,单闭喉、双闭喉,子舌胀、木舌胀、缠喉风,走马喉痹。热气上行,故传于喉之两傍,近外肿作,以其形似,是谓乳蛾。一为单,二为双也。其比乳蛾差小者,名闭喉。热结于舌下,复生一小

舌子,名曰子舌胀。热结于舌中,舌为之肿,名曰木舌胀。木者,强而不柔和也。热结于咽喉,肿绕于外,且麻且痒,肿而大者,名曰缠喉风。喉痹,暴发暴死者,名曰走马喉痹。此八种之名虽详,若不归之火,则相去远矣。其微者,可以咸软之,而大者,以辛散之。

17.明-暴证知要-沈野-卷上-喉证(附齿舌第十五)

凡患此,用方开得咽喉后通,得汤水,急吃薄粥半碗,压下邪热,不然其病复来。开后或身热头疼不除,此感外邪。看脉气及大小便:有表证则发汗,有里证则微下之,皆愈。愈后虚喘而身不热者,必是服凉药过多而少虚也,当服镇重温药一服,粥压之。大都此证必宜从治,以桔梗、甘草、玄参、升麻、防风、羌活、荆芥、人参、白术、茯苓之类,少加干姜、附子等为向导。徐频与,不可顿服。切勿骤服寒凉之药而促其死。况喉痹亦有感寒者,当以脉证辨之,若果是寒,须麻黄汤发汗而愈。

18.明-医林类证集要-王玺-卷之六-喉舌门

后之医者,各详其状,强立八名,曰单乳蛾、双乳蛾、单闭喉、双闭喉、子舌胀、木舌胀、缠喉风、走马喉闭。热气上行,故传于喉之两傍,近外肿作,以其形似,是谓乳蛾,一为单,二为双也;其比乳蛾差小者,名闭喉;热结于舌下,复生一小舌子,名曰子舌胀;热结于舌中,舌为之肿,名曰木舌胀,木者强而不柔和也;热结于咽喉,肿绕于外,且麻且痒,肿而大者,名曰缠喉风;喉痹暴发暴死者,名曰走马喉痹。此八种之名虽详,若不归之火,则相去远矣。其微者可以咸炙之,而大者以辛散之,今之医者皆有其药也,如薄荷、乌头、僵蚕、白矾、朴硝、铜绿之类也。至于走马喉痹,何待此乎?其生死人反掌之间耳。其最不误人者,无如砭针出血,血出则病已。

19.明-证治准绳·杂病-王肯堂-第八册-七窍门下

痹肿之病虽少异,然一时火郁于上焦,致痰涎气血聚结于咽喉也。自其咽肿形状分之,则有缠喉风、乳蛾之名。缠喉风者,其肿透达于外,且麻且痒且痛。乳蛾者,肿于咽两傍,名双乳蛾;一边肿者,名单乳蛾。喉痹之暴发暴死者,名走马喉痹。《内经》又有嗌塞咽喉干者,亦皆因诸经所致,中间虽有经气之寒热不等,其为火证一也。大抵治法,视火微甚,微则正治,甚则反治,撩痰出血,三者随宜而施,或更于手大指少商出血行气。若肿达于外者,又必外傅以药。予尝治是证,每用鹅翎蘸米醋缴喉中,摘去其痰。盖醋味酸能收,其痰随翎而出,又能消积血。若乳蛾甚而不散,上以小刀就蛾上刺血,用马牙硝吹点咽喉,以退火邪。服射干、青黛、甘、桔、栀、芩、矾石、恶实、大黄之类,随其攻利为方,以散上焦之热。外所傅药,如生地龙、韭根、伏龙肝之类皆可用。若夫生疮,或白或赤,其白者多涎,赤者多血,大率与口疮同例,如蔷薇根皮、黄柏、青黛煎噙细咽亦佳。凡经云喉痹者,谓喉中呼吸不通,言语不出,而天气闭塞也。云咽痛、云嗌痛者,谓咽喉不能纳唾与食,而地气闭塞也。云喉痹咽嗌痛者,谓咽喉俱病,天地之气并闭塞也。盖病喉痹者,必兼咽嗌痛,病咽嗌痛者,未必兼喉痹也。

20.明-疮疡经验全书-窦汉卿-卷之一-又咽喉说二

喉内生疮,或状如肉,赤肉为肿,窒塞不通,吐咽不下,甚则生出重舌。大法先去风痰以通咽膈,然后解其热毒,迟则有不救之患。又有热毒冲于上腭而生疮,谓之悬痈。及腑寒亦能令人咽闭,吞吐不利,宜用解施法。或曰:治法视火微甚,微则正治,甚则反治。

21.明-疮疡经验全书-窦汉卿-卷之一-急喉图

双乳蛾

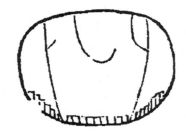

左咽软,主吞咽。咽门分两路,其受病不同。右喉主出声。

经云:喉能厚气,咽能咽物,故喉中病,总而言之,故为之咽喉。医者可别而治之,其症种种各类,其状各各不同,切宜仔细详审,此即双乳蛾也。

单乳蛾

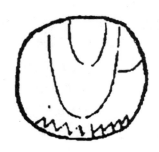

左畔虚阳上攻,其肿微红者,若肺气。外症手足厥冷,痰涎自出,头重目昏,急用蔀菜酸汁加玄明粉灌之,旋去痰涎,即吹冰片散,再服苏子降气汤、二陈汤、甘桔汤。如厥重不省人事,气欲绝者,急以茱萸研烂,酸醋调涂脚心。

舌微黄

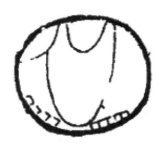

右畔虚阳上攻,其色微黄,其形若蚕茧,故谓之乳蛾。其症亦手足厥冷,治法同前。倘腰痛,加干姜、赤芍药。

清火降气汤:治双乳蛾。

苏子(如无,叶代)前胡、厚朴、甘草、陈皮、半夏(用陈菜油炒)黄芪、人参、五加皮、干姜、肉桂、桔梗、当归、羌活、天花粉、玄参。

木舌乳蛾

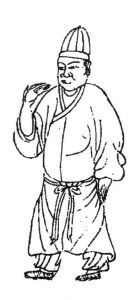

此症为因心经热毒,或因酒后温床厚被,以致热气攻于心经,故生单蛾及舌胀而紫,吐出风痰。急用三棱针,刺舌下金津、玉液二穴,及刺乳蛾,俱破出血痰。

却用胆硝丹吹入喉中,仍用荆防败毒散、雄黄化毒丸,用茶汤清送下,吹药同前。

22.明-新刊外科正宗-陈实功-卷之二上部疽毒门-咽喉论第二十一

假如虚火者,色淡微肿,脉亦细微,小便清白,大便自利,此因思虑过多,中气不足,脾气不能中护,虚火易至上炎。此恙先从咽嗌干燥,饮食妨碍,咳吐痰涎,呼吸不利,斑生苔藓,垒若虾皮,有如茅草常刺喉中。又如硬物嗌于咽下,呕吐酸水,哕出甜涎,甚则舌上白胎,唇生矾色,声音雌哑,喘急多痰。以上等症,皆出于虚火、元气不足中来。治此不可误投凉药,上午痛者属气虚,补中益气汤加麦冬、五味子、牛子、玄参;午后痛者属阴虚,四物汤加黄柏、知母、桔梗、玄参,如服不效者,必加姜、附以为引导之用;亦为佐治之法也。实火者,过饮醇酒,纵食膏粱,叠褥重衾,餔餐辛烈,多致热积于中,久则火动痰生,发为咽肿;甚者风痰上壅,咽门闭塞,少顷汤水不入,声音不出,此为喉闭、紧喉风是也。用药不及事,先用针刺喉间,发泄毒血,随用桐油饯鸡翎探吐稠痰,务使痰毒出尽,咽门得松,汤药可入,语声得出,乃止。内服清咽利膈汤疏利余毒,如牙关紧闭难入,必当先刺少商出血,其闭自开,如针刺、探吐无痰,声如拽锯,鼻掀痰喘,汤水不入,语声不出者,真死候也。又有喉痈、喉痹、乳蛾、上腭痈等症,其患虽肿而咽门半塞半开。其病虽凶,而喉道又宽又肿,此皆标病,虽重无妨,当用金锁匙吐出痰涎,利膈汤推动积热,脓胀痛者开之,损而痛者益之,其患自安。凡喉闭不刺血,喉风不倒痰,喉痈不放脓,喉痹、乳蛾不针烙,此皆非法。又有痰火劳瘦、咳伤咽痛者,无法可治。

清咽利膈汤

治积热咽喉肿痛,痰涎壅盛及乳蛾、喉痹、喉痈、重舌、木舌,或胸膈不利,烦躁饮冷,大便秘结等症。

治喉乌龙散

治咽喉肿痛,痰涎壅盛,喉风、喉痈、乳蛾等症并效。惟缠喉风、牙关紧闭者不可与,恐痰上出而口不开,壅塞无路而出故也。除此皆效,又久病咽痛忌用。

神效吹喉散

治缠喉风闭塞,及乳蛾、喉痹、重舌、木舌等症效。

23.明-尤氏喉症指南-尤仲仁-看症凡例

或喉症发时,牙关紧闭,喉舌俱肿,口碎而臭;或舌肿、乳蛾、喉风等症,下午再发寒热,大小便闭者,即作火毒热症治。用石膏败毒主之。

24.明-尤氏喉症指南-尤仲仁-各症形象主治歌

喉症乳蛾形若何,双单更有连珠蛾,初起先痛后肿胀,细白星生三日过。

25.明-尤氏喉症指南-尤仲仁-辨证用药歌

乳蛾双单连珠粉,多因酒色郁热生,一日疼痛二日肿,三日有形如细星,生喉左右辨经络,左属肺兮右属心。单蛾一边白点起,双蛾两边有白星,连珠白星上下有,单轻双重连珠屯,四五日间用吹药,多用玉丹少用金。吊出痰涎服煎剂,左则黄连犀角汤,右加柴胡赤芍药,大便闭加元明粉。红肿三朝无白点,知是喉痹易得平,喉痹无形仅痛肿,寒热头痛肺火盛,过食厚味煎煿物,致成此疾易除根。喉癣皆由虚火旺,喉有丝红认须明,饮食阻碍微疼痛,久而不治哑喉咙。喉菌忧郁气滞发,状如高厚壮浮萍,生在喉旁色带紫,患者多半属妇人。兜腮痈症生腮下,厚味多吞热毒兴。小儿蛾口亦热毒,舌上生苔蛾口形,舌黄总属心经火,舌上浮痛黄色新。连珠蛾是忧郁起,满口如脂虚症寻。崩砂口疳多红色,舌下牙疳肿胀疼,口内作臭牙根烂,亦能落齿最堪惊。喉刺上腭多红点,状如蚊咬致亡身。喉闭若发伤寒后,十死无生少药吞。凡此诸般口舌症,辨症用药要留心,轻吹四味口疳散,重则金丹碧玉擒,或用十宝金黄散,内吹外敷建奇功,雄黄解毒丸最效,起死回生元奥深。喉舌牙根通剂用,临时加减看何经,心存利济宜通晓,尤氏家传秘法真。

26.明-古今医家经论汇编-徐常吉-卷之四-病因

其微者,可以咸耎之;而大者,以辛散之。今之医者,皆有其药也,如薄荷、乌头、僵蚕、白矾、朴硝、铜碌之类也。至于走马喉痹,何待此乎?其生死人反掌之间耳。其最不误人者,无如砭针出血,血出则病已。《易》曰:血去惕出。良以此夫。昔余以治一妇人木舌胀,其舌满口,诸药不愈。余以鈹针小而锐者,砭之五七度,肿减,三日方平。计所出血,几至盈斗。

27.明-推求师意-戴思恭-卷之上杂病门-喉痛

因于相火之微甚,微则正治,甚则反治,撩痰出血,三者随宜而施,或于手大指少商出血行气。若肿达于外,必外付以药。

28.明-医贯-赵献可-卷之四·先天要论(上)-喉咽痛论

凡喉痛者,皆少阴之病,但有寒热虚实之分。少阴之火,直如奔马,逆冲于上,到此咽喉紧锁处,气郁结而不得舒,故或肿或痛也。其证必内热、口干、面赤、痰涎涌上,其尺脉必数而无力,盖缘肾水亏损,相火无制而然,须用六味地黄、门冬、五味大剂作汤服之。又色欲过度,元阳亏损,无根之火游行无制,客于咽喉者,须八味肾气丸大剂煎成,冰冷与饮,使引火归原,庶几可救。此论阴虚咽痛者,如此治法,正褚氏所谓上病疗下也。人之喉咽如曲突,曲突火炎,若以水自上灌下,曲突立爆烈矣。惟灶床下以盆水暎之,上炎即熄,此上病燎下之一验也。其间有乳鹅、缠喉二名不同,肿于咽两旁者为双鹅,肿于一边者为单鹅,治法用鹅翎蘸米醋搅喉中,去尽痰涎,复以鹅翎探吐之,令着实一咯,咯破鹅中紫血即溃。或紫金锭磨下即愈。甚而不散者,上以小刀刺出紫血即愈。

29.明-针灸大成-杨继洲-卷九-名医治法(《聚英》)

喉痹

后人强立八名曰:单乳蛾、双乳蛾、单闭喉、双闭喉、子舌胀、木舌胀、缠喉风、走马喉闭。热气上行,故传于喉之两旁。近外肿作,以其形似,是谓乳蛾;一为单,二为双也,其比乳蛾差小者,名闭喉。热结舌下,复生一小舌,名子舌胀。热结于舌中为之肿,名木舌胀。木者,强而不柔和也。热结于咽喉,肿绕于外,且麻且痒,肿而大者,名曰缠喉风。暴发暴死者,名走马喉闭。八名虽详,皆归之火。微者咸软之,大者下散之。至于走马喉闭,生死人在反掌间,砭刺出血则病已。尝治一妇人木舌胀,其舌满口,令以鈹针锐而小者砭之,五七度,三日方平。计所出血几盈斗。

30.明-针灸聚英-高武-卷之二-治例

张戴人曰:手少阴、少阳二脉并于喉,气热则内结肿胀,痹而不通则死,后人强立八名,曰单乳蛾、双乳蛾,单闭喉、双闭喉,子舌胀、木舌胀,缠喉风、走马喉闭。热气上行,故传于喉之两旁,近外肿作,以其形似,是谓乳蛾,一为单,一为双也。其比乳蛾差小者,名闭喉热结。舌下复生一小舌,名子舌胀。热结于舌中为之肿,名木舌胀,木者,强而不柔和也。热结于咽喉,肿绕于外,且麻且痒,肿而大者,名曰缠喉风。暴发暴死者,名走马喉痹。八名虽详,皆归之火,微者咸软之,大者辛散之。至于走马喉痹,生死人在反掌间,砭刺出血,则病已。尝治一妇人,木舌胀,其舌满口,令以铍针锐而小者,砭之五七度,三日方平,计所出血几盈斗。

31.明-脉经直指-方谷-卷之五-脉经七表(附主病形症脉体并论)

设若风热之症,如头风旋运,面赤牙壅,喉痹乳蛾,疮疡燥痒等类,皆主浮弦之脉,宜以驱风清热之剂,如消风散、凉膈散合而用之。

32.明-景岳全书-张景岳-卷之二十八必集·杂证谟咽喉-论治(共九条)

火证喉痹,悉宜以抽薪饮主之。火不甚者,宜徙薪饮主之。凡肝胆之火盛者,宜以芍药、栀子、龙胆草为主;阳明胃火盛者,宜以生石膏为主;若大便秘结不通,则宜加大黄、芒硝之属,通其便而火自降。凡火浮于上而热结于头面咽喉者,最宜清降,切不可用散风升阳等剂。盖此火由中,得升愈炽。经曰:高者抑之。正此之谓,非火郁宜发及升阳散火之义。学者于此,最当体察,勿得误认其面目。凡外治火证肿痛之法,宜以木别子磨醋,用鹅翎蘸搅喉中,引去其痰,或另少和清水,免其太酸,时时呷漱喉中,不可咽下,引吐其痰为更善,漱后以代匙散吹之,仍内服煎药,自无不愈。凡火壅于上,而食物之治,最宜雪梨浆、绿豆饮之属为妙。若南方少梨之处,或以好萝卜杵汁,和以清泉,少加玄明粉,搅匀徐徐饮之,既可消痰,亦可清火。凡单双乳蛾,若毒未甚、脓未成者,治之自可消散,若势甚而危者,必须砭出其血,庶可速退,此因其急,亦不得已而用之也。又古法用三棱针刺少商穴出血,云治喉痹立愈。

33.明-新刊医学集成-傅滋-卷之七-咽喉六十六

微而轻者可以缓治,甚而急者惟用针砭刺血最为上策。(子和云:热气上行,搏于喉之两旁,近外肿作,以其形似,是谓乳蛾,一为单,两为双也。此乳蛾差小者名闭喉,热结于舌下,复生一小舌子,名曰子舌胀。热结于舌中,古谓之肿,名曰木舌胀。热结于咽喉,肿绕于外,且麻且痒,肿而大者名缠喉风。喉痹暴发暴死者,名曰走马喉痹。其名虽殊,火则一也。夫手少阴君火,心主之脉,手少阳相火,三焦之脉,二火皆主其脉,并络于喉,气热则内结,结甚则肿胀,肿胀甚则闭,闭甚则不通而死矣。至如嗌干痛,咽颔肿,舌本强,皆君火之为也。惟喉痹急连属相火也。《经》云:甚者从之。又云:龙火以火逐之,故古人疗喉痹等证用甘桔汤等治之,世医不达此旨,妄云大寒之剂或至冷草药,服之扞格其气而不救者,吾见多矣。其出血之法最为紧要,但人畏针,委曲旁求,若病之急者,即闭而死,良可痛哉。)

34.明-医林正印-马兆圣-卷四-咽喉

治例

凡缠喉风者,其肿透达于外,且麻且痒且痛,甚则卒然胀闷,增寒壮热,食饮不入,暴发暴死者,名走马喉痹。其乳蛾者,肿于喉两傍,名双乳蛾;一边肿者,名单乳蛾。大率此病初起,当审其虚实,用备急丹、巴矾散、雄黄解毒丸之类。先涌其痰,或以针刺其肿处出血,或以绛雪散、玉钥匙、破毒散吹之,盖急则治其标也。至于用药,须看症候轻重,轻者加减甘桔汤、清上嚼化丸,重则用从治法,少加干姜、附子为向导,徐徐频服,外以消风拔毒散敷之。切不可峻用酸寒及大寒草药,虽取效目前,恐上热未除,中寒复起,毒气乘虚入腹,胸高气喘下泄,指手青紫,不食而危也。

35.明-医门秘旨-张四维-卷之九-咽喉

喉十八症

十八咽喉君要道,双鹅乳鹅生喉窍。

冰雪散

不问咽喉急闭,莫管乳鹅双单。

36.清-大医马氏小儿脉诊科-马氏-卷下-九、喉舌论治(附鹅口、重舌)

《内经》之言喉痹,则咽与舌,其两间耳,然其病同于火,故不分也。后之医者,各详其状,强立八名,曰单乳蛾、双乳蛾、单喉闭、双喉闭、重舌胀、木舌胀、缠喉风、走马喉闭。热气上攻,传于喉之两傍,而外肿作,以其形似蛾,是为乳蛾,一为单、二为双也。其比乳蛾差小者,名喉闭。热结于舌下,复生一小舌,名曰子舌。胀热结于舌中,舌为之肿,名曰木舌胀。木者,强而不柔和也。热结于咽喉,肿绕于外,且麻且痒,肿而不大者,名缠喉风。喉痹暴发暴死者,名走马喉痹。此八种之名虽详,若不归之火,则相去远矣。其微者,可以咸而止之,而小者,以辛散之。

37.清-婴儿论-周士祢-辨疮疹脉证并治第四

问曰:有喉痹,有乳蛾,有缠喉,有走马喉,其状如何? 答曰:乳蛾者,以形之谓也。缠喉者,以病剧之名也。走马者,以病急之谓也。喉痹者,为总名,此皆为阴阳郁塞所致,宜桔梗汤主之。

乳蛾喉肿者,乌头一块研如泥,醋面调,以贴足心,再三换之。

38.清-(增订)验方别录-郑奋扬编,徐友丞增订-增订验方别录初集-咽喉门

乳蛾喉痹方

会厌之两傍肿者,俗谓之双乳蛾,易治;会厌之一边肿者,俗谓之单乳蛾,难治,古方通谓之痹,痹皆相火之所冲逆耳。(《正传》)

39.清-(增订)验方别录-郑奋扬编,徐友丞增订-增订验方别录二集-咽喉门

喉痹、缠喉风、走马牙风、缠舌喉风、双单乳蛾、喉疔、喉疮等症之病状及其治法,普明子均详说之,其所选古今良方,皆是平善至效,《验方别录》曾经选入,用是补录普明子咽喉总论,俾阅者知所郑重而遵循焉。

40.清-成药全书-丁甘仁-正编-外科门

六神丸(雷氏)

治时邪疠毒,烂喉丹痧,喉风喉痈,双单乳蛾诸症,茶汤不能进者。每用十粒,

开水化开,徐徐咽下,无不立效。重者再进一服,并治疗疮对口,痈疽发背,肠痈腹疝,乳痈乳岩,一切无名肿毒等症,其效如神,功难尽述。

41.清-回生集-陈杰-回生集卷之上-内症门

喉痹、喉蛾、缠喉风急治方:猪牙皂角(一两,去皮弦,研细末)水二盅煎半盅,加蜜一匙调服,吐痰验。如牙关紧急,以纸研出巴豆油,去巴豆渣,捻纸作捻子烧着、吹灭,熏两鼻即苏。

治双单乳蛾并喉痹方:用壁上蜘蛛白窝取下,将患者脑后头发一根缠定蛛窝上,以银簪挑窝烧存性、为末,吹入患处立消。蜘蛛有花者有毒,不可用。

治乳蛾神效方:乳蛾急症也,此方甚效有力者,宜预制以救人,腊月八日雄猪胆一个,装入白矾末,阴干之后研末,再入腊八日猪胆内,如此三、四次。倘遇患者用一、二分吹之即愈,神验。

42.清-济世神验良方-佚名-咽喉门(与外科参看)

辨证

咽以咽物,接三脘以通胃,喉以候气,长九节以系肺,并行不悖,气谷分焉。其人胸膈,素有痰涎,因伤酒而动胃火,伤色而动肾气,忿怒而动肝火,火动痰升塞于会厌,两旁肿大,则为乳鹅,胀小则为喉闭,热结舌下为子舌,热结舌中为木舌,热胀于外,麻痒肿大为缠喉风,卒然肿痛,水浆不入,语言不通者,为走喉风,古人皆谓之喉痹。治法急则治其标,用丸散,吐痰散。热缓则治其本,用汤药降火滋阴。寸脉浮洪而溢者,痹也,微而伏者不治。

43.清-外科十法-程国彭-外科症治方药-乳蛾

乳蛾生喉间,状如乳头,一边生者,名单乳蛾;两边生者,名双乳蛾。以小刀点乳头出血,立瘥。吹以柳华散,再服甘桔汤。凡针乳蛾,宜针头尾,不可针中间。鲜血者易治,血黑而少者难治。凡用刀针,血不止者,用广三七为细末,吹刀口上即止。凡使刀针,不可伤蒂丁及舌下根。切记!

44.清-李氏医鉴-李文来-卷之二-咽喉喉痹单蛾双蛾乳蛾缠喉风喉痛喉癣重舌木舌诸哽误吞(附津液)

又有喉痛、喉痹、乳蛾、上颚痛等症,咽门半塞半开,其病虽凶,犹属标症,当用金锁匙吐出痰涎,利痛汤推荡积热。脓胀痛者开之,损而痛者益之,其患自安。凡喉痹不刺血,喉风不倒痰,痛不放脓,喉痹、乳蛾不刺灸针烙,此皆非法。又有痰火劳瘵,伤咽痛者,无法可治。少商穴在手掌外侧,去爪甲角二分是穴,棱针刺血。

治法

清咽利膈汤治积热咽喉肿痛,痰涎壅盛,及乳蛾喉痹喉痈,重舌木舌,或胸膈不利,烦躁饮冷,大便秘结等症。

治喉乌龙散治咽喉肿痛,喉风、喉痈、乳蛾等症并效。惟缠喉风牙关紧闭者不可与,虚火久病咽痛者不可与。

45.清-神仙济世良方-柏鹤亭-上卷-吕祖、华真人同议治乳蛾方

华真人曰:人有得双蛾者,人以为热也。喉肿痛,痰如锯不绝,茶水一滴不下,岂非热症?然痛虽甚,至早少轻;喉虽肿,舌不燥;痰虽多,不成黄块,假热之症也。以凉药救之,下喉不快,少顷转热,人以为凉药之少也,再加寒凉之品,服之更甚。急须刺其少商之穴,出血少许,喉门必有一线之路开矣。急以附子一钱、熟地一两、山萸四钱、麦冬三钱、北五味三钱、牛膝三钱、茯苓五钱。服下,一声响亮,火势热症立时消散也。

凡人肾水大耗,元阳不能下藏,无水以养火,火必上越,火冲上而咽喉口小不能任其出入,结成肿痛,状似双蛾,非双蛾也。日重夜轻者,治之最易。用山豆根三钱、半夏一钱、桔梗三钱、甘草一钱。治之立愈,而非逆症可比也。

46.清-寿世新编-万潜斋-杂方-小儿喉鹅神方

喉间起疱,肿痛甚者,两两胀塞,名为双鹅。勺水不能下咽,治稍迟缓,呼吸气闭,往往致毙,此方可保不发,大人亦可用。

47.清-思济堂方书-贾邦秀-卷之五-上部杂治

咽喉

夫咽喉者,脏腑之要津,饮食之关隘也。其疾甚大,性命系之,轻则红肿疼痛,重则单双乳蛾、喉风、喉痹,水浆不下,命在须臾,此药立刻奏功。凡居家出外,俱宜预制,济人之功德莫大焉。

48.清-验方新编-鲍相璈-卷一-咽喉

单双喉蛾

又名喉痹。生于咽喉关上者轻,关下者重。此症喉闭片时,即不可救。若男子从鼻梁中心寻至头顶,妇女则从后脑寻至顶上,小儿则看两手虎口,如有水泡红子,即用银针挑穿,喉蛾即破。忌见灯火。一面用老蒜捣融如蚕豆大,敷经渠穴(穴在大指下手腕处寸脉后,即是),男左女右,用蚬壳盖上扎住(用别物盖亦

可),片时起一水泡,银针挑破,将水揩净,以去毒气,立刻安痊。再服甘桔汤(见内外备用诸方),以免后患。无药之处,不服亦可。此方屡试屡验,其效无比。

外缠喉风

此症喉内热结,喉外肿大,麻而且痒,如蛇缠颈,身发寒热,头目肿痛者即是。喉内之痰塞满,舌有痰护,此痰不出,齿,作响如鼾,喉痹误服凉药有此症也。如再迟,痰塞鼻内,气无出入即死。照前喉蛾皂角桐油各方治之,仍用姜桂汤(见前),调理而安。

锁喉风

喉内无蛾,痰声不响,喉内气急不通者即是。照前喉蛾皂角桐油各方治之。

49.**清-医方丛话-徐士銮-卷二-治喉鹅方**

黄霁青曰:族兄秋坪室钱氏,素患喉鹅。喉鹅者,喉间起泡肿痛,甚者两两胀塞,名为双鹅,勺水不能下咽。治稍迟缓,呼吸气闭,往往致毙。钱所患类是,屡治屡发,恒苦之。

50.**清-辨症玉函-陈士铎-卷之二(亨)虚症实症辨-双蛾**

而外感内伤又从何而辨之?大约外感者鼻必塞,舌必燥,身必先热而后寒,痰必黄,而白目必赤而浮,此邪气之实也。用杀蛾丹治之,用鹅翎吹入喉中,必吐痰涎碗许而愈,神方也。内伤者虽同是为蛾,喉肿而日间少轻,痰多而舌必不燥,吐痰如涌泉,而下身必畏寒,两足必如冰冷,此正气之虚也,用八味汤必然奏功。吾今更定一方,名为三陆同补汤。此方之妙,妙在水中补火,水足而肺经有养,亦火温而土气有生,则肺经兼有养也。况方中原有生肺之品,而肺金有不安宁者哉?肺肾脾三经俱安,则邪何所藏,自难留恋于皮肤之内,邪退则肿自消,双蛾顿失其形,真有莫知其然而然者矣。

51.**清-奉时旨要-江涵暾-卷六金属-咽喉**

乳蛾,如筋头,生于关上者轻,生于关下者重,左右偏生曰单,左右皆有曰双,单者轻,双者重,以土牛膝绞汁,含以慢咽。

52.**清-古今医彻-怀远-卷之三杂症-喉痹**

喉痹,俗名乳蛾,生于两旁,红紫如钱,中黄如豆,或左或右曰单,左右俱有曰双,嗌以上者可见,嗌以下者不可见,水谷难下。急须点破咯吐之,或以鹅翎蘸灯油脚搅吐之。

53.**清-古今医诗-张望-第二十卷-乳蛾方诗**

乳蛾尝见双单异,会厌(音压)两旁浮起庡。

54.清-类证治裁-林佩琴-卷之六-喉症

喉症论治(烂喉痧附)

乳蛾有单双,有连珠。(单轻双重,连珠尤重。)多因酒色郁热而生,单蛾生会厌一边,一日痛,二日红肿,三日有形,如细白星,发寒热者凶。(吹药先用碧丹五、金丹一,后用金丹二、碧丹三,内服喉症主方。)俟大便行,自痊。如至三日,喉中但红肿无细白星,即是喉痛,宜辨。双乳蛾生会厌,左右两边俱有细白星,药照前用,左属心,右属肝。煎药于主方内,左加(黄连、犀角。)右加(赤芍、柴胡。)双蛾则兼用之。大便秘加(枳壳、元明粉。)连珠蛾,二白星上下相连,用药照前。(或外用成吹药加冰片吹之,内服三黄桔梗汤。)

验症诀

尤氏曰:凡喉痹属痰,喉风属火,总因火郁而兼热毒,致生乳蛾等症。治法,去风豁痰,解热开郁,其症自痊。若喉症初起,寒战发后,身凉,口不破碎,又无重舌,二便俱利,不可误认热症,皆由阴气虚寒而发,其痰即精神所化,不宜去尽,先以药吹之,使咽喉通。即便服药,首剂发散和解,第二宜温补,若三四日后,再发寒战,或心痛,骨胁肋痛,半属难治。发时牙关紧急,喉舌俱痛肿,口碎而臭,或有重舌,或舌上起黄屑,发后,下午再发寒热,二便闭者,即是热症,用石膏排毒散治之。如起三四日后而寒热者,其症虽凶无害,惟症未减,牙关反不紧急,不肿胀,如无患者,不治。或舌肿满,口如胡桃,如茄子,并不治。如以箸按舌,则起白色,去箸则生红紫,此其身内之血已死。又或口有臭气,口渴气急,而多稠痰如桃胶者,一颈俱红肿者,红带紫而青带白,神气短少者,不语者,面色少神,爱坐低处者,喉症无痰者,伤寒患连珠蛾及喉闭者,小儿口疳臭烂而黑者,舌下紫筋,下通于肾,色白而肿者,皆不治。

55.清-雪堂公医学真传-魏瑶-卷二-咽喉歌

喉病首把阴阳辨,能辨阴阳治斯善,气虚血虚阴阳虚,亦宜细认毋错舛。疼痛肿红阳病临,饮以喉痹饮世所钦。恶寒发热头身痛,表症兼之荆防败毒散寻加葱、豉、牛子、连翘、元参、白僵蚕。兼里胎黄口渴臭,痰涎壅闭清咽斟利膈汤。双兼表里两方合,喉如肿闭开关散任,此言治阳症喉痹。不红不肿小便利,微细脉来厥泄累,四逆汤、理中汤、附子方汤,阴症喉痹去难弃,此治阴症喉痹。微红微肿身热微,右脉空小补中益气汤依此治气虚喉痹。左手虚数痛时止,四物渴加黄柏、知母,均用酒炒,补血谁能违,此治血虚喉痹。红甚不肿夜甚昼,洪数细数阴虚候,六味地黄汤见古书,麦冬加来大剂授,此治阴虚喉痹。倘兼气喘面红赤,口干喉灼镇阴（煎）释，此治阳虚喉痹。因痨生脉散合四君子汤，阿胶散并将肺气冲，此治痨病喉痹。若见暴肿红丝缠，走马喉风雄黄解毒丸先，此治缠喉风，紧如铁石、哑、牙紧不能出声、状如蚕蛾及弄舌（舌胀而动），数症法治亦同前，此治紧喉、风哑、瘴喉风、单双蛾子及弄舌喉风。唯有喉瘤忌寒苦，八珍汤与六君子汤全，此治喉瘤。近时更有白喉症，胎黄颊痛舌硬劲，两关右尺必数沉，白膜灰色碍咽吞。实用马勃消毒饮，虚用养阴清肺灵，此治白喉风，更有白喉锡类散，膜上频吹效若神。若于喉病问全规，细讨《心法》心如镜。

56. 清-一见能医-朱时进-卷之七-病因赋下

喉痹者，咽喉闭塞不通也。少阴君火之脉，少阳相火之脉，皆络于喉，其热气上行，搏于喉之四傍而作肿痛，名曰乳娥。一为单，二为双。此乳蛾差小者，名曰闭喉，结于咽喉，肿遗于外，且麻且痒。肿而大者，名缠喉风。喉症暴发暴死者，名走马喉痹。其名虽殊，其因则火与痰也。脉伏而微者，不治。大凡咽喉肿痛，或喉痹急症，用山豆根水噙漱立效。又方，用猪牙皂、白矾、黄连各等分，以新瓦焙干为末，每用五分吹入，吐痰为立效。暴热喉塞及痰病不语者，辰砂五分，白矾一钱为末，冷水调下。

57. 清-医碥-何梦瑶-卷之四杂症-咽喉

蛾喉，肿痛在咽喉两旁者，名双乳蛾；（形若蚕蛾故名，亦有形若枣栗者。）在一边者，名单乳蛾；如白星上下相连者，名连珠蛾。但张口可见者，吹药易到，针刺易施；深而不可见者，颇难治。俱宜服清咽利膈汤，吹冰硼散（见口）。

58. 清-医级-董西园-伤寒条辨卷二-咽疼

咽痛阴阳症别，三阳厥少互形；咽物疼者清胃，呼吸痛者清金。少阴症六，有寒有热；肝胆各一，火症堪评。太阳寒束症一，阳明热甚两评。赤痹红肿者火候，咳聋呕厥者斑疹。热者凉治，寒者热平。

59. 清-医家四要-程曦江诚雷大震-卷二病机约论-医喉症，别单、双、缠、痹能灵〔五八〕

胸膈之上，有风热所阻，则咽喉遂肿痛矣，甚则单、双乳蛾，会厌之旁高顶而肿。一边为单蛾，两边为双蛾，以其形似乳蛾，故名也。若热极则肿闭，汤水不能下，言语难出，呼吸不通，名曰喉痹；若热极更兼痰盛，则痰响于喉间，内外肿闭，汤水不下，名曰缠喉风：皆危病也。宜汇补桔梗汤（桔梗、犀角、元参、黄芩、甘草、木通、升麻、牛蒡）服之，七宝散（火硝、牙皂、雄黄、硼砂、全蝎、白矾、胆矾）吹之。更宜针刺，刺出脓血则瘥。若溃后不出脓血，仍然肿闭，汤水不下，则死矣。

60.清-医家四要-程曦、江诚、雷大震-卷三方歌别类-咽喉方

统治咽喉桔梗汤（汇补），犀元芩草木升蒡。（治咽喉一切诸病。即桔梗、犀角、元参、黄芩、甘草、木通、升麻、牛蒡子。）吹药惟宜七宝散，硝皂雄硼蝎二矾。（治咽喉肿痛，单双乳蛾，喉痹缠喉。即火硝、牙皂、雄黄、硼砂、全蝎、白矾、胆矾，细研如尘，取一字吹入。）

61.清-医悟-马冠群-卷十一-咽喉（口舌齿唇）

五曰双单喉蛾。状如乳头，生喉关内，一边生者，为单乳蛾；两边生者，名双乳蛾，宜荠菜汁调元明粉灌入，吐去痰涎，吹以冰片散，随服加味甘桔汤。

62.清-医学心悟-程国彭-卷四-咽喉（口舌齿唇）

四曰缠舌喉风。硬舌根而烂两旁，急服加味甘桔汤，吹以冰片散，缓则不救。若有烂处，以头发作寻子，用甘草汤洗净，然后吹药。五曰双单乳蛾。状如乳头，生喉间，一边生者，名单乳蛾，两边生者，名双乳蛾。

63.清-医学心悟-程国彭-卷六外科证治方药-乳蛾

乳蛾生喉间，状如乳头，一边生者，名单乳蛾，两边生者，名双乳蛾。凡针乳蛾，宜针头尾，不可针中间，鲜血者易治，血黑而少者难治。

64.清-杂病源流犀烛-沈金鳌-卷二十四-咽喉音声病源流

喉痹、缠喉风、单乳蛾，其形圆如箸头，生喉中左右，若生下关不能见者，难治（宜罗青散。又方，不论单双蛾，用牡蛎粉四匙、陈醋一盏，砂锅煎数沸，待冷，不时噙漱，止痛平肿甚效）。双乳蛾，两个生喉间关下是也，难治（宜罗青散、消毒散）。蝉舌风，舌下再生一舌也。牙蜞风，牙根肿甚，聚毒成疮是也。木舌风、舌黄风，舌上黄色肿痛。鱼口风，如鱼吸水是也，不治。悬蜞虫毒风，上腭肿，汤水难入，形肿如鸡卵。抢食风，亦名飞丝毒，生口中，或食鲤鲶恶物发泡是也。撮腮风，腮颊结肿，牙尽处肿破。喉风风，自颐缠绕赤色，寒热。松子风，口内满喉间，赤紫如猪肝，张口吐物，则气逆关闭，饮食不入。崩砂疳口风，自舌下牙根上赤肿，口内作礜，如汤之热，牙根渐烂，齿牙渐脱。连珠风，自舌起，初起一个，又起一个，甚者三五七九个，连珠生起。蜂子毒，或在脸腮洋烂，或在喉关舌下作礜，色黄如蜂。走注瘰疬风，颈项结核五七个，皮肤赤肿，作寒热。

65.清-张氏医通-张璐-卷八-七窍门下

咽喉（哽）

乳蛾缠喉，二种不同。肿于喉两傍者为双蛾。肿于一边者为单蛾。

66.清-大方脉-郑玉坛-杂病心法集解卷四-咽喉门

治法

大法：乳蛾、喉痹初起，肿痛赤热者，主以消毒凉膈散、清咽利膈汤、玉屑无忧散（俱见泻火门），其余症治按外科二卷。

治双单乳蛾，轻者，照前法调治。若肿塞胀闭，先用扁针刺两手大指内侧少商穴，在左刺左，在右刺右，左右生蛾，左右俱刺，血鲜者生，紫者重。又以布针缚筋头，用竹板压舌，刺破乳蛾出血，温水漱净，方吹药、服药。若蛾生关内，难用针者，取手指甲或鸡内金焙切研末，对蛾频吹，当自破。尚用前法不效，蛾肿胀大，声息不通者，研皂角末，频吹鼻取嚏，蛾当挣破。

67.清-证因通考-王藻埠-证因通考卷四-喉部

生于咽喉两旁，或在关前，或在关后，有单有双。若肿胀舌红，状如蚕蛾，痛楚妨咽者，名乳蛾，又名喉蛾；若其头白腐，或起白点者，名烂头乳蛾，又名连珠乳蛾。

68.清-思远堂类方大全-臧应詹-卷十一-咽喉

乳蛾者肿于咽两旁者，名双蛾，一边肿者名单蛾，其暴发暴死者，名走马喉痹，皆属火症。微者正治之，甚者反治之。撩痰出血为是。……凡喉痹必兼咽嗌痛，咽嗌疼未必兼喉痹。

69.清-伤寒直指-强健-《伤寒直指》卷十四-变通方

夺命散

一切咽喉肿痛，喉风痰壅，喉痹腐烂，双单乳蛾，会厣肿硬，胪胀舌强，痰涎涌吐。（此药吹三次，即解，轻者立愈，重者渐退，其效有斩关夺命之能，因以名方。）白僵蚕（水洗，炒香，研，三钱），全蝎（去尾勾，酒洗，炙脆，研细末，十个），辣薄荷叶（晒，研，一钱），山豆根（切薄，晒，研，一钱），硼砂（研，钱半），冰片（研，五分），牙硝（研，一钱），雄黄（研，五分），大黄（晒，研，五分），黄柏（酒炒，研，五分），生甘草（切，晒，研，三分）。共为极细末，合和瓶盛，勿泄气，临用以管筒抄药吹之。（如本原阴虚火炎喉痛，不用此药，而用后方。）

70.清-片石居疡科治法辑要-沈志裕-卷上-咽喉各症

一曰乳蛾。生咽喉之旁，形如蚕蛾，或如枣核，红肿胀痛，或左或右，有单有双，单轻双重。生于关前者易见易治，生于关后者难见难治。俱宜服清咽利膈汤，吹一炮散。有痰，宜以桐油吐之，吐不出者，急刺少商穴。

71.清-谦益斋外科医案-高秉钧-上编-咽喉部

喉蛾

吴:风温郁闭,咽痛头胀,辛凉清散,一定章程。

牛蒡、桔梗、射干、连翘、元参、杏仁、芦根。

李:喉蛾双发,红肿作痛,纳咽不利,清散为主。

薄荷、牛蒡、荆芥、杏仁、射干、桔梗、甘草、山栀、花粉、连翘、桑叶。

顾:火逆淫于肺胃,咽喉肿腐,移热大肠,腹痛便泄,脏腑同病,肺与大肠相表里也。

葛根芩连汤加牛蒡、射干、荆芥、薄荷。

孙:阴不上乘,阳失下降,喉蛾肿痛逾月,适值大节,病势加增,脉左弦右大,渴饮火升,病难霍然,用清营制火,冀其渐松。

犀角、桔梗、山栀、川贝、杏仁、花粉、芦根、川连(盐水炒)。

二诊:昨得便泄一次,左脉弦象稍和,再从清补育阴培其本。

二原地、霍斛、洋参、阿胶、五味、川贝、杏仁。燕窝汤代水。

三诊《经》曰:"少阴之脉循喉咙,夹舌本。"少阴之液素亏,君相之火无制,舌胀咽痛痰块所由来也,须血肉有情之品为补。

海参、淡菜、燕窝、浮石、蛤壳、叭杏、海蜇、荸荠。

汪:喉蛾屡发屡愈,由阴虚所致,未易断根。

大补阴汤、阿胶、牛膝。

72.清-痰疬法门-李子毅-附喉蛾捷诀

喉蛾一症,患者亦甚危险。每见发起时,咽痛流涎,内外红肿,重者喉关紧闭,呼吸难通,轻者亦疼痛不堪,不能饮食。救急惟用砭刺之法,即细料磁器打碎,择有尖锋者,将筷子劈成四破,夹磁针于中,留锋尖于外,针后夹筷子处,用青线扎紧,以防针脱。令患者张口明亮处,再用筷子一只,伸入口内,将舌尖往下纳住,好视喉内:红肿者,实症也;白色者,虚症及白喉也。白色不可开针,红肿者为喉蛾,须用砭刺。然其间有紫筋者,血脉之实也,其上不可用针。其余红肿之处,用磁针轻轻刺破皮面二三点,以见血为度,再取温水嗽口,俟痰血吐出,再入吹喉散咽住,令勿吞下,后服祛痰化瘀之药,其愈甚速。惟药忌苦寒辛燥之品,及寒冷生滞之食物,犯之则缠绵难愈,尤忌发味火酒之类,患者不可不注意也。若少阴虚火上延,喉亦微痛,但不红肿,仲景有桔梗汤,临睡时服之甚验。至白喉一症,不但不可开针,尤忌辛燥发表之药,犯之危险难治,别有《白喉忌表抉微》一书,言之甚悉。

73.清-外科备要-易凤翥-卷一证治-喉部

乳蛾

即蛾风,有单有双,双者轻单者重。由肺经积热,外复受风,郁结而成。初生咽喉之旁,状如蚕蛾,或如枣栗,或似乳头,高肿焮热,色红大痛,法宜针刺,生于关前会厌两旁,形色易见,刀针易施,吹药易到。

74.清-外科大成-祁坤-卷之三-分治部下

清咽利膈汤治咽喉肿痛,痰涎壅盛,及乳蛾痹喉痈,重舌木舌,或膈胸不利,烦躁饮冷,大便闭结等症。

黄芩、栀子、连翘、薄荷、甘草、桔梗、黄连、玄参、金银花、牛蒡子、防风、荆芥(各一钱)朴硝、大黄(各二钱),一加升麻、葛根、大青、青黛、羌活、半夏、射干、山豆根等类。水二盅,淡竹叶二十片,煎八分,加蜜二匙,食远服。

古谓喉痹不刺血,喉风不倒痰,喉痈不放脓,乳蛾不针烙,皆非治也。如针刺无血,探吐无痰,声如拽锯,痰喘鼻焮,唇反舌卷,面青目直,自汗自利,干痛无痰者,皆为不治。已溃而肿不消者,难治。

75.清-外科全生集-王维德-卷一-咽喉口舌门

乳蛾

其形圆如箸头,生于咽喉关上者轻,生于关下者重。若左有右无曰单,或左右皆有曰双。双者轻,单者重。

76.清-外科选要-徐惠铨-卷四-咽痛

治宜先吐风痰,以通咽膈,然后解热毒、清肺胃,迟则不救。

77.清-外科选要-徐惠铨-卷四-单双蛾

冯楚瞻曰:……肿于咽两傍者,为双蛾,易治;肿于一边者,为单蛾,难治。如有恶寒表症,用荆防败毒散散之;不恶寒而无表症者,惟有辛凉清利,外用鹅翎蘸米醋搅喉中,去尽痰涎,复以鹅翎探吐之,令著实一咯,咯破蛾中紫血即溃。或紫金锭磨下即安,慎勿轻用刀针,古方有用巴豆油染纸,作撚子点火吹灭,以烟薰鼻中,即时口鼻流涎,牙关自开,再用此搐患处即愈。

窦汉卿曰:咽喉左畔,虚阳上攻,其肿微红者,名单乳蛾。若肺气外症手足厥冷,痰涎自出,头重目昏,急用菁菜酸汁加玄明粉灌之,旋去痰涎,吹药。如厥重不省人事,气欲绝者,急以吴茱萸研烂,醋调涂脚心。右畔,虚阳上攻,其色微黄,其形若蚕茧,故谓之乳蛾,其症亦手足厥冷。

《心法》曰:乳蛾,由肺经积热,受风凝结而成。生咽喉傍,状如蚕蛾,有单有双,双者轻,单者重。生于关前者,形多易见,吹药易到,手法易施,故易治。生于关后者,难见形色,吹药不到,手法难施,故难治。

78.清-外科证治秘要-王旭高-第十六章喉蛾、石蛾、喉痈

喉蛾:生于一边为单蛾,生于两偏为双蛾。高肿处碎烂,名烂头蛾。初起寒热,宜先解散。

【按】喉蛾初宜解散,至三四日胀甚痰鸣,汤水难入,宜以刀刺喉间肿处;用皂角烧灰,加胆矾、犀黄、冰片研末吹之,必大吐痰涎而松。再服清火化痰等药,如犀角地黄汤。若大便不通者用凉膈散。过七日后,寒热自退,肿胀自消。

又有虚火喉蛾,寒热甚轻,来势缓慢,口不甚渴,法当滋阴降火,如沙参、麦冬、生地、玄参之类,不可用发散药。

石蛾:石蛾初起,即虚火喉蛾,不甚寒热,来势缓慢,久而不消,即名石蛾。饮食无碍,痛亦不甚。偶感风热,即作肿痛;风热退后,肿仍不消,但不作痛耳。

79.清-外科证治全书-许克昌毕法-卷二-喉部证治

二、女人患喉闭肿痛、乳蛾等证,当问其月经调否。如经闭者,宜用四物汤加茺蔚子、牛膝、香附、桃仁各二钱服之,俾经脉流通,喉证自愈。如仍未愈,服苏子利喉汤。

乳蛾

其形圆如箸头,白色,生于咽喉关上者轻,生于关下者重。或左有右无,或右有左无曰单,左右皆有曰双,双者轻,单者重,用苏子利喉汤数剂即愈,外吹珍珠散。又以土牛膝绞汁,含口慢咽妙。

80.清-疡科心得集-高秉钧-卷上-辨喉蛾喉痈论

或生于一偏为单蛾,或生于两偏为双蛾。初起寒热,渐渐胀大,即用疏解散邪,如牛蒡散加黄连、荆防败毒散之类,又以冰硼散加薄荷、川连末吹之。至三四日后,胀甚痰鸣,汤水难入,宜以刀刺喉间肿处,用皂角烧灰、胆矾、牛黄、冰片各一分,麝香三厘,为末吹之,必大吐痰而松;再服清火彻热汤饮,如黄连解毒汤,或鲜地、羚羊、知母、石斛、元参、丹皮、芦根、连翘之属;若不大便者,可服凉膈散通腑泄便。凡蛾有头如黄色样者,必以刀点之;或有不出黄头者,即不必点;至七日后,寒热自退,肿胀自消。(大凡风火外疡,总以七日为期。)亦有虚火上炎而发者,以其人肾水下亏,肾中元阳不藏,上越逆于喉中而结,须用引火归源之法,若

桂附八味丸是也。

81.清-医略存真-马培之-喉蛾

生喉之两旁,一边曰单蛾,两边并起曰双娥。……是症乃少阴肾亏,肺肝痰热互结,浮火易平,而结痰难化,故假火烙之热气以解之。初宜疏泄,久则养阴而兼散结化痰,自愈。

82.清-医略存真-马培之-烂喉痧

以上各种形症,未曾立方,而治法已在个中。若无寒热头疼颈肿,最忌发汗,以积热在中,火动痰生,风痰上壅,天气闭塞也,宜降不宜升。古谓喉痹不刺血,喉风不倒痰,喉痈不放脓,喉蛾不针烙,皆非治法,出血即出汗之义。色白者,宜辛凉;色红者,宜清凉;淡红者,宜清养;见白腐烂斑者,宜苦降,不宜再以辛散;至时行疫症,当兼解毒;属气者,当顺气开痹,此治法之大略。喉症过五日为重,三日内可消。总之,表里寒热虚实,全在临证时察脉辨色,庶不致误。

83.清-温证指归-周魁-卷二-咽干咽痛

时邪咽干,乃热淫上焦,凉膈散、清化汤。若痛甚,当视其有无结否。无结以甘桔汤、清化汤。有结用凉膈散加牛子、射干之类。或起紫白泡,是为乳蛾。甚有急喉风、急喉痹证,旦发夕死,夕发旦死,不可不慎。内治时邪,双解合甘桔法治之。外证另延专司,参看可也。

84.清-包氏喉证家宝-包三鏸-辨喉证

乳蛾,生喉间,形如乳头。

85.清-包氏喉证家宝-包三鏸-咽喉七十二证考

二十五、单乳蛾。或左或右,手足厥冷,头目昏沉,如厥,短气欲绝,吴茱萸末,米醋调敷涌泉穴。

86.清-喉科大成-马渭龄-卷二-喉痹论

自其咽肿形状分之,则有缠喉风、乳蛾之名。缠喉风者,其肿透达于外,且麻、且痒、且痛;乳蛾者,肿于咽两傍,名双乳蛾。一边肿者,名单乳蛾。

87.清-喉科大成-马渭龄-卷三-古今治法论

五曰双单乳蛾。状如乳头,生喉间,一边生者名单乳蛾,两边生者名双乳蛾。

88.清-喉科秘钥-郑瀍撰,许佐廷增订-上卷-喉症歌诀(二十二首)

单乳蛾:此症不论已成未成,皆可刺。其形大而长,初用巳药,后用子丑二药收功,煎药先发表后清热。

歌曰:看来肿似李桃形,偏在咽喉左右生。此号单蛾宜早治,痰消毒散自然平。

双乳蛾:治法与单蛾同。

89.清-喉证杂治·经验良方合璧-蔡钧-乳蛾第四

一边肿曰单蛾,两边肿曰双蛾,或前后皆肿,白腐作烂,曰烂头蛾。初起必发寒热,用保命丹、红内消,兼煎剂治之。

90.清-新订奇验喉证明辨-吴锡璜-卷二-用药类

旁取法

凡喉症势来猛急,药力难敌,须急用旁取之法,以分其势。如喉肿宜刺血,喉风宜吐痰,喉痈宜放脓,乳蛾宜针破。此皆古法,寓有精意。

91.清-咽喉秘集-张宗良、吴氏(阙名)-吴氏咽喉廿四大症歌诀

单乳蛾:喉内肿如桃李形,或左或右单蛾名。此症早治可速退,痰消毒散自然平。此症不论已成未成,皆可刺,其形大则长,初用已药,后用子、丑二药收功,煎药先发表,后清热。

双乳蛾:双蛾两两生喉间,关上轻兮关下难。气吹好似红李子,轻消重刺去风痰。其形与单蛾同,刺不论已成未成,先吹已药,不退再点子药。煎药先发表后清热。

锁匙散:即已药去雄黄,专治双乳蛾,及其神效。

92.清-重楼玉钥续编-郑瀚-附录

凡喉痹初起,金丹不宜多用,其性善走,功能达内,轻症则不能胜药矣。碧丹消痰清热,祛风解毒,开喉闭,出痰涎最效。不比金丹迅利。

93.清-重楼玉钥续编-郑瀚-各证分辨

一牙龈肿疼及牙痛之类,皆不宜刀破。若妄用之,反致延烂,或成牙漏骨槽之虞。虽古人谓喉痹不刺血,喉风不倒痰,喉痈不放脓,乳蛾不针烙,皆非其治也。以及《内经》血实宜决之语,皆指症实而势肿盛者而施之也,并非教人一遇喉患,不分虚实,即动手以刀切之,是诚何心哉!

94.清-蠢子医-龙之章-卷三-治咽喉诸症,宜分虚实

喉症虚实治不同,实者宜针(宜针乳蛾头尾,莫针中间。)虚莫攻。

95.清-蠢子医-龙之章-卷三-妇人喉症因阴虚而得者不少

妇人浑身壮热不能止,以为风火定不错。多少盲医无识见,动将甘桔去搜罗。不是牛子加射干,便是元参并薄荷。以治风火甚是好,以治此症错又错。此症皆自房中得,肾水亏损立起波。不用肉附八味丸,不能治此双乳蛾。若能初起即嚼桂,亦可补此少阴科。再说闺中待嫁女,亦有此症若沉疴。不于此中讨消息,动将甘桔去止遏。岂知描鸾绣凤多闲暇,蝴蝶一梦起风波。愈吃此药愈不得,皆是同室暗操戈。生此门者死此户,几个人儿知清楚。古人立下地黄汤,原是此症真妙着。我见人命多丧此,故将此方再吟哦。(此症因风火而起者固多,亦有因少阴亏损而然者,人多忽焉而不察,往往命染黄泉而不知,甚可哀也。故再笔之于此。)

96.清-高氏医案-高秉钧-面部-乳蛾

风温郁闭肺胃,咽喉肿胀成蛾,寒热无汗,先从透解为主。

97.清-过氏医案-过铸-近诊医案

宜黄程干臣大令女公子,患喉蛾,吹药则痛尤甚,入晚必加重,遇饮食必呛。余试以空铜管吹之,亦大痛。始悟此证乃风火正炽,吹之则外风引动内风也。爰以药掺其舌使徐徐咽下,不痛,复以梅矾掺之,亦不痛,且脉洪便结,喉不干燥,尤知其入晚加重,非阴鹅也。以晚必燃灯,外火引动内火耳。去灯试之,痛即止,饮食亦不呛。后乃仅用药掺舌,晚灭灯眠,数日愈。(喉证)

98.清-环溪草堂医案-王旭高-卷四-疫痧

贺胸、背、臂、膊、肌肤隐隐有红点,咽喉红紫碎腐,此即烂喉丹痧之症也。奈何认作喉蛾。清之不已,更泻之,以致邪不外达,火反内郁,右腭续加肿痛,痛掣耳中,诊脉不见浮、弦、洪、数之象,而反软数模糊,时时恶寒,皆邪郁不达之明验。今证交五日,漫投清泻之后,丹痧欲透不透,深防内陷之变,急与解肌透达,兼以清化。

99.清-经方实验录-曹颖甫-上卷-麻黄杏仁甘草石膏汤证其四(附列门人治验)

王(左)乳蛾双发,红肿疼痛,妨于咽饮,身热,微微恶风,二便尚自可,脉微数,舌微绛,宜辛凉甘润法。

【按】当九十月燥气当令之时,喉病常多,其轻者但觉喉中梗梗然妨于咽饮,其略重者则咽喉两关发为乳蛾,红肿如桃。西医称此为扁桃腺肿,但须照上列方随意加减,可以一剂知,二剂已。蛾退之后,悉如常态。至若乳蛾渐由红肿而化白腐,或生白点,可加玄参一味以治之,其效如神。若更由白腐而化脓,乃可用刺法,使脓出亦愈。然使早用辛凉甘润,必不至如此地步,此辛凉甘润法之所以可贵也。

有一派喉科医生治喉,喜用苦寒之药,如板蓝根、川连、地丁、人中黄之属。服后,虽可暂折邪气,每致郁而不宣,牵延时日,甚或转变重症,至堪危虑。凡患乳蛾因服苦寒药不解,续进辛凉甘润药者,则见效必较缓,甚或初剂二剂竟毫不见效,余试之屡矣。又有一派医生治喉,喜用重腻育阴之药,如生地、麦冬、石斛、沙参之属,竟重用至八钱一两者。以此治乳蛾,亦不能速愈。友人谢君维岐籍隶吴县,患喉痛小恙,名医与以育阴重剂,多费而少效。余卒用辛凉轻剂,一服见功,二服全愈。此辛凉甘润法之所以可贵也。辛凉甘润乃仲圣大法,温热家不过伸言之耳。

100.清-临证医案笔记-吴篯-卷六-杂症

咽喉

那,咽喉左边红肿,圆突如珠。余曰:脉浮数大,此为单乳蛾,乃痈疖之类。缘过食热物,烟酒之毒结于喉间,故多至出毒。即宜刺出其血,内服清火败毒之剂,外以加味二连散频吹。遂如法治之愈。

101.清-临证医案笔记-吴篯-卷六-小儿诸证

双乳蛾

农部欧梅龛次女,五岁,烦躁啼哭,气急声哑,乳粥难入,药不沾滴。医皆以惊风难治。余看其唇红颊赤,口舌干燥,咽喉两旁红肿,中间圆突如珠,此火毒结于喉间,致成双乳蛾,非惊风重证也。即用针刺患处,出血甚多。投以雄黄解毒丸,痰涎涌出。又用加味二连散吹之,少顷神苏哭止,且能食乳。复用抽薪饮以清咽降火,末药频吹,更以服蛮煎加桔梗、射干、山豆根,数剂而愈。若作惊风,不用针刺出血,几致不起。

102.清-临证指南医案-叶天士-卷八-咽喉

《内经》云:……胀甚则痹,痹甚则不通而死矣。即今之所谓喉癣、喉风、喉蛾等类是也。夫推原十二经,惟足太阳别下项,其余皆凑咽喉。然《内经》独言一阴一阳结为喉痹者何也?盖以君相二火独胜,则热且痛也。愚历考咽喉汤方,皆用辛散咸软、去风痰、解热毒为主。如元参升麻汤、圣济透关散,及玉钥匙、如圣散、普济消毒饮子,皆急于治标,而缓于治本。恐缓则伤人,故以治标为急耳。又尝考仲景《伤寒论》咽喉生疮等症,每用甘草桔梗、半夏散及汤为主。一为少阴水亏,不能上济君火,以致咽喉生疮,不能出声,故以半夏之辛滑,佐鸡子清利窍通声,使以苦酒入阴、劫涩敛疮,桂枝解肌,由经脉而出肌表,悉从太阳开发,而半夏治咽痛,可无燥津涸液之患。一为阴火上结而为咽痛,故用生甘草甘凉泄热,功在缓肾急而救阴液,佐以桔梗开提足少阴之热邪。如肾液下泄,不能上蒸于肺,致络燥而为咽痛者,仲景又有猪肤一法,润燥解热缓中,使其阴阳协和而后愈,是固本而兼治标者也。如风火上郁,阴亏脉数而为咽痛者,先生又有辛凉清上诸法。如咽喉紧痹,气热而为咽痛者,又有清肺中气热一法。如情志郁勃,相火上炎,而为咽痛者,则又有降气开浊一法。如肾液不收,肝阳上越而为咽痛者,宗钱氏六味汤。如阴阳交虚,龙相上灼而为咽痛者,宗仲景猪肤汤法。

103.清-齐氏医案-齐秉慧-卷四-咽痛喉痹痄腮声哑

脉两寸浮洪而溢者,喉痹也。脉微而伏者,死证也。经曰:一二经中,惟足太阳经下项,余经皆凑于喉咙,盖君相二火独盛,则热正络,故痛者数也。余谓一言可了者,火也。嗌干、嗌痛、喉肿、舌本强,皆君火也。咽痛急速,是相火所为肿也。夫君火者人火也,相火者龙火也,人火焚木其势缓,龙火焚木其势速。后世名详其状,名曰单乳蛾、双乳蛾、子舌胀、木舌胀、缠喉痹、走马喉痹,皆因热气结于外,其形似乳蛾,一为单,二为双。比乳蛾差小者名曰喉痹。热于舌下,复生以小舌子,名曰子舌胀。热结于舌,舌肿名曰木舌胀,强而不柔和也。热结于咽喉,肿绕于外,且麻且痒,且肿大者,名曰下喉风。暴发暴死,名曰走马喉风。故喉痹之证,死生反掌。其不误人者,无如砭针出血,血出,即磨紫金锭服之,立已。《易》曰:血去惕出,此之谓也。此慧屡试而屡验,同志慎宜留意焉。

104.清-慎五堂治验录-钱艺-卷十

(案423):甲申十月,族叔母妊娠七月,因族叔之病服役过劳,叔愈后即起咳嗽痰多,用辛凉肃肺,痰降咳缓。起床动作,中牖户之风,陡起喉蛾,外科用疏散之品,喉肿较愈,而误用蝉退、麻黄,即起寒战灼热,明日胎元上窜,喘促如吼,汗出如雨,夜分速急救以苇根、莱菔、丝瓜、竹茹,莲子汤频灌以取药不及也。喘汗虽减而胎元不动,腰腹大痛,浆水及血绵下,欲产不产,发热无休,舌干液涸。延至二日,胞浆及血沥干而胎仍不下,稳婆无所措手,是热炽伤胎,血液干不能滑胎下出,比之水小则舟碍也。兼之喉腐喘咳,颇忧冲肺,急以大剂枇杷叶、阿胶、鲜首乌、鲜石斛、芦根、童便、牛膝之类,肃天气使其下降,滋阴液以行舟。一剂胎下,热随瘀泄,喘咳渐平,饮食渐进,改予甘凉濡润,半月而愈。

105.清-思补山房医案-丁甘仁-卷二-陈男(阳)

林小:乳蛾肿痛,身热咳嗽。……再宜辛凉清解,仿《经》旨"火郁发之,结者散之"之意。

106.清-一得集-心禅僧-一得集卷上-治喉症宜分三大纲论

咽喉诸症,古人分七十二名目,其实三大纲统之矣。三大纲者何?一曰喉蛾,二曰喉痹,三曰喉风。喉蛾者,初起恶寒发热,形圆高肿,色赤脉数或紧,四五日即脓成。治法于未溃时宜刺少商、少冲、中冲出血,药宜解毒消肿方剂如银花、赤芍、丹皮、黄连、黄芩、皂角、生甘草、贝母、枳壳之类,吹药如稀涎散、开关散之类,或用桐油探吐其痰,关窍一通,即能消肿进食。如四五日后,脓已成,其色或赤或紫,脉洪大而数,须刺破患处,泄其脓毒恶血,内服解毒清火,如银花、连翘、丹皮、山栀、黄连、黄芩、生甘草、贝母、归地之类,外吹排脓化毒之药,如黄连、黄芩、朴硝、冰片、硼砂,少加轻粉、牛黄,即冰硼散随症加味可也。

107.清-一得集-心禅僧-一得集卷中-喉蛾治验

正红旗满洲人,年三十许,患喉蛾。肿痛未破三日,汤水不能下咽,脉洪大而数。先刺两曲池、少商穴出血,喉间即觉宽松。吹以开关散、稀涎散,吐出胶痰碗许,食能下咽矣。方用皂角、牛蒡、僵蚕、贝母、白芷、薄荷、甘草、桔梗、马勃、元参、青黛、山栀、条芩,投七而瘳。

108.清-医法圆通-郑钦安-卷一-喉蛾

因少阴君火为病者,……其人定多心烦,小便知赤、口渴冷。若挟风热,多现发热,身疼,头痛。法当祛风清热,如导赤散加荆、防、银花之类。

无风热而独君火旺为病者,轻则甘桔汤,重则黄连解毒汤之类。

因肾气不藏,上攻于喉而致者,……其人口内肉色,必含青黑色,或惨黄淡白色,即或唇红甚,而口气温,痛亦不甚,人困无神,脉必浮空。法宜扶阳,如封髓丹,姜桂饮、白通、潜阳等方,皆可令服。

因积热上攻而致者,……多烦渴饮冷,二便不利,口臭气粗,红肿痛甚。法宜去积热,如大小承气汤,或平胃散加丑牛、槟榔、大黄、三棱、莪术之类。

因怒动肝火,上攻于肺而生蛾子。……法宜清肝,如丹栀逍遥散、大青饮、柴胡汤加丹、栀之类。

总之,病情变化,非一二端能尽,其实万变万化,不越阴阳两法。[眉批]圆通一至。若欲逐经、逐脏、逐腑论之,旨多反晦,诚不若少之为愈也。[眉批]知非氏曰:喉至生蛾,其咽必肿痛而甚,有碍食饮,病家多惊恐,其证又因初起误治者多,在明医虽能剖析阴阳虚实,按经用药,而缓不济急,病家恐惧,如外科所配八宝红灵丹,亦不妨暂用吹喉,以解燃眉,略宽其心,患者得此,心神稍定,然后按法投方,易于奏效。此知非所经试,亦济世之婆心也。学者留意。至于理法,喉属少阴,钦安究及所因,实为详明,何多求焉。

109.清-瞻山医案-任贤斗-卷二-咽喉

喉痹痰壅闭塞而食饮汤药俱不能下者,即宜用醋炖热,略放盐于醋内,外用鸡鸭翎蘸醋扫咽喉,探引痰出,或呕或吐,必取出痰碗许,喉即开而能下饮食汤药。喉痹多有两傍肿大即名蛾风。肿一边者,名单乳蛾,两边俱肿者,名双乳蛾。不惟疼痛苦楚,并且能阻饮食汤药,即宜取鹅翎作针,刺破肿处,仍用前醋盐引痰之方,洗出痰血,立见松活,如无鹅翎即鸡鸭之翎亦可。

李玉堂之弟,暴病咽喉肿痛,两傍俱肿,满口涎沫,气急,脉平和,此是火盛。病者云:服凉药二剂无效。前医云:据脉无火。余曰:此病不可凭脉。凡陡病咽喉肿痛,若非外感即是火盛,若属虚火及阴盛格阳之火,或湿痰凝滞之痛必有,所以致之者。此病无头痛,无寒热,非外感也。气急者即火盛也,满口稠痰,乃痰因火动也。两傍肿起者,痰火凝滞咽喉而作肿也。即古书所云之变乳蛾也。如疽痛然,必须出血,方能取效,昨服凉药无效,乃病重药轻之故,况又未刺破出血。即用鹅翎针刺破,用醋洗法吐出痰血,药与抽薪饮加石膏,一剂即减,二剂火降痰消而即愈矣。

任步丹之妻,暴病喉痛,喉中有痰,一边肿如荔枝核形,乃单乳蛾也。外证发热头痛,脉数有力,乃外感风寒证也。其人体健,陡因外寒闭塞,故致内气郁而为热。治宜发表,外寒散内气自顺。第喉中痰多痛甚,必须内外兼治,亦用鹅翎针刺破乳蛾出血,鸭翎蘸醋洗净,吐痰碗余,喉痛大减,药与败毒散,以羌活、柴、芎散外邪,前胡、桔梗下气清火,况桔梗乃治火郁咽痛之要药,四五剂内外俱痊。

王楚平之妻,喉痹,形似双乳蛾,喉中有痰结,身有微热泄泻,恶食脉平和。夫恶食泄泻乃寒湿伤中之证,寒湿逼阳于上而为喉痛,其痰结喉肿恰似实火。盖此火乃中寒格阳于上也,即假火也。治宜温中逐湿,因咽喉痛甚,药亦难吞,不得不先治其标,即刺破乳蛾醋洗,取出结痰,即能吞药。与理中汤兼五苓散加附子,一剂略减,三剂泄止,喉亦不痛,惟乳蛾之核只消一半。第余初至时,其喉已病四五日,因乳蛾结核已久,不能尽消,又因前医误用寒凉,致核硬阳衰,速难复原。乃与理中汤兼理阴煎,脾肾兼补,服至月余,方得体健,体健而喉中之核亦消。

110.清-张梦庐先生医案-张千里-三二、伏气晚发

嘉善孙伏气因秋燥而发,曾有耳聋谵语,阅月才得热退。今诸症皆平,惟咽

燥目干痰多,大便虽溏,亦不了了。不饥少食,脉濡涩,左部略为兼数象。总之伏气虽解,而秋燥未化,间有痰痫喉蛾,肺胃津气素来不足,宜柔甘滋阴主之,冀其渐就充复。

111.清-张聿青医案-张乃修著,吴玉纯编次-卷三-丹痧(附烂喉痧)

严(右)咽痛红肿,丹痧已透三朝,上至头面,下至足胫,是为透足。邪从痧出,热随邪达,理当病退十七,乃热势仍然不减。咽痛稍轻,仍然赤肿。脉象滑数,舌红无苔。足见邪势太重,半发丹痧透露于外,半化火热郁于肺胃。况当经水适行,若肺胃之热,乘血分之虚,袭入营中,便是热入血室。今当出入之际,治法不可不细论也。经云:火郁发之,则开泄之药,在所必用。又云:热者寒之,则清化之药,在所难缓。而白喉忌表,殊不知白为金色,火热亢盛之极,金受火刑,所以喉间结成白点,甚者起出白条。凡表药之性,皆带升泄,恐升动火热,所以忌用。即非白喉,如喉风、喉疳、喉蛾之甚者,往往亦有白腐,其为火甚刑金,则一也。刻下咽痛较前昨稍轻,白点似有若无,喉症之势已得稍缓。而痧点渐化,热势不减,其火热之渊薮,不在喉间,而蕴于肺胃,显然可见。肺主皮毛,则开泄肺气,是散邪即散火也。清泄上中,是化热,即防其入血室也。拟清泄一法,即请商榷行之。

112.清-理瀹骈文-吴尚先-续增略言

有讥外治为诡道以欺世者,不知其道即近在人耳目前也。人生惟饮食属内耳,其余有益于身者,无非身外物也。夏之簟,冬之裘,不在外者乎?暑则卧簟,寒则围炉,不在外者乎?而热者以凉,冷者以暖,随四时而更变,因是得免于病。不独此也,诸阳聚于头,十二经脉三百六十五络,其血气皆上于面,而走空窍。面属阳明胃,晨起擦面,非徒为光泽也,和血气而升阳益胃也。(此理甚微,人寿以此。又胃不和,则睡不安,故擦面能治不睡。)洗眼,滋脏腑之精华,以除障也。嗽齿,坚骨以防蠹也。梳发疏风散火也。(发者血余。古方中热心烦大汗不止者,以冷水浸发伤寒中风无汗者,以热汤浸发盖心主血而汗者血之所化也。同气相求,一有汗,一无汗,一冷一热,妙用可参。)饭后摩腹,助脾运免积滞也。(神仙起居注法即如此。)临卧濯足,三阴皆起于足,指寒又从足心入,濯之所以温阴而却寒也。(以上数法,皆治病于无形者也。)痛则手揉,痒则爪搔,(抓能搔痒,从火化也。又能破血,故烧灰吹喉蛾立破。)

113.清-理瀹骈文-吴尚先-理瀹骈文-身形五官

喉症有数名:喉蛾亦名喉痹,属风火,红肿而有脓,头起尖似乳,生喉间一边为单蛾,两边为双蛾,左肺病,右胃病,关上者轻,关下者重,双蛾轻,单蛾重。又有连珠蛾,白星上下相连,乃酒色过度所致,朝发暮重,虚症也,难治。缠喉风,如咽喉肿痛胀塞,发寒发热,外有红丝缠绕,且痒且麻,愈肿愈大者,此外缠喉风也,属风火。如恶寒恶热,内外无形,出气短促,胸前红肿,两足畏寒,乃肾经有热,水枯不能上润,名内缠喉风。无论内外缠,胸前有红丝,挑去为要,以皂角、桐油搅喉出涎,无桐油以灯盏油代。如缠喉风骤然而起,舌白不肿,外无红丝缠绕,喉内痛不可忍,亦无形状者,更兼口不渴,大便溏,即是阴毒,切忌用凉。

114.清-针灸逢源-李学川-卷五证治参详-咽喉病(有补遗)

双乳蛾:热气上行,肿于喉之两旁为双鹅,肿于一边为单鹅。此其形必圆突如乳,乃痈疽之类,结于喉间,故多致出毒,或宜刺出其血,并刺后穴。若毒未甚,脓未成者,治之自可消散。若生于咽下者,难治。(咽在喉之后。)

115.清-冯氏锦囊秘录-冯兆张-杂症大小合参卷六-方脉喉病合参

此论阴虚咽痛者,如此治法,正褚氏所谓上病疗下也,其间有乳鹅缠喉,二名不同,肿于咽两旁者为双鹅,易治。肿于一边者为单鹅,难治。如有恶寒表症,用荆防败毒散散之。不恶寒而无表症者,惟为辛凉清利,外用鹅翎蘸米醋搅喉中,去尽痰涎,复以鹅翎探吐之。令着实一咯,咯破鹅中紫血即溃,或紫金锭磨下即安,慎勿轻用刀针。古方有用巴豆油染纸作燃子,点火吹灭,以烟薰鼻中,即时口鼻流涎,牙关自开,再用此搐患处即愈。

116.清-家藏蒙筌-王世钟-卷七-咽喉

经曰:……蛾乃痈疖之类,张子和曰:宜用磁针砭出其血,最为上策。《内经》火郁发之,发谓发汗,今刺出血,即为发红汗也。若热极更兼痰盛,喉间声响,满片红肿,多不成脓,谓之缠喉风,即宜清热降火,切不可用散风升阳之药。盖外感之火宜散,内起之火宜降,方不致误。若溃后不出脓血,仍然肿闭,汤水不下,则无救矣。

117.清-医钞类编(二)-翁藻-卷十二-咽喉门

喉痹咽肿诸证皆属火病

《心悟》云:紧喉风,实证也。

乳蛾证治

《金鉴》云:肺经积热,受风凝结而成。生咽喉之旁,状如蚕蛾,亦有形若枣栗者,红肿疼痛,有单有双,单者轻,双者重。

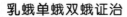

乳蛾单蛾双蛾证治

《绳墨》云:咽喉之证,皆由肺胃积热甚多,痰涎壅盛不已,致使清气不得上升,浊气不得下降,于是痰热之证生焉。其壅盛郁于喉之两旁,近外作肿,形似飞蛾者,谓之乳蛾。其证有单有双,发于喉旁,红肿有脓,头尖似乳,色白似蛾,一边有者,谓之单乳蛾;两边有者,谓之双乳蛾。或曰:在左者肺病,因气之所得也;在右者胃病,因饮食热毒之所致也。

《汇参》云:肿于咽两旁名双乳蛾,一边肿者名单乳蛾,俱圆如小筋头,生于咽喉关上。若生在关下者,难治。

连珠蛾证治

景嵩崖云:乳蛾有一种如白星上下相连者,曰连珠蛾。单轻双重,连珠尤重。一日痛,二日红肿,三日有形,皆由郁火结成。

喉痹乳蛾刺法

景嵩崖云:喉痹急证,肿痛口噤,痰壅气塞,宜以针刺患处,血出而愈。

118.清-医法青篇-陈璞、陈玠-卷之五-咽喉

咽喉肿痛,胸膈上之风热也。热盛则肿,若肿闭汤水不下,呼吸不通,名曰喉痹。若痰涎绕于喉间,声响,为缠喉风,皆危症也。或吹药或针刺出血,仍然肿闭汤水不下,则为死症。若半闭半开,汤水能下者,即用消毒凉膈散。若单双乳蛾,则刺少商穴出血,再吹药,再服汤药,或喉外肉内肿核,食物阻噎,名梅核膈,纯是湿痰瘀血结成,见噎膈门当兼参治之可也。

119.清-医书汇参辑成(下)-蔡宗玉-卷二十-咽

乳蛾甚而不散,宜以小刀,就蛾上刺出血;马牙硝吹点咽喉,以退火邪。

乳蛾

肿于咽两旁,名双乳蛾;一边肿者,名单乳蛾:俱圆如小箸头,生于咽喉关上。在关下难治。

罗青散

真蒲黄(五钱),罗青(想即大青)、盆硝(研。各三钱),甘草(二钱)。

为细末。每一钱,冷蜜水调,细细咽之,吞不下,鸡翎蘸药,喉内扫之,立效。

粉香散

白矾(三钱),巴豆(三粒,去壳),轻粉麝香(各少许)。

于铁器内熬矾令沸,入巴豆在矾内,候枯去巴豆,研末,入粉、麝,吹喉中,乳蛾即开。

120.清-医述-程文囿-卷十一·杂证汇参-咽喉

热气上行,结薄于喉之两旁,近外肿作,以其形似蛾,是谓乳蛾,有双、单之分。其比乳蛾差小者,名曰闭喉。热结于舌下,复生小舌者,名曰子舌胀。热结于舌中,舌为之肿者,名曰木舌胀。热结咽喉,肿绕于外,且麻且痒,肿而大者,名曰缠喉风痹。暴发暴死者,名曰走马喉痹。八种之名虽详,一言可了,曰火。微者以咸软之,甚者以辛散之,其最无如砭针出血,血出则病已。(张子和)

补编

喉证:治实之法,先宜发散,次宜清凉,或涌导痰涎,或针刺出血;治虚之法,须遵《内经》从治之旨,徐徐频与。(《医学正传》)

喉痛治法,视火之微甚:微则正治,甚则反治。撩痰、出血,随宜而施,或针手大指少商出血。若肿达于外,必外敷药。

然《内经》独言一阴一阳结为喉痹者,盖以君、相二火独胜,则热且痛也。历考咽喉汤方,皆用辛散、咸软,去风痰、解热毒为主。如元参升麻汤、圣济透关散,及玉钥匙、如圣散、普济消毒饮,皆急于治标而缓于治本耳。又考仲景《伤寒论》咽喉生疮等证,每用甘草、桔梗,半夏散及汤。一为少阴水亏,不能上济君火,以致咽喉生疮,不能出声,故以半夏之辛滑,佐鸡子清利窍通声,使以苦酒入阴,劫涩敛疮。桂枝解肌,由经脉而出肌表,悉从太阳开发。而半夏治咽痛,可无燥津、涸液之患也。一为阴火上结而为咽痛,故用甘草甘凉泄热,功在缓肾急而救阴液,佐以桔梗,开提足少阴之热邪也。若肾液下泄,不能上蒸于肺,致络燥而为咽痛者,又有猪肤一法,润燥、解热、缓中,使其阴阳协和而后愈,是固本而兼治标者也。他如风火上郁,阴亏脉数而痛者,又有辛凉清上诸法。咽喉紧痹,气热而痛者,则清肺泻热。情志郁勃,相火上炎而痛者,则降气开郁。肾液下亏,肝阳上越而痛者,宗钱氏六味汤。阴阳交虚,龙相上灼而痛者,宗仲景猪肤法。(《临证指南》)

凡单、双乳蛾,若毒未甚、脓未成者,治之自可消散。若势甚者,必须砭出其血,此因其急,不得已而用之也。治喉痹之火,与救火同,不容少待。《内经》火郁发之。发谓发汗,然咽喉中岂能发汗? 故出血者,乃发汗之一端也。阴虚喉痹,其证内热、口渴、喉干,或唇红颊赤,痰涎壅盛,然必尺脉无神,或六脉虽数而浮软无力。是皆肾阴亏损,水不制火而然。火甚者,宜滋阴八味煎、加减一阴煎;火微者,宜六味地黄汤、一阴煎。若因思虑焦劳,兼动心火者,宜二阴煎。格阳喉痹,由于无根之火,客于咽喉而然,察其证,则上热下寒,全非火象。诊其六脉微弱,全无滑大之意,速用镇阴煎为上,八味地黄汤次之。喉癣者,凡阴虚劳损之人,多有此病。其证满喉生疮,红痛,久不能愈。此水亏虚火证也,宜用前阴虚喉痹之法治之。瘟毒喉痹,乃天行之气。其证咽痛、项肿,此湿热壅盛,最凶之候。宜清诸经之火,或泻阳明之热,当察缓急而治之。东垣普济消毒饮最妙。凡火壅于上,食物之类,最宜雪梨浆、绿豆饮,或萝卜汁和以清泉,少加元明粉,搅匀徐饮,既可消痰,亦可清火。(张景岳)

121.清-杂症要略-李菩-卷之三-乳蛾

一边有白泡肿痛,或红者,名单蛾;两边有者,名双蛾。

122.清-包氏喉证家宝-包三鏸-条目

喉痹,属热、属痰、属风。风多者,吹本医士碧玉散,痰多者,吹秋字药。不速治,则痹郁而兼热毒,致发乳蛾等证。治法去风痰,解热毒,开郁。

单乳蛾,……生于喉旁,或左或右,一日痛,二日红肿,三日有形如细白星,发寒热者凶,四日势定,大约四五日可愈。用青药五分,黄药一分,后青三黄二同吹。痰出尽后,再服煎剂微利之,大便去后当愈。

如至三日,看喉内但红肿无细白星,即为痈证。若三日后红退,但肿两旁左右,即为双乳蛾。然左属心右属肝,煎剂内左宜加黄连五分,制皂角七分,右宜加赤芍八分,柴胡六分,双蛾兼用。如大便不通,加枳壳一钱,元明粉七分。连珠蛾者,二白星上下相连,又云状如缠袋,用药照前。双乳蛾较单乳蛾重,连珠则尤重也。

1.东汉-华佗神方-华佗-卷十三华佗喉科神方-十三·华佗治实火喉蛾神方

山豆根、黄连、半夏、柴胡、甘草、桔梗、天花粉各二钱。

水煎服,二剂自愈。

2.东汉-华佗神方-华佗-卷十三华佗喉科神方-十四·华佗治虚火喉蛾神方

处方:熟地黄、玄参各一两,茯苓五钱,山药、山茱萸各四钱,白芥子三钱,肉桂二钱,北五味子一钱。水煎服。一剂而痛除肿消,二剂全愈。

3.唐-甄氏针灸经-甄权-针灸歌诀

(四二)乳蛾之症最难医,急用金针病可离,若还迟滞人难理,少商出血最相宜。

天突一穴,一名五户,在结喉一寸宛宛中,一云结喉下四寸,当两巨骨中间是穴,阴维、任脉之会。仰头取之,针入五分,可灸二七壮,泻之。又治缠喉风,并单双乳蛾,宜泻。

4.宋-杨氏家藏方-杨倓-卷第十一-咽喉方一十一道

夺命丹

治缠喉风、急喉痹,牙关紧急不能开者。重舌、木舌、单双肉蛾,并误吞竹木、鸡骨、鱼刺,并皆治之。

5.南宋-仁斋直指方论-杨士瀛-卷之二十一-咽喉

吹喉散:治咽喉肿痛,急慢喉闭,悬痈乳鹅,咽物不下。

6.元-瑞竹堂经验方-沙图穆苏-卷之十一-咽喉门

罗青散:治咽喉单双乳蛾。

蒲黄(五钱),罗青(三钱,研),盆硝(三钱,研),甘草(二钱,研。按:元本无研字)。

上为细末,每服一钱,冷蜜水调,细细咽之。吞不下,鸡翎蘸药喉内扫之立效。

粉香散:吹乳蛾即开。

白矾(三钱),巴豆(二粒,去皮),轻粉(少许),麝香(少许,研)。

上于铁器上飞白矾沸,入巴豆在上,矾枯,去巴豆不用,为细末,三味和合吹喉。

治喉风单双乳蛾:墙上土蜂窠(一个,碾极细)。

上先用猪叶,将患者舌用叶擦破,微令血出,将蜂窠土用醋调,用鹅毛蘸药于喉中捻之,令痰涎出为效,后用扁竹根擂碎,调冷水与病者,只服三口,利三行即愈,就用冷水漱口,立愈。

哑瘴咽喉乳蛾方:雄黄(五钱,研),郁金(五钱),白矾(二钱半,生用,研),胆矾(半钱,研)。

上为极细末,以竹筒吹入喉中,立能言语。

一捻金散:治乳蛾及风热上攻,咽喉肿痛。

真僵蚕(去丝嘴,三条,姜汁浸湿,炙黄色),防风(鼠尾者,去叉,二钱),明矾(三钱,研)。

上为极细末,用竹筒吹于喉内立愈。

7.元-扁鹊神应针灸玉龙经-王国瑞-一百二十穴玉龙歌

乳蛾之症更希奇,急用金针病可医。

8.元-扁鹊神应针灸玉龙经-王国瑞-磐石金直刺秘传

双乳蛾:少商、委中。

9.明-本草纲目(上)-李时珍-土部第七卷·土之一(凡六十一种)-土蜂窠(《拾遗》)

【主治】痈肿风头。(《别录》)小儿霍乱吐泻,炙研,乳汁服一钱。(《圣惠》)醋调涂肿毒,及蜘蛛咬。(藏器)醋调涂蜂虿毒。(宗奭)治丁肿乳蛾,妇人难产。(时珍)

咽喉乳蛾:土蜂窠一个,为末。先用楮叶擦破患者舌,令血出。以醋和末,用翎点之。令痰涎出为效。后用扁竹根擂水服数口,取利。(《瑞竹堂方》)

10.明-本草纲目(上)-李时珍-土部第七卷·土之一(凡六十一种)-梁上尘(《唐本草》)

喉痹乳蛾:乌龙尾、枯矾、猪牙皂荚以盐炒黄,等分,为末。或吹或点皆妙。(《孙氏集效方》)

11.明-本草纲目(上)-李时珍-石部第十一卷·金石之五(卤石类二十种,附录二十七种)-矾石(《本经》上品)

喉痹乳蛾:《济生》帐带散:用矾三钱,铁铫内熔化,入劈开巴豆三粒,煎干去豆,研矾用之,入喉立愈。甚者,以醋调灌之。亦名通关散。法制乌龙胆:用白矾末盛入猪胆中,风干研末。每吹一钱入喉,取涎出妙。

12.明-本草纲目(中)-李时珍-草部第十五卷·草之四(隰草类上五十三种)-天名精

〔发明〕〔时珍曰〕天名精,并根苗而言也。地菘、坠松,皆言其苗叶也。鹤虱,言其子也。其功大抵只是吐痰止血杀虫解毒,故擂汁服之能止痰疟,漱之止牙疼,挼之傅蛇咬,亦治猪瘟病也。按孙天仁《集效方》云:凡男妇乳蛾喉咙肿痛,及小儿急慢惊风牙关紧急不省人事者。以鹤虱草,一名皱面草,一名母猪芥,一名杜牛膝,取根洗净捣烂,入好酒绞汁灌之,良久即苏。仍以渣傅项下,或醋调搽亦妙。朱端章《集验方》云:余被檄任淮西幕府时,牙疼大作。一刀镊人以草药一捻,汤泡少时,以手蘸汤揾痛处即定。因求其方,用之治人多效,乃皱面地菘草也,俗人讹为地葱。沈存中《笔谈》专辩地菘,其子名鹤虱,正此物也。钱季诚方:用鹤虱一枚,擢置齿中。高监方:以鹤虱煎米醋漱口,或用防风、鹤虱煎水噙漱,仍研草塞痛处,皆有效也。

13.明-本草纲目(中)-李时珍-草部第十六卷·草之五(隰草类下七十三种)-牛膝

喉痹乳蛾:新鲜牛膝根一握,艾叶七片,捣和人乳,取汁灌入鼻内。须臾痰涎从口鼻出,即愈。无艾亦可。一方:牛膝捣汁,和陈酢灌之。

14.明-本草纲目(中)-李时珍-草部第十六卷·草之五(隰草类下七十三种)-车前

喉痹乳蛾:蛤蟆衣、凤尾草擂烂,入霜梅肉、煮酒各少许,再研绞汁,以鹅翎刷患处,随手吐痰,即消也。(赵潜《养疴漫笔》)

15.明-本草纲目(中)-李时珍-草部第十八卷·草之七(蔓草类七十三种，附一十九种)-忍冬(《别录》上品)

喉痹乳蛾:方同上。

16.明-本草纲目(下)-李时珍-果部第二十九卷·果之一(五果类一十一种)-梅

喉痹乳蛾:冰梅丸:用青梅二十枚,盐十二两,淹五日,取梅汁,入明矾三两,桔梗、白芷、防风各二两,猪牙皂角三十条,俱为细末,拌汁和梅入瓶收之。每用一枚,噙咽津液。凡中风痰厥,牙关不开,用此擦之尤佳。《总录》:用白梅包生矾末作丸含咽,或纳吞之。

17.明-本草纲目(下)-李时珍-虫部第三十九卷·虫之一(卵生类上二十三种)-雀瓮(《本经》下品)

乳蛾喉痹:用天浆子(即红姑娘),徐徐嚼咽。

18.明-本草纲目(下)-李时珍-虫部第四十卷·虫之二(卵生类下二十二种)-壁钱

喉痹乳蛾:已死者复活。用墙上壁钱七个,内要活蛛二枚,捻作一处,以白矾七分一块化开,以壁钱惹矾烧存性,出火毒为末。竹管吹入,立时就好。忌热肉、硬物。

19.明-本草纲目(下)-李时珍-虫部第四十二卷·虫之四(湿生类二十三种,附录七种)-蟾蜍

喉痹乳蛾:等证。用癞蛤蟆眉酥,和草乌尖末、猪牙皂角末等分,丸小豆大。每研一丸,点患处,神效。(《活人心统》)

20.明-本草纲目(下)-李时珍-鳞部第四十四卷·鳞之三(鱼类三十一种)-青鱼

乳蛾喉痹:青鱼胆含咽。一方:用汁灌鼻中,取吐。万氏:用胆矾盛青鱼胆中,阴干。每用少许,吹喉取吐。一方:用朴消代胆矾。赤目障翳:青鱼胆频频点之。一方:加黄连、海螵蛸末等分。龚氏《易简》:用黄连切片,井水熬浓,去滓待成膏,入大青鱼胆汁和就,入片脑少许,瓶收密封。每日点之,甚妙。一切障翳:鱼胆丸:用青鱼胆、鲤鱼胆、青羊胆,牛胆各半两,熊胆二钱半,麝香少许,石决明一两,为末,糊丸梧子大。每空心茶下十丸。(《龙木论》)

21.明-本草纲目(下)-李时珍-禽部第四十八卷·禽之二(原禽类二十三种)-鸡

【主治】泄痢。(《本经》)小便频遗,除热止烦。(《别录》)止泄精并尿血,崩中带下,肠风泻血。(《日华》)治小儿食疟,疗大人淋漓反胃,消酒积,主喉闭乳蛾,一切口疮,牙疳诸疮。(时珍)

喉闭乳蛾:鸡肫黄皮勿洗,阴干烧末,用竹管吹之即破,愈。(《青囊》)

22.明-本草纲目(下)-李时珍-禽部第四十八卷·禽之二(原禽类二十三种)-雀

喉痹乳蛾:白丁香二十个,以沙糖和作三丸。每以一丸绵裹含咽,即时遂愈。甚者不过二丸,极有奇效。(《普济方》)

23.明-本草汇言-倪朱谟-本草汇言卷之四-草部(隰草类下)

集方:《易简方》:治跌打闪肭,折伤节骨。用牛膝、当归尾各八两,水煎,频频饮。可止痛消肿,续折。范弘远方:治喉痹乳蛾。用鲜牛膝根一握,艾叶七片,捣和人乳汁,灌入鼻内,须臾痰涎从口鼻出,即愈。

楼渠泉集:主金疮出血不止,小便不通,尿血血淋,热痢脓血,乳蛾喉闭等证。甘寒,能散能利能清之药也。

24.明-本草汇言-倪朱谟-本草汇言卷之五-草部(毒草类)

方龙潭先生曰:凡蕴热之证,藏府坚涩,直肠火燥而大便结;痈肿初发,毒热炽盛而大便结;肥甘过度,胃火盛而大便结;纵饮太甚,脾火盛而大便结,必用苦寒,以大黄可也。至若跌扑损伤血有所瘀,闭而不行,用桃仁、红花之剂,必加酒炒大黄。又有阳明胃火,痰涎壅盛,喉闭乳蛾,腮颊肿痛,及连口齿,用清痰降火之剂,必加姜制大黄。

集方:《方脉正宗》:治阳明胃火,痰涎壅盛,及喉闭乳蛾,或腮颊肿痛,或齿牙攻痛。用大黄三钱姜水制,硼砂二钱,山豆根、川贝母各五钱。或煎汤服,或作散服。

25.明-本草汇言-倪朱谟-本草汇言卷之七-草部(水草类)

石菖蒲:能通心气,开肾气,温肺气,达肝气,快脾气,通透五藏六府,十二经、十五络之药也。故《本草》主:《本经》:咳逆上气(肺)。日华:人事昏迷(心)。东垣:两腰沉滞(肾)。时珍:恚怒气逆(肝)。韩保升:肚腹饱胀,水土不和(脾)等证。又治一切风疾,如手足顽痹。别录:瘫痪不遂,服之即健;一切时行瘟疫,如瘴疟毒痢。丹溪:噤口不食,服之即安。一切气闭,如音声不清。本经:耳窍不利。时珍:并喉胀乳蛾,服之即通。大抵此剂,辛则上升,而苦则下降;香则通窍,而温则流行。可以散风,可以温寒,可以去湿,可以行水,可以和血也。如农皇言:补五藏、通九窍、延年益智者,单指岩栖修炼之士,辟谷服饵之用,以其助发阳气,辟除阴岚,兼可参合养性诸药,如人参、黄精、玉竹、地黄、天麦二冬之属,资其倡导,臻乎太和,故亦为仙经要药。至于世俗之人,五欲炽然,六淫叠至,讵可穷年卒岁,久服偏燥之物乎?故阴虚火炎,吐血咳嗽之人,切勿与也。

26.明-本草汇言-倪朱谟-本草汇言卷之十二-金石类

集方:《广笔记》:治乳蛾肿胀。用雄黄一钱五分,胆矾、明矾各一钱,芒硝二钱。俱研极细,和匀吹入喉中。又方:用雄黄二分,火硝一钱五分,硼砂五分,冰片三厘,共研细末。用芦管抄药一二匙,吹喉间,即吐痰涎,愈。

27.明-本草汇言-倪朱谟-本草汇言卷之十三-石部(卤石类)

玄明粉:开结润燥。日华子:通利大肠之药也。方氏龙潭曰:此药治一切火热为病,凡心热烦躁,谵语狂言,肠热结燥,宿垢积滞,痰热壅塞,关隔不清,目热昏涩,肿赤痒痛,胃热牙疼,齿根浮胀,及喉痹乳蛾,胀闭不通等证,此咸寒之物,润燥而奥坚,通闭滑滞,一切热毒悉能治之。凡三焦肠胃实火积滞者,服之速效。若脾胃虚寒及阴虚血虚,虚火妄动者,切禁用之。

集方:《圣惠方》:治喉痹喉痈乳蛾。用白明矾三钱,铁杓内溶化,入劈开巴豆三粒,熬干,去豆取矾研极细,吹入喉中,立愈。甚者以矾末五分,以米醋调,噙喉间,少顷,吐涎愈。

28.明-本草蒙筌-陈嘉谟-卷之八石部-石胆(即翠胆矾)

味酸、苦、辛,气寒。无毒。真者出蒲州虞乡,(属山西。)成块如鸡卵圆大。颜色青碧,不忝琉璃。击之纵横,解皆成叠。有铜坑内方有,亦可采煎炼成。(虽可煎炼,不胜自生者,尤珍贵。)今市多以醋揉青矾假充,不可不细认尔。须研细末,才入医方。畏辛夷、白薇,及芫花、菌桂。水英为使。化铁成铜。(亦成金银)治鼠瘘恶疮并喉鹅毒,疗崩中下血及阴蚀疼。吐风痰除痫,杀虫(匿/虫)坚齿。

29.明-本草原始-李中立-卷之十禽部-鸡

【主治】泄痢,小便频遗,除热止烦。止泄精并尿血,崩中带下,肠风泻血。治小儿食疟,疗大人淋浊,反胃,消酒积,主喉闭,乳蛾,一切口疮、牙疳,诸疮。

30.明-本草原始-李中立-卷之十一虫鱼部-蟾蜍

《活人心统》:治喉痹、乳蛾,用癞虾蟆眉酥,和草乌尖末,猪牙皂角末等分,丸小豆大,每研一丸,点患处,神效。

31.明-本草正-张景岳-本草正下-果部

乌梅二一七味酸涩,性温平。下气,除烦热,止消渴吐逆,反胃霍乱,治虚劳骨蒸,解酒毒,敛肺痛肺痿,咳嗽喘急,消痈疽疮毒,喉痹乳蛾,涩肠止冷热泻痢,便血尿血,崩淋带浊,遗精梦泄,杀虫伏蛔,解虫、鱼、马汗、硫黄毒。和紫苏煎汤,解伤寒时气瘴疟,大能作汗。取肉烧存性,研末,敷金疮恶疮,去腐肉弩肉死肌,一夜立尽,亦奇方也。

32.明-本草纂要-方谷-卷之二草部下-玄参

味苦、咸,气微寒,无毒。足少阴经君药。主清上焦之气,肃清而不浊,故治咽痛喉哑,或腮肿喉痹,或舌强乳蛾,或头重有痰,或咽膈不利,或阴虚火盛而咳嗽无痰,或肾虚骨蒸而劳热潮热,是皆有余不足之症,皆可治也。秘用之法:有余之症以芩、连配之;不足之症以参、苓配之;上焦之火以知、贝配之。大抵玄参之剂,性虽轻清而体质甚浊,清则上升,而浊则下降,所以治火有清上降下之神效也。吾见造香之家合香料以玄参为君,其香最美,盖由玄参有管领诸气上行之妙,清而不浊,既结氤氲暧暧之气,聚而不散,反流香于下,肃清于人,宁不谓澄清上焦之气而降上膈之火乎?意有取焉尔。

33.明-本草纂要-方谷-卷之九金石部-白矾石

味酸、涩,气寒,有小毒,炼过无毒。主敛肿毒,化痰涎,清咽膈,开喉闭,散疽疖,除疥癣,去息肉,止泄泻,清烦热,疗风痰,杀虫毒,敷脚疮,为疮家之要药也。大抵此剂,治疮之功甚多而治痰之功亦美,且如痰涎壅盛,牙关紧急,或喉痹乳蛾,或腮颊舌肿,乃为至急之症,用白矾与醋灌漱,则痰涎涌来,其病时痊者也。又蜡矾丸治疮毒之症,在初发时,如用之使毒不起,此药气寒有解毒消化如水;若是疮家长肉之际,如用之使疮易平,此药酸涩有收敛生肌之妙。噫!白矾之剂收敛神效,若染色之家用此非惟美色而鲜润,抑且浸渍而不骤也,何况人身气血之分有不若此乎?

34.明-本草纂要-方谷-卷之一草部上-大黄

味苦,气大寒,味极厚,阴中之阴,降也,无毒。入足阳明经、手阳明经,能荡涤肠胃,通利秘结。故其用法如蕴热之症,大便燥而不行,必用沉寒之剂,非此不能疏也;痈肿初发,肌欲溃而成脓,必须苦寒之药,非此不能散也。凡气实之人,气常有余,或因怒激气闭于中,或因郁结聚而不散,致令中气阿而大便结,与之枳、桔、二陈之剂,少加酒蒸大黄,妙不可述;又有好饮之人,酒常太甚,其脉大而

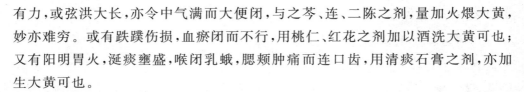

有力,或弦洪大长,亦令中气满而大便闭,与之芩、连、二陈之剂,量加火煨大黄,妙亦难穷。或有跌蹼伤损,血瘀闭而不行,用桃仁、红花之剂加以酒洗大黄可也;又有阳明胃火,涎痰壅盛,喉闭乳蛾,腮颊肿痛而连口齿,用清痰石膏之剂,亦加生大黄可也。

35.明-本草纂要-方谷-卷之一草部上-天花粉

味苦,气寒,味厚于气,阴也,无毒。入手太阳小肠,足太阴、阳明经之药也。故肺火盛而咽喉蛾痹,脾火盛而舌口齿肿,或里热盛而气血不清,或郁烦扰而闷乱不安,或津液结而口舌干燥,或痰火壅盛而咳嗽不宁,或痈肿已溃未溃而热毒不散,或虚热虚火而咽干不利,是皆郁结之所致也,惟此剂开郁破结并能治之。

36.明-本草纂要-方谷-卷之四木部下-龙脑膏香

即冰片也,味大辛,气温,阳也,无毒。主关格壅塞,热闭不通,痰涎壅盛,惊痫风热,目赤肿胀,翳膜昏涩,乳蛾喉闭,舌肿破烂,此皆积热之症,惟膏香可以散之。吾观诸香之剂皆属于热,而龙脑膏香有属于寒。世概以为寒凉而治下疳、喉闭、目疾等症,殊不知气闭生热而有此疾。今用辛散之剂,因其从治之法,否则人身阳易动,阴易亏,乌可骤与大辛香之药乎?

37.明-滇南本草-兰茂-第一卷-土黄连

土黄连,一名石妹刺。味苦,性大寒。泻小肠经实火、胃中实热。

利小便、止热淋痛、牙根肿痛、咽喉疼痛、小儿乳蛾、乍腮。

(单方)土黄连为末,泡人乳,点暴赤火眼肿胀疼痛,效。

38.明-滇南本草-兰茂-第一卷-瓦松

瓦松又名佛指甲。味甘、微辛、性微寒。治咽喉肿痛,消乳蛾。行经络,风寒湿痹筋骨酸痛。洗疮湿热毒。

(附方)治咽喉肿、乳蛾疼痛。

新鲜瓦松,不拘多少,捣烂,加清水搅浊后,澄清,去渣不用。能用酒者,点酒服;不饮酒者,点醋服。

瓦松,入足少阴。咽疼喉疼,单双乳蛾。采根入足阴,治筋骨疼,风湿可散。采捣敷囟门,止鼻衄不止,包打伤亦良。

39.明-滇南本草-兰茂-第一卷-金丝桃

苦连翘,味苦,性寒。除六经实热,泻火,发散诸风热,咽喉疼痛,内、外乳蛾肿红,小儿怍腮,风火虫牙肿痛,清热明目。

40.明-滇南本草-兰茂-第一卷-老虎刺尖

老虎刺尖,味苦,性寒。治咽喉肿痛、乳蛾。捣汁点水酒或同白酒汁服。

41.明-滇南本草-兰茂-第一卷-小一支箭

小一支箭,一名白头翁。味苦,性温。攻散疮毒,治小儿头秃疮,消散瘰疬结核,利小便,止尿血,止大、小肠下血,利热毒,止膀胱偏坠气痛,疗乳蛾、疳腮红肿。

(奇方)治小儿肺胃火热、乳蛾、疳腮红肿疼痛,发热头痛。

小一支箭(二钱),连翘(二钱),赤芍(一钱)。引点水酒服。

42.明-滇南本草-兰茂-第二卷-虎掌草

虎掌草,味苦、辣,性寒。有小毒。行经络,攻热毒,攻胃中痰毒,胃有痰毒,饮食呕吐。消疽疖诸疮红肿,血风疥癞癣疮。治瘰疬核疮、结核、痰核、气瘰、或有溃烂,痰入经络,红肿疼痛,走注痰火症,外乳蛾疳腮肿疼,内乳蛾咽喉肿疼,牙根肿疼。

43.明-滇南本草-兰茂-第二卷-升麻

升麻,味苦、平,性寒。升也,阴中之阳也。引诸药游行四经,发表伤寒无汗,发表小儿痘疹要药。解诸毒疮疽,止阳明齿痛,祛诸风热。

(补注)升麻汤,治小儿痘、瘀疹不明,发热头痛,伤风咳嗽,乳蛾疳腮。

44.明-滇南本草-兰茂-第二卷-白牛膝

白牛膝,一名太极草,一名狗辱子,一名狗褥子,又名狗夺子。味苦、酸,性温。补肝,行血,破瘀块,凉血热。治月经闭涩,腹痛,产后发热,虚烧蓐劳,室女逆经,衄呕吐血,红崩白带,尿急淋沥,寒湿气盛,筋骨疼痛,强筋舒筋,攻疮痈热毒红肿,疳腮乳蛾,男子血淋,赤白便浊,妇人赤白带下。但坠胎,孕妇忌服,水酒为使。

45.明-滇南本草-兰茂-第二卷-土牛膝

又方:治乳蛾、疳腮,牙根,咽喉肿痛,汤水难下,以及喉闭、喉风等症。

46.明-滇南本草-兰茂-第二卷-丝瓜丝瓜花

又方:治小儿痘压后,余毒未尽,发出痘毒,硬节红肿,或乳蛾、疳腮,或瘀疹毒热,痰喘咳嗽,吃之,有脓出头,无脓消散。

47.明-滇南本草-兰茂-第二卷-芸香草

芸香草,一名挖耳草、一名毛叶芸香草,又名毛叶草。味苦、微辛,性寒。阴中阳也,可升可降。泻诸经实热客热,解肌表风寒,清咽喉热毒肿痛、风火牙痛、乳蛾、疟腮、排脓溃散、伤风头痛、虚劳骨蒸、小儿惊风发搐,角弓反张。

又方:治小儿外乳蛾、疟腮红肿疼痛热咳。

48.明-滇南本草-兰茂-第二卷-荆芥穗

荆芥汤:治咽喉红肿,乳蛾疼痛,饮食不下,发热,口吐痰涎,头痛。

49.明-滇南本草-兰茂-第二卷-射干

射干又名乌扇。味苦、辛,性微寒。有小毒。治咽喉肿痛,咽闭喉风,乳蛾、疟腮红肿,牙根肿烂;疗咽喉热毒,攻散疮痛,一切热毒等症。

又附吹喉散,治乳蛾、疟腮、咽喉疼痛,喉风痰寒等症,立效。

50.明-滇南本草-兰茂-第三卷-倮罗芸香草

倮罗芸香草,味微苦,性微寒。在表症,清六经实火,解表邪,发汗甚速。消乳蛾、疟腮硬肿,攻疮疡红肿,清散出头,有脓者溃破,无脓者红肿退散;并退男妇劳热。

51.明-分部本草妙用-顾逢伯-卷之五-肾部

主治:寒热积聚;清上焦火,治咽喉腮肿、舌强、乳蛾;补肾明目,阴虚痰嗽,骨蒸潮热;伤寒汗后,身热狂邪,下水止渴;滋阴降火,解斑毒,治游风结核。

52.明-雷公炮制药性解-李中梓-卷五-木部(五十七种)

冰片,味辛、苦,性温,无毒,入肺、肝二经。主心腹邪气积聚,喉闭乳蛾,舌肿痔疮,通九窍,消风气,明耳目,杀诸虫,解蛊毒。又主小儿惊痫,大人痰迷。

53.明-仁寿堂药镜-郑二阳-卷之一-金石部

稀涎散:同皂荚研末些须,吐风痰通窍如神。蜡矾丸,和蜜蜡丸吞,平痈肿,护膜要剂。风痛久服,其涎从小便中出。用生矾、细茶,等分为末,蜜丸桐子大,每服三十九丸,茶清送下。痀喘,用枯矾末一匙,临卧滚白汤调下,三四次愈。鼻中瘜肉,臭不可近,痛不可摇,枯矾和硇砂少许,吹之,化水而消。口疮,生矾二钱,硼砂一钱,为末,蜜调,敷患处。中风痰厥,不省人事,用生矾末二三钱,生姜汁调,灌服。满颈生小瘰子,用生矾、地肤子,煎水洗数次即去。杨梅疮初起,用生矾末擦手足心。脑漏流脓涕,用枯矾、血余灰等分,为末,青鱼胆拌成饼,阴干研细,吹鼻中。小儿牙疳,用生矾装五倍子内,烧过为末,擦上。咽喉肿痛,水浆不入,死在须臾,或乳鹅斗喉,用枯矾、白僵蚕、雄黄、硼砂等分,为末吹之,立已。

54.明-神农本草经疏-缪希雍-卷之五-玉石部下品

孙氏《集效方》喉痹、乳蛾:乌龙尾、枯矾、猪牙皂荚以盐炒黄,等分为末。或吹或点皆妙。一法:用灯心以盐中苦卤浸过,入鸡子壳中,煅存性,取出研细,加龙脑香一二分,研匀,明矾末五分,同梁上倒挂尘五分,青鱼胆调,点入喉,治喉痹咽痛有效。

55.明-神农本草经疏-缪希雍-卷之十一-草部下品之下

灯心草以碱卤浸透,入鸡子壳中封固,煅存性,研细,加梁上倒挂尘,及青鱼胆、明矾、铜青,点咽喉生乳蛾,有神效。

56.明-神农本草经疏-缪希雍-卷之十九-禽部三品

《普济方》喉痹乳蛾:白丁香二十个,以沙糖和作三丸。每以一丸,绵裹含咽,即时遂愈。甚者不过二丸,极有奇效。

57.明-神农本草经疏-缪希雍-卷之二十一-虫鱼部中品

《万氏家抄》乳蛾喉痹:用胆矾盛青鱼胆中,阴干。每用少许,吹喉取吐。

58.明-药镜-蒋仪-卷四-寒部

天名精(二十六)

辛能散结,且去湿焉;寒能除热,兼凉血焉。瘀红顿解,便水旋通。止烦渴也胸次开,揩瘾疹也瘙痒止。消痔疮推为圣药,平喉蛾信有神功。

59.明-药性要略大全-郑宁-卷之十-虫豸禽兽部

青鱼胆:苦,寒,无毒。连胆汁入白矾浸埋,阴干,治喉蛾痹结。

60.明-保婴撮要-薛己-卷十三-喉痹(附五脏虚赢传变喉间内溃,或鼻中垂出息肉,或鼻外患疮)

牛蒡子汤:治风热上壅,咽喉肿痛,或生乳蛾。

61.明-慈幼新书-程云鹏-卷二-杂症

牛蒡子汤:治风热上壅,咽喉肿痛,或生乳鹅。

62.明-万氏秘传片玉心书-万全-卷之五-咽喉门

如患单双蛾症,治者不可胡行,可针之症要用针,不当针时要禁。只用熏渗等药,退后依次施行,蟾酥锭子点疮疔,疮毒自消可幸。

63.明-小儿诸证补遗-张昶-二十八、小儿外治诸效方

小儿乳蛾喉痹咽痛等症,蒲黄二钱、青黛一钱、飞白矾五分、鸡内金五分,末

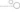

之,竹筒吹喉中,二次即消。

64.明-幼科金针-秦昌遇-卷下-乳蛾第八十五

小儿咽症看尤难,乳蛾发出有双单,利隔清咽真妙法,须防气促及生痰。

咽喉为一身之要道,实心肺肝肾呼吸之门户,害人迅速。小儿患此非蛾即痹,二症咸因风热实邪不散,热则生痰,痰火并举而得也。小儿喉痛何以知之?但吮乳即哭,其病即在喉也。取箸压其舌,察其喉蛾,发于关外,或右或左俱有者,突如蛾腹,故得其名。关内热伤为痹。治乳蛾,儿大者,以针微刺出血,吹冰硼散,服清咽利隔汤,慎勿误蒂丁,使小儿立毙;如儿幼,不必刺血。有大人甚者,水谷难入,将土牛膝根打汁饮之。

清咽利隔汤

前胡、防风、荆芥、连翘、大力子、山豆根、元参、山栀、桔梗、甘草。

加灯心。

65.明-幼科金针-秦昌遇-附录-幼科金针方药总目

乳鹅:清咽利隔汤、冰硼散。

66.明-幼科医验-秦昌遇-卷下-乳蛾口疳

用鹅羽搅之,吐出痰涎碗许,用龙胆草为末,吹入而愈。

67.明-幼科证治准绳-王肯堂-集之二肝脏部-咽喉

大法,先洗去口中舌上白胎,其次扫去风涎,如是单、双肉蛾,可针则针,有不可针者,则用熏掺药,退后,方依次用服药。如是木舌,服药之外,仍用掺药。疰腮则用涂药,轻者但服药而自退,不须用针及药,点其疮而自消也。

68.明-原幼心法-彭用光-下卷-六、咽喉齿舌门

咽喉证

大法先洗口中舌上白苔,其次扫去风涎,如此单只肉蛾,可针则针;有不可针者,则用熏掺药,退后方依次用药。轻者,服药而自退,不须用针及药点,其疮自消也。缠喉风者,乃心胸搐热,生风积聚,风痰而作也。若鼻青黑塞嚏,头低,痰如胶色,不可治。(彭用光每用针患处,青鱼胆吹上,即全安。)

69.明-疹科纂要-马之骐-麻疹效方(内方名虽重,而药则异,用者详症用之)

绵茧散(方见痘书)治因痘疹,身体肢节生疳蚀疮,脓水不绝,及大人小儿乳鹅等症,用竹筒载药吹之。

70.明-传信尤易方-曹金-传信尤易方卷之四-咽喉门

治喉痹双乳蛾,取壁上蜘蛛白窝,患者脑后拔发一根定缠蛛窝,以银簪挑灯上烧之,存性研末,吹傅患处,即消。

治喉痹并乳蛾,用车前草、凤尾草捣烂,以盐霜、梅煮酒各少许。再和擂,以绢绞去渣,以鸡翎蘸汁扫患处,痰涎随出即消。

治喉闭乳蛾将危者,真胆矾二钱,真片脑二分,研末,吹入喉即苏,其效如神。(《医经大旨》)

治喉痹、乳蛾疼痛,米谷难下,胆矾、白矾、蓬砂等分为末,每用一字,用苇筒吹入喉中,须臾吐涎,其痛立止。重者不过三次,大愈。

71.明-传信尤易方-曹金-传信尤易方卷之八-小儿诸症门

治大小儿乳蛾,咽喉肿痛,或急慢惊风,牙关紧急,不知人事,摇动不省。取鹤虱草,一名皱面母,一名母猪芥,一名杜牛膝,采取根净洗,捣烂,以好酒一盏入药浸,去渣,灌入口内,良久即苏。

72.明-尰后方-喻政-论凉主病

金银花酒:治一切痈疽发背,疗疮乳痈便毒及喉闭乳蛾等症。

73.明-活人心法(朱权著)-朱权-下卷-玉笈二十六方

治咽喉闭塞肿痛,并双单乳蛾,大有神效。用好鸭嘴胆矾盛于青鱼胆内,阴干为末,吹入喉中,立效。

74.明-急救良方-张时彻-卷之一-咽喉第八

又方:治双乳蛾,用皂荚二片,杂草烧镬锈(即百草霜)一钱,为末,冷水调,加清油数点灌下,或用灯草烧灰敷上。

75.明-简易普济良方-彭用光-附痈疽神妙灸经

愚按:《针灸经》云少商二穴在手大指端内侧去爪甲角如韭叶。又云:以三棱针刺,微出血,泄诸脏热凑。不宜灸。常用此穴治前证,及悬痈、乳蛾、喉毒、喉风、咽喉肿闭等症,及頦颔忽肿大,喉中闭塞,水粒不下,针之立愈。若有瘀血或脓作胀,更须针患处,其功甚速。虽暴死,气未绝,针之亦活。

76.明-救急疗贫易简奇方-欧阳值-摘要通用施济妙方

乳鹅,枯矾、白僵蚕炒,等分为末,吹之立愈。

方不能尽录,取其可通用妙法,施济于人耳。

77.明-救急易方-赵季敷-内外门-三十一缠喉风

又方:治双乳蛾,用皂荚二片杂草烧,镬锈(即百草霜)一钱为末,冷水调,加清油数点灌下,或用灯草烧灰付上。

78.明-李氏家藏奇验秘方-匏庵延道人-内科-伤寒门

神应解散奇效丹(治伤寒、瘟疫、痘疹,初见无名肿毒,卒感心疼,冷气喉闭、乳蛾、疟疾、时行赤眼,内外吹乳。用银簪蘸香油,粘药点大眼角,男先左女先右,合目蜷腿,盖被侧卧,出汗后吃清米汤稀粥,忌面食、生冷、荤腥、气恼、劳碌、房事。如瘟疫日久不汗,此药先吹鼻,次点眼,盖被覆卧半住香即汗,用陈米汤调养一日后,方服稀粥,二三日全愈。施人甚效,有立见出汗而愈者)

79.明-寿世仙丹-龚居中-内科经验良方·卷四-咽喉

一方治急喉风,乳蛾闭塞。用鲜土牛膝根一撮,新艾叶七片捣碎,加人乳和,再捣取汁。病者仰卧,将汁灌入鼻内,须臾痰涎即从口鼻出,愈。

一方治咽喉肿痛乳蛾。用胆矾末五分,淡醋半盏调服,即吐痰而安。

80.明-卫生易简方-胡濙-卷之六-咽喉

治喉痹斗喉单双乳蛾紧者用白僵蚕、天南星去皮等分,生为末。每服一字,生姜汁调下;若牙关紧灌之,以涎出后,用大姜一块略炙含之;小可患敷于喉上自消散。

治咽喉单双乳蛾用蒲黄五钱罗,青盆硝各三钱,甘草二钱,为末。每服一钱,冷蜜水调,细细咽之。吞不下,鸡翎蘸药,喉内扫之立效。

又方:用白矾三钱,巴豆二粒去皮,轻粉、麝香研各少许,于铁器上飞白矾沸,入巴豆在上,枯矾去巴豆不用,为末。三味和合吹喉,乳蛾即开。

又方:用墙上土蜂巢一个,研极细。先用楮叶将患者舌擦破,微令血出,将蜂巢土醋调,以鹅毛蘸药,于喉中燃之,令痰涎出为效。后用扁竹根擂碎,调冷水与病者,只服三口,利行即愈,就用冷水漱口立效。

治急喉风:用灯草一大握除去两头,以新瓦二个相合,置灯草于内,以火烧成灰;再将盐一匙就瓦上炒存性,二物和合。用苇筒一个,以药一捻吹于喉中,涎出为效,吹两三次立愈。

治哑瘴咽喉,乳蛾:用雄黄研、郁金各五钱,白矾二钱半生研,胆矾半钱,共为细末。以竹筒吹入喉中,立能言语。

治乳蛾、风热上攻咽喉肿痛:用僵蚕去丝嘴三条,姜汁浸湿炙黄,防风鼠尾者去皮二钱,明矾三钱研,共为末。用竹筒吹于喉中立愈。

治双乳蛾用牛膝、山豆根水研汁,吹鼻中,及用酒调服。

81.明-文堂集验方-罗浮山人-卷三-咽喉(附:骨哽)

〔喉闭〕饮食不通,危急欲绝者。紫金锭(即太乙丹。须真药料者佳),薄荷汤磨服五分,缓缓灌下,喉间即通。重者两服,屡验神效。巴豆取油,涂竹纸上合满,作纸燃点灯,旋吹灭之。令患者张口,以纸燃烟薰刺喉间,吐出紫血即通。凡肿痛喉闭,初起用络石一味,水煎,服下即效。或用牙皂荚(去皮筋),白矾、黄连(各等分)。新瓦上焙干为极细末,(出火毒。)芦管吹入少许即愈。凡喉闭至急,仓卒无药,急将患者两臂,以手勒数十次,取扎发绳扎大拇指如放痧法,以针刺指背离指甲一分许,紫血滴下即解。(乳蛾同治。)

82.明-袖珍方-李恒-卷之三忠-咽喉

治咽喉肿痛,急慢喉闭,悬痈乳蛾,咽物不下。

夺命丹(秘方)

治喉一切肿毒、木舌、双乳蛾、喉痹等证。

83.明-悬袖便方-张延登-卷之四-第二十三杂治门

专治伤寒瘟疫,痘疹初觉,无名肿毒,卒感心痛,冷气喉闭,乳蛾,疟痢,时行赤眼,内外吹乳等症。

84.明-医便-王三才-卷三-秋月诸症治例(附)

青龙胆(附)治咽喉闭塞肿痛,并单双乳蛾,大有神效。用青鱼胆不拘数以好鸭嘴胆矾逐个装满,阴干为末,净用三钱,黑牛胆一个,以白硼砂装入,阴干为末,净用二钱,山豆根末一钱,上三味和匀,加冰片三分,点至蛾上,或吹入,神效。此二方俱试效过。

85.明-医便-王三才-卷三-冬月诸症治例

忍冬花酒(即金银花也。附)治一切痈疽,发背疔疮,乳痈便毒,喉闭乳蛾等症,不问已溃未溃,用金银花连茎叶捣烂取汁半钟,和热酒半钟热服,甚者不过三五服即愈。如无鲜者,用干的一二两,水一钟,煎半钟,冲上热酒半钟和服。此二方其药易得,其功甚大,山乡僻邑,无医之处,尤宜知此法,以备不虞。

86.明-医方便览-殷之屏-卷之三-咽喉六十(附失音)

牛蒡子汤:治咽喉肿痛,乳蛾。

牛蒡子(二钱,炒研)、玄参、升麻、桔梗、犀角、黄芩、木通、甘草(各一钱)
水煎,徐徐呷服。

清咽利膈汤:治咽喉肿痛,痰壅乳蛾。

碧雪散:吹喉痹乳蛾,搽牙疳并木舌、重舌、悬痈。口舌诸疮神效。

焰硝(一两),硼砂、蒲黄、青黛、枯矾(各七钱),胡黄连、胆矾、雄黄(各五钱)。加片脑尤妙。上细末,吹搽患处,张口流涎数次,立愈。若吹入喉中,咽下无妨。

神人吹喉散:治喉痹、缠喉风、乳蛾等症。

青龙胆:治咽喉肿痛、乳蛾,神效。

87.明-医方集略-郭鉴-卷之五-咽喉门(附论、附喉痹、失音)

青龙胆:治咽喉闭塞肿痛,并双单乳蛾,大有神效。

88.明-医家必用-孙应奎-鸡内金散

治喉闭乳鹅。

腊月鸡胗皮(净,阴干,研细一钱),绿豆粉(二钱)。

上二味共研细末,用生蜜和为三丸,噙化神效。

89.明-证治准绳·类方-王肯堂-第八册-咽喉

乳蛾

罗青散(《瑞竹》)治单双乳蛾。

蒲黄(五钱),罗青、盆硝(研。各三钱),甘草(二钱)。

上为细末,每服一钱,冷蜜水调,细细咽之;吞不下,鸡翎蘸药,喉内扫之,立效。

粉香散:吹乳蛾即开。

90.明-种杏仙方-龚廷贤-卷二-咽喉

喉痹一名为乳蛾,多因酒色七情过。

一方:治咽喉肿痛,喉痹乳蛾。用胆矾五分为末;淡醋半盏调服,即吐痰而愈。

一方:治喉痹,乳蛾肿痛,生疮溃烂,水浆不入,死在须臾。用巴豆肉、辽细辛等分,研末,用纸卷药在中,两头捻紧,从中剪断,塞入两鼻中,一时头顶冰凉,咽喉即开。

91.明-种杏仙方-龚廷贤-附:经验秘方

眼花同内瘴,疝气与口酸。喉闭并乳蛾,肿痛与胃翻。

92.明-众妙仙方-冯时可-卷之一-咽喉门

治急喉风乳蛾闭塞。用新鲜牛膝根一撮、艾叶七片,捣碎,人乳和再捣取汁。

令患者仰卧,将汁灌入鼻内,须臾痰涎即从口鼻出而愈。

93.明-众妙仙方-冯时可-卷之四-补遗门

治喉生乳鹅。用薄绵纸卷,中间约径二分,两头直通,长一尺。其头攒香油点火吹灭,含于好人口中,使火烟充入喉内。如此用卷七个,烧含七次,其疮成脓者即溃,未成脓者即消,其效如神。

94.明-重刻万氏家传济世良方-万表辑,万邦孚增-卷之三-喉痹

青龙胆

治咽喉闭塞肿痛并单双乳蛾,大有神效。

95.明-考证病源-刘全德-十、考证病源七十四种

喉痹者,乃咽喉闭塞不通也。曰乳蛾、曰缠喉风。……脉伏而微者,不治。清热:黄连、灯心、薄荷叶、玄参、豆根、荆芥穗;解毒:射干、甘草、牛蒡子;消痰:贝母、桔梗、枳壳、茯苓、天花粉;滋阴:白芍、知母、生地、竹沥、黄柏。(一少年,天气甚暴,远行归,忽咽喉壅塞不语,面热流泪。余谓暴病属火,怪病属痰,此痰火之症也。以辰砂五分、白矾一钱,为末,冷水调下,即愈。又治一疫病不语者,药下即语。)

96.明-丹溪心法附余-方广-卷之十痰热门-缠喉风喉痹(四十二附咽痛咽疮)

吹喉散

治咽喉肿痛,急慢喉闭,悬痈乳蛾,咽物不下。

夺命丹

治咽喉一切肿毒木舌,双乳蛾喉痹等证。

97.明-订补明医指掌-皇甫中撰,王肯堂订补-卷之八杂科-咽喉(一)

咽喉热症

喉痹、乳蛾诸症,在关上者,必有血泡,用喉针点破即宽。在关下不见者难治,用芦管削尖快,令患者含水一口,从鼻孔中放芦管进,击一下,出血妙。

如圣金锭

咽喉急闭,腮颔肿痛,双、单乳蛾,重舌、木舌。

98.明-古今医鉴-龚信纂辑,龚廷贤续编,王肯堂订补-卷九-咽喉

清上丸

治喉中热毒肿痛,喉闭,乳蛾等证。

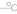

99.明-古今医鉴-龚信纂辑,龚廷贤续编,王肯堂订补-卷十五-痈疽(附:肠痈、吐痈)

金银花酒

治一切痈疽、发背、疔疮、乳痈、便毒,及喉痹乳鹅,不问已溃未溃者。

100.明-古今医鉴-龚信纂辑,龚廷贤续编,王肯堂订补-卷十六-通治

一乳鹅斗喉,用枯矾、白僵蚕炒,等分为末,吹之立已。

101.明-济世全书-龚廷贤-坤集卷七-喉痹

苏危汤

治喉闭肿痛,危急之甚。

桔梗(二钱),山豆根(一钱),牛蒡子(一钱),荆芥穗(一钱),玄参(八分),升麻(三分),防风(八分),生甘草(一钱),竹叶(五个)。

水煎频服,外用硼砂一味,噙化咽下,降痰消肿。

治喉痹乳蛾气绝者,即时返活。单乳蛾,用巴豆一个去壳打碎,入绵茧壳内塞鼻,在左塞左,在右塞右;若双乳蛾用二粒塞两鼻。

102.明-济世全书-龚廷贤-巽集卷五-咽喉(附痄腮)

治双乳蛾、单乳蛾咽喉肿痛。用新茶子、盐、酸梅去核等分,同捣烂入好酒调稀,用箸绵裹蘸药搌患处,吐顽痰出。如肿,用针刺破。

开关丸:治喉闭,单、双乳蛾,风肿痛,涎咽不大,死在须臾。

清上丸:治喉中热毒肿痛,喉痹,乳蛾等症。

熊胆(一分),雄黄(五分),硼砂(一钱),薄荷叶(五钱),青盐(五分),胆矾(少许)。

上为末,炼化白糖为丸,如芡实大,临卧时舌压一丸,自化入喉,神效。

治缠喉风肿,用皂角为末,醋调涂外颈上,干则易,其乳蛾即破而已。

治咽喉痛,双痹乳蛾。

皂角(三钱)。细辛(二钱五分)。

上锉散,用醋煎,噙口内三四次,吐痰。

治喉闭乳蛾气绝者,即时返活。

单乳蛾,用巴豆一粒,打碎入绵茧壳内塞鼻,在左塞左,在右塞右;双乳蛾,用巴豆二粒塞两鼻。

103.明-济阳纲目-武之望-卷一·中-中风

稀涎散:治中风不语,牙关紧急,单双乳蛾。

104.明-济阳纲目-武之望-卷一百零六-咽喉喉痹论

如圣胜金锭子:治咽喉急闭,腮颔肿痛,并单乳蛾结喉,重舌木舌。

吹喉散:治咽喉肿痛,急慢喉闭,悬痈乳蛾,咽物不下。

夺命丹:治咽喉一切肿毒,木舌,双乳鹅,喉闭等证。

清上丸:治喉中热毒肿痛,喉闭乳蛾等证。

青龙胆:治咽喉闭塞肿痛,并单双乳蛾,大有神效。

治喉疮乳蛾方

罗清散:治单双乳蛾。

薄黄(五钱),罗青、盆硝(研,各三钱),甘草(二钱)。

上为细末,每服一钱,冷蜜水调,细细咽之。吞不下,鸡翎蘸药喉内扫之,立效。

粉香散:吹乳蛾即开。

白矾(三钱),巴豆(三粒,去皮油),轻粉麝香(各少许)。

上于铁器上,飞白矾沸,入巴豆在矾内,候枯,去豆不用,为细末,三味和合,吹喉中。

二矾散:治咽喉乳蛾。

雄黄、郁金(各五钱),白矾(生用,二钱半)、胆矾(五分)。

上为细末,以竹管吹入喉中,立能言语。

牛胆散:治双蛾。

黑牛胆(一个),胆矾(三钱),硼砂(二钱),山豆根(一钱)。

上为末,同入胆内,用线挂阴干,点至喉中,吹亦可。

一方:治乳蛾喉痹。

蚕蛾末(三钱),孩儿茶辰砂(各一钱),生白矾(三分)。

上为细末,吹入喉中,即效。

一方:治喉痹,双乳蛾。

壁上蜘蛛白窝取下,患者脑后发拔一根,缠定蛛窝,灯上以银簪挑而烧之,存性为末,吹入患处,立消。

一方:治乳蛾喉闭。

急将患人面朝上睡于地下,两手采住头发,脚踏肩,其毒自散。或打破鼻血出,毒亦散之。

一方:治乳蛾。

用杜牛膝根红者,研调,男用女乳汁,女用男乳汁,纳鼻汲之。

105.明-简明医彀-孙志宏-卷之二-中风(附:四肢不举、酒厥、诸类中风、口眼㖞斜、食厥、预防中风)

稀涎散:中风涎潮,气闭膈塞不通,郁结,关格,喉蛾诸痰证。

106.明-简明医彀-孙志宏-卷之三-蛊毒

主方:万病解毒丹,即玉枢丹、紫金锭、神仙追毒丸。治一切岚瘴、雾露、寒暑、旷野、邪魅、蛊毒,误食诸般菌、鳖、禽、兽毒、疫疠、蛇虺。凡远行赍带时臭药气,稍觉不快,嚼咽少许安。川文蛤(即五倍子。打碎,取净,日色晒,研细末),山慈茹(处州、遂昌者佳。净,研细末。各四两),续随子(即千金子。取白仁四两,研细,竹纸包,加草纸裹,琉璃店冷铁板打,频换纸,油尽,研筛净末,二两),红芽大戟(勿误用柴大戟,取鲜者水洗冷、晒干,去骨、剥皮,切片,勿近眼鼻,晒,研细末,二两五钱),真麝香(极香)、雄黄(透明)、朱砂(鲜红,墙壁劈砂,俱水飞,澄去水,晒燥重研二万下。各六钱)上研匀,端午为上,七夕、重阳天月二德亦可,预斋戒独宿。及期,宜神前香烛供药末包,乃沐浴更衣,拜祷于净室,不见妇女、孝服、生人、鸡犬、腥酒。每末一两,熟糯米粉团七钱和匀,太干入团汤二钱,入臼杵千余下,搓条印锭,欲便佩带穿眼,阴干后略晒密藏。一切痈疽、发背、疔肿、疖毒,水磨频涂,葱酒服,厚盖出汗。凡蛇、蝎、蜈蚣、诸虫、颠犬伤、杨梅、风湿、痞核、乳蛾、丹毒等,水磨涂患处,酒服。

107.明-简明医彀-孙志宏-卷之四-痰饮

稀涎散:痰在膈上,喉如拽锯,中风口噤,乳蛾、喉风,并宜吐愈。

108.明-简明医彀-孙志宏-卷之五-咽喉

古书治法,刺破出血。今屡见因刺有伤人者,莫如探吐痰涎,万无一失。脉宜浮洪,忌微伏。尤有伤寒少阴咽痛及阴证下虚痛,不能分别,先依主方。

玉雪散:咽喉肿痛,单、双乳蛾一十八证皆效。

僵蚕(坚亮者,洗,一钱),山豆根(广西者,取皮研,五分),雄黄(飞)、玄明粉(如无,用焰硝淡者)、硼砂(明亮者。各三分)。研极细,入冰片二分匀,先以箸捺下舌,芦管吹入患处,闭口一时。口噤吹入鼻,加薄荷、甘、桔、末,蜜丸噙亦佳。

稀涎散:乳蛾喉肿,面浮目闭,口噤食绝。

109.明-识病捷法-缪存济-识病捷法卷之九-咽喉门(附骨鲠,有十七名)

此门与舌口门互相查考治病。

单乳蛾

用如圣金锭子。

双乳蛾

用神仙夺命丹。

神仙夺命丹：治缠喉风、木舌胀、乳蛾、喉闭或误吞鸡鱼、骨刺、竹木刺、一切咽喉急症。

紫苑方

用还魂草根一茎即紫苑纳入喉中，待取恶涎出即可，如患乳蛾刺破后，更以紫苑浓煎汤咽下，更以马牙硝末挑一钱，入咽间即愈。一名紫苑，又南中呼为夜牵牛是也。

110.明-寿世保元-龚廷贤-己集六卷-喉痹(附声哑、疳腮)

一论喉痹，双、单乳蛾风肿，吐咽不下，死在须臾，治一切喉痹之总司也。山豆根为末，用熊胆和为丸，用鸡膉皮阴干研末为衣，丸如绿豆大，每用一丸，放舌上，徐徐咽下，立愈。

一论单乳蛾、双蛾、风喉、喉痹肿痛，水浆不入，死在须臾。宾崇周渊家试验。

一论喉痹乳蛾，咽喉肿痛，汤水不入，死在须臾。巴豆去壳，捣为末，入细辛末少许，同研匀，卷在纸内，中间剪断，如左患塞右鼻，右患塞左鼻孔中，双肿左右相替塞之，咽喉立开，如神。

上四味为细末，用醋调涂外颈上，干则易，其乳蛾即破而愈。

一治喉风咽痛，双单乳蛾，姜师周传。

一治喉中热毒肿痛、喉闭、乳蛾等症。

111.明-寿世保元-龚廷贤-辛集八卷-小儿初生杂证论方

一治喉痹、乳蛾气绝者，即时返活。

单乳蛾用巴豆一粒，去壳打碎，入绵茧壳内塞鼻，在左塞左，在右塞右，若双蛾用两粒塞两鼻。

一喉痹、乳蛾风、口舌生疮，用黑牛胆一个，入生白矾末二两、银朱五钱，入胆内阴干，取出研末，每少许，吹入喉内，神效。

112.明-万病回春-龚廷贤-卷之五-咽喉

治喉痹双乳蛾用壁上蜘蛛白窝，取下。患者脑后髪，拔一根缠定蛛窝，灯上以银簪挑而烧之存性，为末，吹入患处，立消。

乳鹅喉闭方：急将患者面朝上睡于地下，两手采住头发脚踏肩，其毒自散。

或打破鼻,血出毒亦散之。

治乳鹅喉痹:孔弘周传。

113.明-先醒斋医学广笔记-缪希雍-卷之三-肿毒

治乳蛾。

芒硝(研细,一钱五分),胆矾(八分),雄黄(八分),明矾(八分)。

俱研细,和匀,吹入喉中。

114.明-医方集宜-丁凤-《医方集宜》卷之六-咽喉门

乳蛾,有单有双。单蛾者,其形圆如箸头,生于咽喉,关上或左或右。双蛾者,其形如单蛾,则两俱生。若生关下者难治。宜用笔针法、一字散、仙方夺命丹。笔针法治乳蛾。

如望见有蛾者,须用针刺破,出去脓血方可。有宦家不容用针者,先将针安于新笔内,后惑之曰以笔蘸药点,用笔针刺破。

仙方夺命丹:治双单乳蛾,喉痹及缠喉风。

115.明-医镜-王肯堂-卷之三-喉痹

缠喉风、双乳蛾,绝妙立验方。用榆树上出过截毛窠一个,剪患者指甲脚爪。如左边乳蛾,剪其左手左脚甲;右边乳蛾,剪其右边手甲足甲;若双乳蛾,左右皆剪。用食盐少许,同入窠内,煅过为末,吹入患处,以手指拍其后项。视其所患,在左拍左,在右拍右,两边皆患,两边皆拍,即时破溃,痰血并出。

116.明-医林绳墨大全-方谷-卷之八-咽喉

治喉鹅神效方:用玄明粉吹入喉中,用井凉水噙化,咽下即时愈。

117.明-医学启蒙汇编-翟良-卷之四-诸证药方(以便查对)

二百五、清咽利膈散(治心脾蕴热,咽喉肿痛,痰涎壅盛及乳蛾,喉痹喉痈,重舌木舌,或胸膈不利,烦躁饮冷,大便秘结。)

118.明-暴证知要-沈野-卷上-喉证(附齿舌第十五)

治双单乳蛾方:火硝加灯心灰研匀,吹入喉中。痰如涌泉流出,即愈。忌酒三日。

119.明-痰火点雪-龚居中-卷之二-火病咽痛(并附口舌生疮)

圣谓咽喉诸证,有虚有实。若上焦风热,君火令人咽喉肿痛,或喉痹乳蛾,分属关隘,怆悴即能杀人,然皆失治所致。即至危际,外可施砭、烙、拔发、咬指、吐痰、嗜鼻等捷法,以治其标;内服翘、射、山豆根、牛蒡子根、鼠粘子等味,以拔其本,至剧地挽回者亦多。若夫痰火咽痛,则必诸证悉具,甚乃有此,何也?以脏败下及脉络,是根枯而槁及枝叶矣,可复荣乎?此盖阴火浮游,进退莫测,所以或痛或止,故非苦寒之可遏也。治亦不宜专攻,但以主剂中倍以益阴之品,少增畅利之味,庶几得法。若以苦寒直折,则阴火愈炎,立见倾危也,慎之慎之。

120.明-医林类证集要-王玺-卷之六-喉舌门

如圣胜金锭治咽喉急闭,腮颔肿痛,并单乳蛾、双乳蛾、结喉、重舌、木舌,并皆治之。

硫黄(细研),川芎、腊茶、薄荷(去枝梗)、川乌(炮)、硝石(研)、生地黄(各二两)。

上为末,绞生葱汁搜和为锭,每服先用新汲水灌漱,次嚼生薄荷五七叶,却用药一锭同嚼极烂,以井华水咽下,甚者连进三服,并以一锭安患处,其病随药便消。

罗青散:治咽喉单双乳蛾。

加味利膈汤:治五心发热,上攻头目,咽喉肿痛,乳蛾闭塞,不通气路,水谷不进,舌根麻木,尽皆治之。

利膈风荆芥,人参桔薄荷。

水煎牛蒡等,攻咽散乳蛾。

一方:治喉风,单双乳蛾,先将楮叶擦舌,令微出血,次将墙上土蜂巢研极细末,醋调,用鹅翎蘸入喉中,令涎出,后用射干根擂碎,冷水调服。

一方:治哑瘴乳蛾方,雄黄、郁金各五钱,白矾二钱半,生胆矾半钱,皆研为极细末,吹入喉中,立能言语。

121.明-证治准绳·杂病-王肯堂-第八册-七窍门下

咽嗌痛

乳蛾一名悬痈,罗青散、粉香散、玄参散、射干丸、烧盐散、马牙硝散、射干散、硼砂散、启关散。

122.明-广嗣全诀-陈文治-卷之九-怀幼考索

牛蒡子汤

治风热上壅,咽喉肿痛,或生乳蛾。

123.明-试效神圣保命方-董宿-卷之六-喉病

丹溪又曰:喉痹多属痰。重者宜用吐法,必先以桐油或灯油脚,鹅翎探吐,大涌其痰,或以针砭刺其肿处,此急则治其标耳。大率宜用荆芥、当归、桔梗、甘草、升麻、玄参、羌活、防风之类。有热,加黄芩、枳壳,徐徐频服,不可骤用寒凉。

124.明-疮疡经验全书-窦汉卿-卷之一-又咽喉说二

探痰出血,随所施治,或于手大指少商穴出血,行气冲达于外者,必外敷以药。予尝以鹅翎蘸米醋缴喉中,摘去痰涎,盖酸能收痰又能消积血。乳鹅而不散者,以小刀就鹅上出血,皆用马牙硝吹点咽喉,以退火邪。服射干、青黛、甘草、桔梗、黄芩、山栀、大黄、白矾、牛蒡子之类,随症佐利为方,以散上焦之热。外所敷药如生地、伏龙肝、韭根皆可用。若咽喉生疮或白,或赤者多血,大率多是痰热,先以桐油吐之,后用甘草汤,解桐油之气。

125.明-外科百效全书-龚居中-卷之二-脑颈部

吹喉散

体圆弟传,不拘乳鹅咽喉肿痛。

126.明-外科发挥-薛己-卷六-咽喉

一男子乳蛾肿痛,脉浮数,尚未成脓,针去恶血,饮荆防败毒散,二剂而消。

一男子乳蛾肿痛,饮食不入,疮色白,其脓已成,针之,脓出即安。

127.明-外科活人定本-龚居中-卷之四-附经验通用方

忍冬花酒

治一切痈疽、发背、疔疮、乳痈、便毒、喉闭、乳蛾等症,不问已溃未溃,用金银花连茎叶,捣烂取汁半钟和热酒半钟热服,甚者不过三五服,即愈。如无鲜者,用干的一二两,水一钟,煎半钟,冲上热酒半钟和服。此二方其药易得,其功甚大,山乡僻邑,无医之处,尤宜知此法,以备不虞。

128.明-外科经验方-薛己-肿疡

金银花汤治一切痈疽、发背、疔疮,及喉闭、乳蛾等证。用金银花藤叶,捣烂取汁半钟,和热酒半钟,温服。甚者不过三五服,可保无虞。

129.明-外科经验方-薛己-瘰疬

破关丹治乳蛾、喉闭、缠喉风等证。

130.明-外科理例-汪机-卷六-咽喉一百二十三(附杨梅疮、疮咽痛)

一人乳蛾肿痛,脉浮数,尚未成脓,针去恶血,饮荆防败毒散二剂而消。(此凭症也。)

一人乳蛾肿痛,饮食不入,疮色白。其脓已成,针之脓出,即安。(此凭症也。)

131.明-外科理例-汪机-外科理例附方-破关丹一百四十九

治乳蛾、喉闭、缠喉风等症。

蓬砂末(五钱),霜梅肉(一两)。

捣烂为丸如芡实大,噙化咽下,内服荆防败毒散,重者服防风通圣散。

132.明-外科启玄-申拱辰-卷之七-喉闭乳蛾

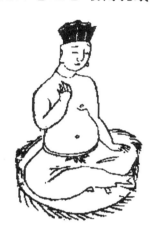

未破者名喉痹,一曰单,二曰双;已破者名曰乳蛾,亦有单双。《内经》云:一阴一阳结谓之喉痹,乃火郁之症。已破未破,俱可用喉针针之,以泄其毒,如救焚如救拯之急。内服消毒,外用吹药,迟则恐伤生命也。

133.明-新刊外科正宗-陈实功-卷之二上部疽毒门-咽喉论第二十一

清咽利膈汤

清咽利膈汤翘芩,甘桔荆防栀薄银,大黄牛子黄连等,朴硝加上再玄参。

治积热咽喉肿痛,痰涎壅盛及乳蛾、喉痹、喉痛、重舌、木舌,或胸膈不利,烦躁饮冷,大便秘结等症。

治喉乌龙散

乌龙散只一品药,十八喉风总堪嚼,开关利膈效如神,虚火实火要斟酌。

歌曰:十八喉风各有名,原来总是一根因,子孙代代宜珍惜,誓不轻传与世人。

用猪牙皂角七条,去皮弦,为粗末。水一钟,煎五分,入人乳三匙冷服,即时非吐即泻。

治咽喉肿痛,痰涎壅盛,喉风、喉痛、乳蛾等症并效。惟缠喉风、牙关紧闭者

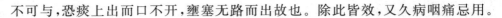

不可与,恐痰上出而口不开,壅塞无路而出故也。除此皆效,又久病咽痛忌用。

神效吹喉散

神效吹喉散薄荷,姜蚕青黛朴硝和,白矾火硝黄连多,加上硼砂病自瘥。

治缠喉风闭塞,及乳蛾、喉痹、重舌、木舌等症效。

薄荷、姜蚕、青黛、朴硝、白矾、火硝、黄连、硼砂(各五分)。

上药各为细末,腊月初一日取雄猪胆七八个,倒出胆汁,用小半和上药拌匀,复灌胆壳,以线扎头,胆外用青缸纸包裹。将地掘一孔,阔深一尺,上用竹竿悬空横吊,上用板铺用泥密盖,候至立春日取出,挂风处阴干,去胆皮、青纸,瓷罐密收。每药一两,加冰片三分同研极细,吹患上神效。歌曰:此法端的通神圣,万两黄金方不传。

134.明-疹科类编-武之望-方-痛毒

干姜桔梗汤疹正出时,忽然声哑,咳嗽不出,烦乱,胸高气喘,疹亦不显,此用药寒凉太过,将毒郁遏不得宣发故也,急以此方救之,延则必死。此方妙处全在干姜一味,切不可畏其辛热而不用。吾邑武氏者,专精咽喉乳蛾,用此方辄效。他人概以清凉之药治之,多寒闭而死,惟武百治百效。诚斋少年曾见用此,疑而问之,彼云:遇此等病,当反治之。深得其意,常移以治疹之无声而哑者,颇收奇绩,不忍秘,并附于篇末。

135.明-证治准绳·疡医-王肯堂-卷之一-肿疡(十六)

金银花汤治一切痈疽、发背、疔疮,及喉闭、乳蛾等证。

136.明-证治准绳·疡医-王肯堂-卷之二-疔疮

立马回疔夺命散:治疗疮及喉痹、乳鹅肿痛大效。

137.明-尤氏喉症指南-尤仲仁-各症形象主治歌

治用玉金丹少许,仍施煎剂有增加,左连犀角右紫芍,双蛾并用妙堪歌。

138.明-尤氏喉症指南-尤仲仁-喉科诸症煎剂歌

喉蛾芩桔忍冬犀,元参蒡翘连豆衣,左倍连犀右柴芍,双蛾并用功效奇。

139.明-尤氏喉症指南-尤仲仁-八味口疳药歌

研极细末,匀和入瓶内,临时加冰片少许。此丹专治各种口疳、口碎及男妇咽喉肿痛,双单乳蛾、牙咬、歪舌、喉痈等症,立刻见效。以水漱之,吹口,咽下不妨。

140.明-延寿神方-朱权-卷二-咽喉部

咽喉闭塞肿痛,并双单乳鹅,用好鸭嘴胆矾,盛于青鱼胆内,阴干为末,吹入喉中。

141.明-养生类要-吴正伦-后集-秋月诸症治例

青龙胆:治咽喉闭塞肿痛并单双乳蛾,大有神效。

142.明-养生类要-吴正伦-后集-冬月诸症治例

忍冬花酒(即金银花也)治一切痈疽、发背、疔疮、乳痈、便毒、喉闭、乳蛾等症,不问已溃未溃。

143.明-推求师意-戴思恭-卷之上杂病门-喉痛

予尝以鹅翎蘸水醋缴咽中,摘出其痰,盖酸能收其痰,又能消积血。若乳蛾甚而不散者,以小刀就蛾上出血,皆用马牙硝吹点咽喉,以退火邪,服射干、青黛、甘、桔、栀、芩、恶实、大黄之类,随其攸利为方,以散上焦之热;外敷如生苧、韭根、伏龙肝皆可用。若咽疮,白者多涎,赤者多血,大率与口疮同例,如蔷薇根皮、黄柏、青黛煎噙细咽。先生言理中汤亦可治,详口疮条下。

144.明-医贯-赵献可-卷之四·先天要论(上)-喉咽痛论

古方有刺少商穴法甚好。刀针刺血,急则用之,然亦有不宜用者。薛案云:一人年五十,咽喉肿痛,或针去血,神思虽清,尺脉洪数而无伦,次按之微细如无。余曰:有形而无痛,戴阳之类也,当峻补其阴。今反伤阴血必死,已而果殁。引此一案,以为粗工轻用刀针之戒。

145.明-医源经旨-余世用-卷之五-喉痹门四十三

破棺散治乳蛾喉痹,不拘左右,或单或双。

蚕蛾(末,三钱),儿茶、辰砂(各一钱),生白矾(三分)。

上共为末,吹入喉中。

一字散:治时气缠喉,水谷不下,牙关紧急,不省人事。

枯矾、藜芦、雄黄、蝎稍、牙皂(各等分)。

上共为末,扑入鼻中。

青龙胆:治咽喉闭塞肿痛,并单双乳蛾,大有神效。

146.明-医源经旨-余世用-卷之六-疔疮门五十八

赤金锭治同前,神效。

焰硝(八两),黄丹(一两),皂矾(一两),雄黄(五分),朱砂(五分)。

上为细末,陆续投于铁锅内,熬成膏,用茶匙挑在板上,成条用之,治一切无名肿毒,恶疮初起,水磨涂之。治眼目昏花,赤肿火眼,点眼两角,即效;治乳蛾喉闭,口中噙化五分;治蛇蝎咬伤,涂之,立止疼痛;治黄水疮,漆疮,绞肠沙,急心疼,点眼角,即愈。

147.明-类经图翼-张景岳-类经图翼六卷-经络(四)

主治项肿喉痹,烦心呕哕,心下满,汗出咳逆,痎疟振寒,腹胀肠满,雀目不明,唇干唾沫引饮,食不下,寒栗鼓颔,手挛指痛,小儿乳蛾。唐刺史成君绰忽项肿如升,喉闭水粒不下,甄权以三棱针刺之,微出血立愈。

主治伤寒大渴,脉浮在表,发热恶寒,头痛脊强,风疹,寒热痎疟,热病汗不出,偏正头痛,面肿目翳,唇吻不收,喑不能言,口噤不开,腰脊引痛痿躄,小儿乳蛾。一云:能下死胎。如人妊娠,补合谷,即堕胎。《千金》云:产后脉绝不还,刺合谷人三分。急补之。

148.明-类经图翼-张景岳-类经图翼十一卷-针灸要览

【喉痹喉癣】天柱、廉泉、天突、阳谷、合谷(刺五分,立愈)、后溪(乳蛾)、三间、少商、关冲、足三里、丰隆、三阴交、行间。

149.明-增补内经拾遗方论-(宋)骆龙吉原编,(明)刘浴德、朱练增订-重订骆龙吉内经拾遗方论卷之四-喉痹第六十六主气热内结

咽喉闭塞肿痛,并双单乳蛾,大有神效。

150.明-针方六集-吴昆-卷之一神照集-附:《针经》不载诸家奇穴(二十八)

金津一穴,在舌底,在左紫脉上是穴。禁灸。宜用三棱针出血。治小儿重舌,大人乳蛾等症出血妙。

玉液一穴,在口舌底,右紫脉上是穴。禁灸。宜用三棱针出血。治五痏,重舌,乳蛾等症。

151.明-针方六集-吴昆-卷之六兼罗集-乳鹅(四十四)

乳鹅之症最难医,急用金针病可除,若还迟滞人难疗,少商出血号明医。
少商:穴在手大指端内侧,去爪甲角如韭叶。出血,乳鹅立消。

152.明-针灸大成-杨继洲-卷三-玉龙歌(杨氏注解)

乳鹅之症少人医,必用金针疾始除,如若少商出血后,即时安稳免灾危。

153.明-针灸大成-杨继洲-卷七-经外奇穴(《杨氏》)

十宣十穴。在手十指头上,去爪甲一分,每一指各一穴,两手指共十穴,故名

十宣。治乳蛾,用三棱针出血,大效。或用软丝缚定本节前次节后,内侧中间,如眼状,加灸一火,两边都著艾,灸五壮,针尤妙。

154.明-针灸大成-杨继洲-卷九-治症总要(杨氏)

〔第一百二十五〕双乳蛾症:少商、金津、玉液。

〔第一百二十六〕单乳蛾症:少商、合谷、海泉。

155.明-针灸聚英-高武-卷之一-手太阴经脉穴

少商,大指端内侧,去爪甲角如韭叶,白肉际宛宛中。肺脉所出为井木。《铜人》:针一分,留三呼,泻五吸,不宜灸。《素注》:留一呼。《明下》:灸三壮。《甲乙》:灸一壮。主颔肿喉闭,烦心善哕呕,心下满,汗出而寒,咳逆,痎疟振寒,腹满,唾沫,唇干引饮,食不下膨膨,手挛指痛,掌热,寒栗鼓颔,喉中鸣,小儿乳蛾,唐·刺史成君绰忽颔肿大如升,喉中闭塞,水粒不下三日。甄权以三棱针刺之,微出血,立愈。泻脏热也。

156.明-针灸聚英-高武-卷之一-手阳明经脉穴

合谷(一名虎口),手大指次指歧骨间陷中。手阳明大肠脉所过为原,虚实皆拔之。《铜人》:针三分,留六呼,灸三壮。主伤寒大渴,脉浮在表,发热恶寒,头痛脊强无汗,寒热疟,鼻衄不止,热病汗不出,目视不明,生白翳,头痛,下齿龋,耳聋,喉痹,面肿,唇吻不收,喑不能言,口噤不开,偏风,风疹痂疥,偏正头痛,腰脊内引痛,小儿单乳蛾。

157.明-景岳全书-张景岳-卷之四十九大集·本草正(下)-果部

乌梅(二百一十七)味酸涩,性温平。下气,除烦热,止消渴吐逆,反胃霍乱,治虚劳骨蒸,解酒毒,敛肺痈肺痿,咳嗽喘急,消痈疽疮毒,喉痹乳蛾,涩肠止冷热泻痢,便血尿血,崩淋带浊,遗精梦泄,杀虫伏蛔,解虫、鱼、马汗、硫黄毒。和紫苏煎汤,解伤寒时气瘴疟,大能作汗,取肉烧存性,研末,傅金疮恶疮,去腐肉弩肉死肌,一夜立尽,亦奇方也。

158.明-景岳全书-张景岳-卷之六十宙集·古方八阵因阵-以下咽喉方

破关丹(二百)治乳蛾喉闭、缠喉风等证。

159.明-杏苑生春-芮经-卷八-疔肿

【治】一切疔疮等毒,及喉闭乳鹅,不问已溃未溃者。

160.明-医门秘旨-张四维-卷之九-咽喉

却风散

治咽喉生疮肿痛、缠喉风闭、单双乳鹅、急喉痹、木舌重舌之症。

肿胫散

治喉闭乳鹅。

乳鹅方

治急喉风,乳鹅闭塞。

161.明-医门秘旨-张四维-卷之十四-危病十方

神仙夺命丹

五乡老罗巫师用此治乳蛾、喉闭,每用数厘,虽极危病,随手而愈。

专治疔疮发背,莲子蜂巢发,肾俞发,左右搭背发,前后对心发,耳后发,肾阴发,颊翅瘟、8 嚓3腮腮、乳蛾对口、妇人乳发,一切无名肿毒恶疮,愈。

162.明-医学纲目-楼英-卷十五-咽喉

〔《撮》〕喉痹乳蛾:少商(针入一分,卧针向后三分)照海太冲。

乳蛾

〔《竹》〕咽喉乳蛾方。

雄黄、郁金(各五钱),白矾(生用,二钱半),胆矾(五分)。

上为细末。以竹管吹入喉中,立能言语。

粉香散:吹乳蛾即开。

白矾(三钱),巴豆(三粒,去皮油),轻粉麝香(各少许)。

上于铁器上飞白矾沸,入巴豆在矾上枯去,不用巴豆,为细末。三味和合吹喉中。

治悬痈垂长,咽中妨闷。白矾一两烧灰,盐花一两,二味细(研),以箸头点药在上。

罗青散:治单双乳蛾。

蒲黄(五钱),罗青、盆硝(研。各三钱),甘草(二钱)。

上为细末。每服一钱,冷蜜水调,细细咽之,吞不下,鸡翎蘸药喉内扫之。立效。

〔《世》〕乳蛾。用杜牛膝根红者研调,男用女乳汁,女用男乳汁,纳鼻吸之。

163.明-医学汇函-聂尚恒-八卷-咽喉治方

清上丸太医院传。治喉中热毒肿痛,喉闭,乳蛾等证。

164.明-医学汇函-聂尚恒-十一卷-痈疽治方

金银花酒:治一切痈疽发背、疔疮、乳痈便毒及喉闭乳蛾,不问已溃未溃者。

165.明-医学汇函-聂尚恒-十一卷-通治

诸肿毒发背,一应恶疮,用端午日取白矾研末,但遇疮毒初起,每三钱,加葱头切,拌匀,好酒调服。一乳蛾斗喉,用枯矾、白僵蚕炒,等分为末,吹之立已。

166.明-医学新知全书-朱朝樾-朱师韦先生家秘医学新知全书九卷-喉痹门(口齿舌)

牛蒡子散:治风热上壅,咽喉肿痛,生乳蛾。

针喉法:凡喉闭乳蛾诸症在关上者,必有血泡喉,针点破即宽。在关下者,不见难治,用芦管削尖快,令患者含水一满口,从鼻孔守放芦管进击一下,出血妙。

167.明-医学研悦-李盛春-治杂症验方研阅卷之七-唇齿

此症名缠喉,又名乳蛾。汤水不下,惟水梅极效,须预制备用。

168.清-本草备要-汪昂-卷一草部-杜牛膝

治乳蛾喉痹,砂淋血淋(《良方》曰:浓煎,加乳、麝少许,神效)。小儿牙关紧闭,急慢惊风(不省人事者,绞汁入好酒灌之即苏。以醋拌渣,敷项下)。服汁,吐疟痰(惊风服之,亦取其吐痰)。漱汁,止牙痛。捣之,敷蛇、虫螫毒。

根白如短牛膝。地黄为使(煎汤洗痔,渣塞患处良)。

169.清-本草从新-吴仪洛-卷四草部毒草类-天名精

一名地松,一名活鹿草,一名虾蟆蓝。泻热吐痰,破血解毒。

辛甘而寒。能破血(一妇产后,口渴气喘,面赤有斑,大便泄,小便闭,用行血利水药不效。用天名精根叶,厚煎膏饮,下血一桶,小便通而愈),能止血。吐痰除热,解毒杀虫。治乳蛾喉痹,砂淋血淋(《良方》云:厚煎加乳麝少许,神效),小儿牙关紧闭,急慢惊风(不省人事者,绞汁入好酒灌之,即苏。以醋拌渣,敷项下)。服汁吐疟痰(喉蛾及惊风服之,亦取其吐痰)漱汁止牙痛。捣敷蛇虫螫毒。根名杜牛膝,功用相同,色白如短牛膝(煎汤洗痔,渣塞患处良)。地黄为使(男女吐血,地松晒干为末,茅花汤调服二钱,效)。

170.清-本草纲目拾遗-赵学敏-卷一-水部

喉蛾喉痹:陆氏《济世良方》:用肥婆草捶烂,将些圣水开服。如牙痈牙痛,将此草捶烂,和圣水含在口内,吐换数次即愈。

171.清-本草纲目拾遗-赵学敏-卷四-草部中

治无名肿毒,恶毒,醋磨涂上即消。牙疼,以皮塞牙缝中,即定。咽喉乳蛾,每用三五厘,细嚼咽下。

172.清-本草纲目拾遗-赵学敏-卷五-草部下

喉痛或生乳蛾。《救生苦海》:用荔枝草捣烂,加米醋,绢包裹,缚箸头上,点入喉中数次愈。

173.清-本草纲目易知录-戴葆元-卷一-草部(一)

时珍曰:天名精,并根苗也;地菘,独言苗叶也;杜牛膝,指其根也。其功皆同。故捣汁服,止痰疟;漱之,止牙疼;挼之,傅蛇咬。凡男妇乳蛾,喉咙肿痛,及小儿急慢惊风,牙关紧急,以其根名杜牛膝捣烂入酒,灌之立苏,仍以渣傅项下。

男妇吐血初起:根苗晒末,茅花汤下二钱。

诸骨哽咽:地菘、马鞭各一握,白梅肉一个,白矾一钱,捣作弹丸,棉裹含咽,其骨自下。

风毒瘰疬:地菘捣烂傅。

生胎欲去:杜牛膝一握,酒煎,空心服。仍以独根杜牛膝涂麝香,入牝户中。

喉痹乳蛾:鲜杜牛膝一握,艾叶七片,捣,和人乳取汁,灌鼻中,须臾痰涎从口出,愈。

川牛膝

苦酸而平,足厥阴、少阴经药,能引诸药下行。酒拌蒸,能调和气血,益肝肾,强筋骨。生用逐恶血,破癥结,坠生胎,落死胎,助十二经脉。治寒湿痿痹,四肢拘挛,腰膝酸软,不可屈伸,久疟寒热。除脑中痛及腰脊痛,五淋尿血,莲中作痛,喉痹乳蛾,口疮齿痛,痈肿金疮,折伤闪肭,止痛排脓,妇人经水不通,血结,产后心腹痛,血运。然性下行而滑窍,梦遗失精及脾虚下陷,因而腿膝肿痛者禁用。川产良。忌牛肉。

喉痹乳蛾:牛膝一握,鲜艾叶七片,捣汁,和乳匀,灌鼻中取涎。

喉痹乳蛾:车前草、凤尾草同擂烂,入霜梅肉、煮酒各少许,绞汁,以鹅翎刷患处,随手吐痰即消。

174.清-本草纲目易知录-戴葆元-卷二-草部(二)

一切肿毒:金银花、茎、叶,捣汁服,以渣傅之。喉痹乳蛾,疔疮便毒,同方。

175.清-本草纲目易知录-戴葆元-卷三-果部

盐梅(白梅、霜梅)酸、咸,平。开胃,除痰,治泻痢烦渴,霍乱吐下,下血血崩,功同乌梅。凡中风惊痫,喉痹乳蛾,痰厥僵仆,牙关紧闭,取梅肉揩牙龈,涎出即开。和药点痣,蚀恶肉。刀箭伤,研烂傅之。乳痈肿毒,杵烂贴之。刺在肉中,嚼细傅之。

喉痹乳蛾,冰梅丸:青梅二十枚,盐十二两,淹五日,取梅汁,入明矾三两,桔梗、白芷、防风各二两,牙皂角三十条,共为末,拌汁和梅入瓶收之。每用一枚,噙咽津液。凡中风痰厥,牙关不开,用擦尤佳。

176.清-本草纲目易知录-戴葆元-卷四-虫部(一)

乳蛾喉痹:雀瓮,徐徐嚼咽。

177.清-本草纲目易知录-戴葆元-卷五-虫部(二)

喉痹乳蛾,死者可活:墙上壁钱七枚,内要活者三枚,捻作一处,白矾七分,化开,以壁钱惹矾,烧存性,末,竹管吹入,立时就好。忌热肉硬物。

喉痹乳蛾:蟾酥、草乌、牙皂角等分,末,丸小豆大,每研一丸,点患处,神效。

宗奭曰:蛞蝓、蜗牛,二物也。蛞蝓二角,身肉只一段。蜗牛四角,背上别有肉,以负壳行。许慎《说文》云与蜗牛相似,背负壳者曰蜗牛,无壳者曰蛞蝓,一言决矣。葆元按:蜗牛又名蜒蚰蠃。蛞蝓又名蜒蚰螺,盖同类而实分。许慎文决矣。乡间俗名蜒蚰,生人家阴湿处,说春夏秋间天雨则出布墙间,至冬伏而不出,凡取用者,于湿处板底得之。有讹以蚰蜒名此者,但性殊,形亦异,附载于下,以明其讹。并附验案:一妇年五旬,由七情不舒,缺盆处结核,渐破流水,牵连数核,诸药不愈,教以蜒蚰三枚,古铜钱一枚,同捣烂敷,日换,渐愈。又治喉科,凡喉肿、喉痹、乳蛾等症俱效。鲜青梅肉去核,铺以蜒蚰盖面上,一层梅,一层蜒蚰,候蚰化水,取梅起,留原汁,将梅晒,浸汁又晒,浸以汁尽为度,曝干,瓶盛,硼砂一钱,牙硝五分,直僵蚕四条洗干,梅肉二钱,片脑七分,共研细末,密藏,用时以竹管吹,屡效验。

178.清-本草纲目易知录-戴葆元-卷五-鳞部

乳蛾喉痹:青鱼胆含咽,又用汁灌鼻中,取吐。万氏方:胆矾入青鱼胆中,阴干,每用少许点喉内,取吐。

179.清-本草纲目易知录-戴葆元-卷五-禽部

鸡内金(膆脛内黄皮)甘,平,性涩,鸡之脾也。清水谷,消酒积,除热止烦,通小肠膀胱。治反胃泻痢,小便频遗,止泄精尿血,崩中带下,肠风泻血,小儿食疟,大人淋漓。焙末,吹喉痹乳蛾,一切口疮,及牙疳诸疮。

喉痹乳蛾:鸡内金勿下水洗者,焙末,竹管吹,即破。

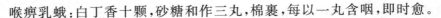

喉痹乳蛾：白丁香十颗,砂糖和作三丸,棉裹,每以一丸含咽,即时愈。

180.清-本草纲目易知录-戴葆元-卷七-土部

土蜂窠(蠮螉窠,即细腰蜂窠)

甘,平。治痈肿头风,妇人难产,煎服。小儿霍乱吐泻,炙研,乳汁服一钱。点乳蛾,消疔肿,为末。醋调涂肿毒,及蜘蛛咬,蜂虿毒。

咽喉乳蛾：土蜂窠一个,末。先用楮叶擦破患者舌,令血出。以醋和末,用翎点之。令痰涎出,效。后用竹根擂水服。

喉痹乳蛾：乌龙尾、枯矾、猪牙皂荚盐炒黄,等分,为末。或吹、点皆妙。

181.清-本草纲目易知录-戴葆元-卷七-石部

喉痈乳蛾,帐带散：生矾三钱,铫内溶化,入劈开巴豆三粒,煎干去豆,研末,吹入喉,立愈。甚者,醋调灌之。又,法制乌龙胆：白矾末盛入猪胆中,风干研末。吹喉去涎。

182.清-本草汇-郭佩兰-卷十七-药鳞部(十四种)

青鱼胆

味苦,气寒。点赤目肿痛以去风热,疗乳蛾喉痹而涂热疮。

按：青鱼胆色青象木,入通肝胆,二物开窍于目。目赤障者,宜频点。其涂恶疮者,苦寒能凉血热也。若目病非风热盛,而由于血虚昏暗者,不可用也。乳蛾喉痹,万氏用胆矾盛青鱼胆中阴干,点喉少许,取吐。

183.清-本草汇-郭佩兰-卷十一-药草部三(四十九种)

按：天名精,合根苗而言也。根名土牛膝,功用相同,除热散结,杀虫解毒,消痔疮之圣药。孙天仁《集效方》：儿患乳蛾,喉咙肿痛及小儿急慢惊风,牙关紧急,不省人事者,捣根,酒服,仍以渣醋敷项下。脾胃寒薄,易泄无渴者,勿服。

按：灯心属金与火,能助水清热。其味淡,五脏无归,专入小肠利水。《诀》曰：小肠受盛与心应,故又入心经。烧灰性凉,入轻粉,可治阴疳。衄血不止者,一两为末,丹砂一钱,米饮服,效。治乳蛾,以咸卤浸透,入鸡子壳中封固,煅存性,研细,加梁上倒挂尘;及青鱼胆、明矾、铜青,点咽喉神妙。虚脱人及中寒小便不禁者,勿服。

184.清-本草汇笺-顾元交-卷之三-天名精(隰草之二十一)

凡男妇乳蛾喉肿及小儿急慢惊风,牙关紧闭,不省人事者,以鹤虱草根洗净捣烂,入好酒绞汁灌之,良久即苏。仍以渣傅项下,或醋调搽亦可。

185.清-本草汇笺-顾元交-卷之八-青鱼胆(鱼之二)

青鱼,青属东方,胆又与胆同属,故青鱼胆治目疾,尤胜于诸胆。其治喉蛾、骨鲠,则取漏泄系乎酸苦之义。

186.清-本草汇纂-屠道和-卷一-吐散

胆矾:专肝、胆,兼入肺、脾。味酸而辛,气寒而涩,有小毒。性敛而能上行,涌吐风热痰涎在膈,发散风木相火,治咳逆、痉痫、崩淋,能杀虫,治牙虫、疮毒阴蚀,喉痹乳蛾、目痛难忍及金疮不愈等症,服此力能涌吐上出,去其胶痰,化其结聚,则诸症悉除。治喉痹乳蛾,用米醋煮真鸭嘴,胆矾为末,醋调探吐胶痰即瘥。治紫白癜风,同牡蛎生研,醋调摩之即愈。治胃脘虫痛,以茶清调胆矾末,吐之即除。

187.清-本草辑要-林玉友-卷之三-隰草部

杜牛膝

甘,寒。微毒。能破血止血,吐痰除热,解毒杀虫。治乳蛾喉痹,砂淋血淋,(《良方》云:浓煎,加乳,麝少许,神效。)小儿牙关紧闭,急慢惊风。(不省人事者,绞汁入好酒灌之即苏。以醋拌渣,傅项下。)服汁,吐疟痰。(惊风服之,亦取其吐痰。)嗽汁,止牙痛。捣之,傅蛇虫螫毒。

188.清-本草经疏辑要-吴世铠-卷二-石金土水部

梁上尘乃空中烟气结成,其体轻而上腾,其味苦而清热。同枯矾、猪牙皂荚,盐炒为末,吹、点喉痹、乳蛾,皆妙。

189.清-本草经疏辑要-吴世铠-卷四-草部下

灯心草

喉痹,夜啼,乳蛾。

味甘,寒,无毒。主五淋,泻肺降心火。治阴窍涩,不利。

灯心草,丹溪治急喉痹,烧灰吹之,甚捷。烧灰涂乳上饲小儿,止夜啼。入心、小肠经,能通利小肠热气下行从小便出。小肠为心之腑,故亦除心经热也。用咸滷浸透,入鸡子壳中封固,煅存性,研细,加梁上倒挂尘、青鱼胆、明矾、铜青,点咽喉生乳蛾,神效。

190.清-本草经疏辑要-吴世铠-卷七-禽虫介鱼部

雀卵

阴痿带下,小儿中风口噤,喉痹乳蛾,反花疮,破伤中风传里。

味酸,温,无毒。主下气,男子阴痿不起,强之令热,多精有子。肉味甘,温,无毒。主壮阳益气,暖腰膝,缩小便。

雄雀屎:味苦,温,微毒。疗目痛,决痈疽,女子带下,溺不利,除疝瘕。雀属阳,其性淫,故入下焦阴分,补暖命门之阳。

卵:性温,补命门阳气,能令精足有子。

肉性补益,功不及卵。雄雀屎,名白丁香,性善消散,故外用绝痈疽,内服除疝瘕也。卵和天雄、菟丝子末,为丸,空心酒下五丸,治男子阴痿,女子带下。肉如常治熟,入粟米、葱白、酒水作粥食,治老人脏腑虚损、羸瘦、阳气乏弱。屎为末,水丸,麻子大,治小儿中风,口噤,饮下二丸即愈。独用二十个,以砂糖和作三丸,治喉痹乳蛾。每以一丸,绵裹含咽,即时遂愈。甚者不过二丸,极有奇效。独为末,点诸痈疖已成脓,不肯决,惧针者,涂疮头,即易决。

191.清-本草经疏辑要-吴世铠-卷十-附集效方

吹喉方

治双单乳蛾,神效。

192.清-本草求原-赵其光-卷之三隰草部-土牛膝

短而细,专破血气。治小便淋痛,尿血,或沙石胀痛,(不论川生、土生并效。浓煎,调乳香、麝香。)喉痹,乳蛾,(鲜者取汁,和人乳灌鼻,即痰涎从口鼻中出,加艾汁尤妙。)痢下先赤后白,(名肠蛊。酒捣浸服。)妇人血块,尿秘,茎痛欲死,(酒煎,或为末酒调,连叶用更佳。)无名恶疮,金疮。(生捣敷。)

193.清-本草求原-赵其光-卷之三隰草部-灯心草

同梁上倒挂尘、青鱼胆、白矾、铜青,点咽喉乳蛾妙。同硼砂,治喉风痹。入丸散,以米粉浆晒研,入水澄之,浮者是也。或扎一把,卤水浸透,入鸡蛋壳,或罐内塞实,煅灰用。成把擦癣,虫从草出。

194.清-本草求原-赵其光-卷十二果部-白梅(一名霜梅。)

盐汁渍而成,与乌梅火熏而达火气者不同,故咸酸而主收敛。治痰厥,喉痛,喉闭,乳蛾,(仙梅方用盐一斤,梅一百,腌五日,入明矾六两,牙皂三十条,芒硝、半夏、防风、桔梗、白芷、羌活各二两为末,拌匀收之,每用一枚含咽。亦治中风,牙闭,以此擦之。)梅核膈气。(每青梅一个用盐一两,淹晒至水尽,以青钱二只夹之,线扎定,埋地百日,含咽之即消,妙极。)取肉,同硼砂为丸含咽,治蛾喉肿痛,去弩肉,竹木针刺入肉中。(嚼敷即出。)其性凝涩滞气,决非偏枯不仁,与痢疾所宜。

195.清-本草求原-赵其光-卷十九禽部-鸡

雄雀屎,名白丁香。(头尖而直者为雄。)雀食谷易化而出,故能消烂。苦,温,微毒。治目翳胬肉,(和人乳点。)化疮腐,(不溃者点之即溃。)疝瘕,积胀,疢癖,(同蜜、姜、桂。)急黄欲死,(汤化服。)咽塞口噤,(温水调灌。)风虫牙痛,(绵包塞孔中。)痘靥,(同麝饮下。)吹乳,破伤风,疮作白痂无血,(伤人最急,俱研末,酒下。)喉痹,乳蛾,(砂糖和丸,绵包含咽。)面82黑,酒酸□ 3蜜调点。)用漆桌抹微湿,铺雀屎于桌,以箸辗转抄之,则白粉粘于桌上,将黑粪掠去,晒干白粉,以甘草水浸一夜,去水,焙晒用。(亦治风热目痛。)

雀反白术,忌李及诸肝。

196.清-本草求原-赵其光-卷二十三土部-诸土

细腰蜂巢土,催生,(泡汤饮。)治头风肿毒,疔肿,蜂虿伤,(醋涂。)霍乱吐泻,(乳汁下。)乳蛾,(醋和,翎点搅喉中痰涎。)鼻瘜。(吹之。)

197.清-本草求原-赵其光-卷二十五石部-胆矾(即石胆)

酸涩,性寒,敛阴下降。味辛,宣阳上行,治阴不守阳,致相火上冲,化风生痰之病。主喉风痹,(不恶寒者,同炒僵蚕吹。若恶寒郁热之痹,则非相火,宜温散,不宜酸寒矣。时珍未分。)蛊胀水肿,(俱醋煮,配君臣药,取其入肝胆以制脾鬼也。)明目,目痛,(烧研,泡汤洗。)金疮,诸痉痫,阴蚀,石淋,崩下,(皆风木病。)吐风痰眩晕,(醋汤下。)咳逆上气,痔瘘,(蜜调敷。)齿痛及落,(人乳和擦,止痛复生。)牙疳,(入枣内包烧,加麝涂掺。)鼻疳烂,(同上方。)鼻瘜,疮肿,(不破,同雀屎点。)赤白癜风,(生研,同牡蛎粉,醋擦。)口舌疮,(煅搽,去涎水愈。)蛊毒胸痛,(茶清泡服即吐。)风犬咬,(敷之妙。)甲疽,(烧至烟尽,敷之。)杨梅疮,(同乳、没、醋调搽。)胃脘虫痛,(茶清调下,能杀虫。)百虫入耳,(醋和灌。)乳蛾,牙虫。皆酸寒涤湿热,而风淫自熄也。

生铜坑中,乃铜之精液。磨铁作铜色,涂铜铁上烧之,红者真,鸭嘴色为上。畏桂、芫花、辛夷、白薇。

198.清-本草述-刘若金-卷之五-石部

[主治]明目,目痛及诸痫痉,女子阴蚀痛并崩中下血,(《本经》)入吐风痰药最快,散癥积,咳逆上气,疗喉蛾,化鼻中息肉,鼠瘘恶疮。

199.清-本草述-刘若金-卷之六-卤石部

喉痹乳蛾:用矾三钱,银铫内熔化(不可用铜铁者),入劈开巴豆三粒,煎干去豆,研矾,用之入喉立愈,甚者以醋调灌之,名通关散。

200.清-本草述-刘若金-卷之九-隰草部下

喉痹乳蛾

灯心草以碱滷浸透,入鸡子壳中封固,煅存性,研细,加梁上倒挂尘及青鱼胆、明矾、铜青,点咽喉生乳蛾,有神效。

时珍曰:大抵此种根苗叶只是吐痰止血,杀虫解毒,故擂汁服之,能止痰疟,漱之止牙疼,接之傅蛇咬,亦治猪瘟病也。按孙天仁《集效方》云:凡男妇乳蛾,喉咙肿痛及小儿急慢惊风,牙关紧急,不省人事者,以皱面草,一名杜牛膝,取根洗净捣烂,入好酒绞汁灌之,良久即苏,仍以渣傅项下,或醋调搽亦妙。

201.清-本草述-刘若金-卷之十六-五果部

荼梅丸喉痹乳蛾,冰梅丸。用青梅二十枚,盐十二两腌五日,取梅汁,入明矾三两,桔梗、白芷、防风各二两,猪牙皂角三十条,俱为细末,拌汁和梅,入瓶收之,每用一枚,噙咽津液。凡中风痰厥,牙关不开,用此擦之尤佳。

202.清-本草述钩元-杨时泰-卷六-卤石部

喉痛乳蛾。白礬三钱,银铫内熔化,(忌用铜铁)。入劈开巴豆三粒,煎干去豆,研礬末。用鹅翎吹入喉,流出热涎立愈,甚者以醋调灌之。名通关散。木舌肿强,白礬、桂心,等分为末,安舌下。

203.清-本草述钩元-杨时泰-卷十六-五果部

白梅又名盐梅、霜梅。气味酸咸平。主喉痹,他治与乌梅仿佛一二,而乌梅较良,资用更多。痰厥僵仆,牙关紧闭者。取白梅肉指擦牙根,涎出即开。喉痹乳蛾,冰梅丸。用青梅二十枚,盐十二两,腌五日,取梅汁,入明矾三两,桔梗、白芷、防风各二两,牙皂三十条,俱为细末,拌汁和梅,入瓶收之。每用一枚,噙咽津液。凡中风痰厥,牙关不开,用此擦之,尤佳。梅核膈气,取半青半黄梅子,每个用盐一两,腌一日夜,晒干,又浸又晒,至水尽乃止。用青钱三个,夹二梅,麻线缚定,通装瓷罐内,封埋地下,百日取出。每用一枚含之,咽汁入喉,即消。收一年者,治一人,二年者,治二人,其妙绝伦。暑气霍乱,白梅一个,和仁捣碎,入丝瓜叶一片,或扁豆叶,再捣烂,用新汲水调,灌下即解。

204.清-本草汇笺-顾元交-卷之八-雀卵(原禽之三,合白丁香)

喉痹、乳蛾,用白丁香二十个,以沙糖和作三丸,以一丸绵裹含咽,立愈。甚者不过二丸,有奇效。

205.清-本草易读-汪昂-本草易读卷四-杜牛膝(九十八)

杜牛膝(地黄为使。即天名精根):甘,寒,无毒。破瘀止血,杀虫解毒,吐痰除热,利水通淋。疗肿疼之乳蛾,息急慢之惊风,敷蛇虫螫伤,漱齿牙之疼痛,吐疟疾之老痰,揩身痒之瘾疹。

生平原川泽,江湖间皆有。嫩苗绿色,似皱叶菘芥,长则起茎。开小黄花如小菊。结实如同蒿子,最粘人衣,狐气尤甚,炒熟则香。

鹤虱(天名精实也):辛,苦,有小毒。杀五脏诸虫,疗心腹虫痛。

蛔咬心痛,时发时止,痛则面白唇红是也。用鹤虱蜜丸豆大,每蜜汤四十丸。(验方第一)小儿蛔咬心痛,鹤虱为末,以肥猪肉汁下之。(第二)大肠虫出,鹤虱为末,水下半两。(第三)乳蛾痛,用杜牛膝绞汁服,以渣敷之。(第四)急慢惊风牙紧,同上。(第五)产后尿涩渴哫,面赤,大便泻,行血利水不效者,以杜牛膝煎服。(第六)

206.清-本草易读-汪昂-本草易读卷八-乌骨鸡(三百八十七)

鸡内金(即膆腔内黄皮也):甘,平,无毒。止泄痢遗精,住崩带肠风。缩小便而除尿痛,退烦热而息淋痛。一切口疮牙疳,诸般喉闭乳蛾。能消酒积,尤止反胃。

疮口不合,贴之。(验方第一)脚胫生疮,同上,一日一易。(第二)阴头疳蚀,瓦焙末一斤,疮洗净,搽之。(第三)口疳。同上。(第四)谷道生疮。同上。(第五)走马牙疳,同枯矾研搽。(第六)一切口疮,烧灰敷之立效。(第七)喉闭乳蛾,烧末吹之破,愈。(第八)

207.清-本草正义-张山雷-卷之三-草部湿草类上

【广义】孙天仁《集效方》凡乳蛾喉咙肿痛,以鹤虱草(一名皱面草,一名杜牛膝),取根洗净捣烂,入好酒,绞汁灌之。张石顽谓:土牛膝解毒利窍,专治血臌,一味浓煎,恣意服之。又锁喉风,以土牛膝捣绞灌之,以鸡羽探吐稠痰,不过二三次,神验。又谓:天名精功专散血,有破宿生新之能力,又能涌吐风痰。凡咽喉肿塞、痰涎壅滞,捣汁饮之,继以鹅翎扫入,搅去稠痰,立效。濒湖谓:天名精并根苗而言之,地菘言其苗叶,鹤虱言其子。其功只在吐痰止血、杀虫解毒,擂汁服之,能止痰疟喉痹,漱之止牙疼,按之傅毒螫。

208.清-本经逢原-张璐-卷一石部-石胆

石胆酸辛气寒,入少阳胆经。性寒收敛,味辛上行,能涌风热涎痰,发散风木相火,又能杀虫。《本经》主目痛,金疮,痫痉,取酸辛以散风热痰垢也。治阴蚀崩淋寒热,取酸寒以涤湿热淫火也。又能为咽齿喉痹,乳蛾诸邪毒气要药。涌吐风痰最快,方用米醋煮真鸭嘴,胆矾末醋调,探吐胶痰即瘥。又治紫白癜风,胆矾、牡蛎粉生研,醋调摩之。风犬咬伤,胆矾末水服,探吐,蜜调敷之立愈。胃脘虫痛,茶清调胆矾末吐之。走马牙疳,红枣去核入胆矾,煅赤研末敷之,追出痰涎即愈。百虫入耳,胆矾和醋灌之即出,《千金方》也。

209.清-本经逢原-张璐-卷二隰草部-天名精

天名精功专散血,有破宿生新之功,故《本经》言下血止血,又能涌吐风痰,杀虫解毒。擂汁服之,能止痰疟,漱之止牙痛,捣之敷蛇伤,煎服除淫秽邪毒,从小便泄出。凡乳蛾喉咙肿痛,及小儿急慢惊风,牙关紧急,不省人事者,捣绞和酒灌之。咽喉肿塞,痰涎壅滞,捣汁鹅翎扫入,去痰立效。亦治猪瘟。

210.清-本经逢原-张璐-卷四人部-爪甲

爪乃肝气之余,其性锐利,故能催生下胞衣,利小便,治尿血及阴阳易病,破伤风,去目翳。刮末治鼻衄齆之立止。又能治乳蛾。用爪指甲不拘多少煅为末,蓬砂、白矾各一钱、西牛黄一分、乌梅、白梅肉各五枚,共捣如泥,含弹大一丸,痰大涌出,三四丸即愈。但其方酸收太速,不无萌发之患,莫若探吐顽痰迅扫病根为愈。

211.清-得配本草-严洁、施雯、洪炜-卷六-果部(五果类八种)

配轻粉、香油,涂痢疳。配生矾末,为丸,含咽,治喉痹乳蛾。同皂角烧炭,敷发背。(发热茶清调,不发热醋调。)

212.清-得配本草-严洁、施雯、洪炜-卷七-木部(香木类二十二种)

龙脑香

辛、苦、微热。入手太阴经气分。开气闭,使风邪内散,通关格,引热气外宣。杀诸虫,疗惊痫,退乳蛾,治舌肿,皆其辛散之力。

213.清-得配本草-严洁、施雯、洪炜-卷八-虫部(卵生类十四种)

壁钱(窠幕):治喉痹乳蛾,已死者复活。用壁上壁钱七个,内要活蟢二个,捻作一处,以白矾七分研末,以壁钱惹矾烧存性,出火毒,为末,竹管吹入立愈。忌热肉硬物。

配人中白等分,烧研,搽牙疳腐臭立止。

窠幕(即白蟢窠):煎汁呷之,治产后咳逆。烧研,吹喉痹乳蛾。

214.清-得配本草-严洁、施雯、洪炜-卷九-禽部(原禽类六种)

白汤化下,治急黄欲死。和人乳,点胬肉翳膜。热酒服,治破伤风疮。(作白痂无血者,杀人最急。)和沙糖为丸,绵裹含咽,愈喉痹乳蛾。和桂心、干姜、艾叶为丸,治疡癖诸块。入麝香少许,米饮下,治痘疮倒靥。

215.清-法古录-鲁永斌-《法古录》天集-草部

天名精:时珍曰:天名精,并根苗而言也。地菘,言其苗叶也。鹤虱,言其子也。其根白色如短牛膝,故曰杜牛膝。其功大抵只是吐痰止血,杀虫解毒。故擂汁服之,能止痰疟。漱之止牙疼。按之傅蛇咬。一名母猪芥,亦治猪温病也。按孙天仁《集效方》云:凡男妇乳蛾喉肿,小儿急慢惊风,不醒人事者,以杜牛膝捣烂,入酒绞汁,灌之即苏。

216.清-法古录-鲁永斌-《法古录》人集-禽部

鸡内金一名脆胵(音皮鸥),俗称鸡肫皮。甘平性濇,雞之脾也。《日华子》曰:止洩精尿血,崩中带下,肠风泻血。《别录》曰:洩痢,小便频遗,除热止烦。时珍曰:治小儿食疟,疗大人淋滴反胃,消酒积,主喉闭乳蛾,一切口疮,牙疳诸疮。男用雌,女用雄。

217.清-分类草药性-佚名-风类

偷油婆

治一切饮食诸毒。同蜈蚣捣烂包鱼口,消疮,敷结毒,治喉蛾,俱效验。

218.清-类经证治本草-吴钢-手太阳小肠腑药类-泻〔十三品(今删去一品,又附九品)〕

根,士材曰:用略同。时珍曰:治小便不通,喉蛾,目翳。同蜜,治热痢不止。诚斋曰:治干湿诸癣不愈,以穿山甲刮破,捣根取汁,擦之二三次,自愈。

219.清-类经证治本草-吴钢-足厥阴肝脏药类-泻〔七十七品(今删去七品,又附四十二品)〕

杜牛膝

天名精根也,甘,寒,微毒。破血又能止血,吐热痰,利大小便,解毒杀虫。治乳蛾喉痹,砂淋血淋,小儿牙噤,急慢惊风,不省人事,止牙痛。又治产后发斑,大小便闭。又治疟疾,傅蛇虫螫,洗痔疮。时珍曰:治疔疮发背,恶蛇伤。白而短,牛膝、地黄为使。

220.清-山居本草-程履新-《山居本草》卷三上-菜部上

喉痹乳蛾(虾蟆衣,凤尾草,擂烂,入霜梅肉煮酒各少许,再研绞汁,以鹅翎刷患处,随手吐痰即消也。)

【根】名土牛膝。

叶同,性寒,味甘辛。

主治:吐痰止血,杀虫解毒,凡男妇乳蛾,喉咙肿痛,及小儿惊风,牙关紧急,不醒人事,取根洗净,捣烂入好酒绞汁灌之良久即醒,仍以渣敷项下,或醋调搽亦妙,治牙痛。(汤泡少时,以手蘸汤挹痛处即定,或同醋煎漱口,仍以叶塞痛处。)止疟烦渴,胸中结热,逐水,大吐下瘀血,血瘕欲死,下血利小便,主眩痹,破血,生肌,止鼻衄,除诸毒肿丁疮瘘痔金疮,内射身痒,瘾疹不止者揩之立已,解恶虫蛇螫毒,挼以敷之。

221.清-山居本草-程履新-《山居本草》卷三下-菜部下

喉痹乳蛾(新鲜牛膝根一握,艾叶七片,捣和人乳,取汁灌入鼻内。须臾痰涎从口鼻出,即愈。无艾亦可。又一方:牛膝捣汁,和陈醋灌之。)

222.清-山居本草-程履新-《山居本草》卷四上-果部上

喉痹乳蛾(冰梅丸。用青梅二十枚,盐十二两,腌五日,取梅汁,入明矾三两,桔梗、白芷、防风各二两,猪牙皂角三十条,俱为细末,拌汁,和梅入瓶收之。每用一枚,嚼咽津液。凡中风痰厥,牙关不开,用此擦之尤佳。《总录》用白梅包生矾末,作丸含咽,或纳吞之。)

223.清-山居本草-程履新-《山居本草》卷六-水火土金石部

主治:痈肿风,头下肿,乳蛾。小儿霍乱吐泻,炙,研,乳汁服一钱。醋调,涂肿毒,蜂虿毒,蜘蛛咬。又治妇人难产。

附方

女人难产(土蜂儿窠,水泡汤,饮之。取时逢单是男,双是女,最验。)

肿毒焮痛(陈藏器《本草》:用醋和泥蜂窠涂之。《直指》:加川乌头等分,云未结则散,已结则破也。)

丁疮肿痛:土蜂窠(煅)、蛇皮(烧)等分。酒服一钱。

咽喉乳蛾:土蜂窠一个,为末。先用楮叶擦破患者舌,令血出,以醋和末,用翎点之,令痰涎出为效,后用竹根搙水服数口,取利。

喉痹乳蛾:乌龙尾、枯矾、猪牙皂荚(以盐炒黄)等分。为末,或吹或点皆妙。

喉痛乳蛾:帐带散:用矾三钱,铁铫内熔化,入劈开巴豆三粒,煎干去豆,研矾用之,入喉立愈。甚者,以醋调灌之。亦名通关散。法制乌龙胆:用白矾末,盛入猪胆中,风干,研末。每吹一钱入喉,取涎出妙。

224.清-淑景堂改订注释寒热温平药性赋-李文锦-卷四-平性(凡五十品)

杜牛膝泻火吐痰,破血解毒,治蛾、痹捣汁灌之,实神效焉。

225.清-随息居饮食谱-王孟英-果食类

喉痹乳蛾,青梅二十枚,盐十二两,腌五日,取梅汁,入明矾三两,桔梗、白芷、防风各二两,牙皂三十条,俱研细末,拌汁和梅,入瓶收之,每用一枚噙咽。凡中风痰厥,牙关不开,以此擦之,亦妙。

226.清-汤液本草经雅正-钱雅乐、钱敏捷、钱质和-卷二-隰草部

天名精即鹤虱(存中),嫩苗绿色,似皱叶菘芥,微有狐气。长则开小黄花,如菊。结实如茼蒿,子最黏人衣,狐气尤甚,炒熟则香(时珍)。秉天地清阴之气,阴甘入血,辛能散结,寒能驱湿除热(仲淳)。功专散血,有破宿生新之功,故言下血止血,又能涌吐风痰、杀虫解毒(石顽)。打汁服,止痰疟(时珍)。乳蛾喉肿及惊风牙关紧闭不省人事(天仁),恶疮肿毒(秦),吐血《易简》。除淫秽邪毒,从小便出。咽喉肿塞,痰涎壅滞者宜之《圣济录》,亦可治牛豕瘟(时珍)。

227.清-汤液本草经雅正-钱雅乐、钱敏捷、钱质和-卷四-蔓草部

蔓生土中,结实如橄榄,剖之色黄,故名。味苦气寒,能祛内外结热,遍身恶毒,消瘴疬、乳蛾喉痹口烂、目痛耳胀、热嗽吐衄、齿痛疔喉等症,有起死回生之功(《柑园》)。

228.清-调疾饮食辩-章穆-卷一下

《易简方》治喉痹、乳蛾:盐煅赤,研,箸头点。

苎麻可治喉痹乳蛾:烧烟,张口尽力吸入喉内,皮破血出立愈。又治风虚腰痛,新苎麻酒润湿,甑内蒸之,乘热紧束腰间(并出《便用单方》)。

《圣济总录》用治喉痹乳蛾:白梅去核,包白矾半分,含汁。甚者加炒盐、牙皂末各少许,捣为丸,噙汁咽。又蚀疮疡久烂,死肌恶肉。

229.清-调疾饮食辩-章穆-卷三-菜类

牛膝苗

又治乳蛾、乳痹,捣汁和陈醋饮(出《肘后方》)。

230.清-调疾饮食辩-章穆-卷五-鸟兽类

脆腔内黄衣(脆腔即脾,其内黄衣即胃。凡羽族脾胃,皆紧相粘着,俗名为肫),俗名鸡内金。《别录》云:止小便频数。日华子云:治泄精、溺血、崩带、肠风。其味本涩,尚可信也。《纲目》用治喉痹、乳蛾。

231.清-调疾饮食辩-章穆-卷六下

按:蟾蜍本有灵异,其三足及有角有丹书者,非常有之物,可无深论。而寻常四足之蟾,聚置密器,任如何覆盖,必能渐次逸去。惟置高处不近土,则不能去,故俗传其能土遁,术家用之,或以此乎。论其充馔,似非所宜。而能为用于病。陶隐居曰:温病发斑困笃者,去肠生捣食一二枚,无不愈者。……《得效方》治大风疬疾:蟾蜍泥包煨熟,煎酒尽量饮,不拘次数。又蟾腹硕大,由其自运气鼓之,欲其胀则顷刻而胀,欲其消亦顷刻而消,故可治气肿。或干蟾入汤剂,或为末,或煮炙其肉食,皆佳。但性能闭小便,凡诸病小便短赤者,药饵、饮食皆不宜犯此。又凡腹下无八字者,赤者,皆有毒,不可食。又眉间白汁名蟾酥,入外科方,能拔毒去死肌,又能治喉痹、乳蛾。

232.清-握灵本草-王翃-卷之一-土部

喉痹乳蛾。乌龙尾、枯矾、猪牙皂角以盐炒黄,等分为末。或吹、或点皆妙。

233.清-握灵本草-王翃-卷之一-石部

喉痛乳蛾。用矾三钱,铫内溶化,入巴豆劈开三粒,煎干去豆,研矾用之,入喉立愈。甚者,以醋调灌之。一方白矾入猪胆中,风干研末。每服一钱入喉,取涎出妙。一方用皂矾,即绿矾,入好米醋同研,含之咽汁,立瘥,出刘禹锡《传信方》,甚奇妙。皂矾性酸凉,有燥湿解毒、化涎之功。

234.清-握灵本草-王翃-卷之四-草部三

喉痹乳蛾。新鲜牛膝根一握,和人乳捣取汁,灌入鼻内。或以陈醋同捣汁灌之。

235.清-握灵本草-王翃-卷之七-果部

[选方]喉痹乳蛾。冰梅丸:用青梅二十枚,盐十二两,淹五日,取梅汁,入明矾三两,桔梗、白芷、防风各二两,猪牙皂角三十条,具为细末,和梅入瓶收之。每用一枚,嚼咽津液。凡中风痰厥,牙关不开,用此擦之尤佳。

236.清-握灵本草-王翃-卷之九-虫鱼部

喉痹、乳蛾。用蟾酥和草乌尖、猪牙皂角末等分,丸如豆大。每研一丸,点患处,神效。

237.清-握灵本草-王翃-补遗卷-鸟兽部

喉痹、乳蛾。白丁香二十粒砂糖和作三丸,每以一丸含咽,即得愈。极有奇效。

238.清-务中药性-何本立-卷七-草部

杜牛膝

> 杜牛膝乃鹤虱根,能破产后血瘀坚,
>
> 小儿惊风牙紧闭,乳蛾喉痹水浓煎,
>
> 吐痰止疟止牙痛,蛇虫螫毒敷用生,
>
> 清热解毒猪瘟病,能化诸骨哽塞咽。

杜牛膝甘寒,微毒,能破血。一妇产后口渴气喘,面赤有斑,大便泄,小便闭。用行血利水药不效,用杜牛膝浓煎膏饮,下血一桶,小便通而愈。又能吐痰,止血除热,解毒,杀虫。治乳蛾喉痹,砂淋血淋,小儿牙关紧闭,急慢惊风,不省人事者,绞汁入好酒灌之即苏,以醋拌渣敷项下。

239.清-务中药性-何本立-卷十五-禽兽部

鸡胵皮

> 鸡胵皮性甘涩滞,能消水谷止泻痢,
>
> 除热止烦止遗精,酒积膈消疗反胃,
>
> 崩带肠风小便血,牙疳乳蛾喉肿痹,
>
> 小儿食疟诸口疮,痈疽已溃敛口配。

240.清-务中药性-何本立-卷十六-鳞介部

青鱼

> 青鱼甘平祛风痹,脚肿脚弱祛脚气,
>
> (尤鱼)骨能疗心腹疼,睛汁注目能夜视,
>
> 胆汁苦寒散热毒,目赤肿痛去目翳,
>
> 喉痹乳蛾口含吞,鱼骨哽咽涂外痔。

青鱼甘平微毒,服术之人忌之,不可合荒芰、葵菜、豆、藿、麦、酱同食。

241.清-务中药性-何本立-卷十七-虫部

蟾酥

> 蟾酥蟾蜍眉间津,性温有毒味甘辛,
>
> 小儿疳瘦脑疳毒,诸疮肿硬拔恶疔,
>
> 破伤风病牙齿痛,喉痹乳蛾肿塞音,
>
> 每服只可一二厘,须知不可过一分。

242.清-药论-沈文彬-二、散剂-香散

龙脑香

消风化湿而开关通窍,驱逐鬼邪而目明耳聪。风热痰涎壅盛,昏滋目痹潜消。乳蛾喉闭须此,舌肿破烂功高。世知其寒而通利,未达其暖而轻浮。然人阳易动,阴易亏,谁知此药辛温善走,故能散热利气。时人目痛、喉痹、下疳必用者,以火济火,如烧酒洗眼获效,辛散故也。

243.清-药性纂要-王逊-卷二-草部

天明精(《本经》上品)根名土牛膝,根叶同用。

味甘,气寒。擂汁服能止痰疟,漱之止牙疼,按之傅蛇咬,亦治猪瘟。凡男妇乳蛾,喉咙肿痛及小儿急慢惊风,牙关紧急,不省人事者,以土牛膝取根,洗净捣烂,入好酒绞汁灌之,良久即苏。仍以渣敷项下,或醋调搽亦妙。

244.清-要药分剂-沈金鳌-卷五-补剂下

鸡肫皮

一名鸡内金。味甘,性平,无毒。

主治主泄痢,小便频遗,除烦,止热。(《别录》)止泄精尿血,崩中带下,肠风泻血。(《日华》)治小儿食疟大人淋沥反胃,主喉闭乳蛾一切口疮牙疳。(《纲目》)

245.清-医学要诀-张志聪-草诀-神农本经中品

天名精寒主喉痹,下血止血小便利;瘀血血瘕欲死形,杀虫吐痰治瘘疬。此上品药也。天名精,并根苗而言,其功长于吐痰止血,解毒杀虫,故服之能止痰疟。漱之立止牙疼,采之敷蛇咬螫毒。根名土牛膝,凡乳蛾缠喉肿痛,小儿急慢惊风,牙关紧急,不省人事者,取根捣烂,入好酒绞汁灌之,良久即苏。仍以渣敷项下,或醋调搽。子名鹤虱。主蛔虫心痛,杀五脏虫,止牙疼,敷恶疮。(眉批:土牛膝主堕胎)。

246.清-医学要诀-张志聪-药性备考-禽部

丹雄鸡肉《本经》上品,甘微温。……胜胫里黄皮,一名鸡内金。治泄痢小便频遗,反胃吐食,淋沥泄精,崩中带下,喉痹乳鹅,小儿食疳牙疳,泄痢疟疾。

247.清-玉楸药解-黄元御-卷五-禽兽部

鸡内金扶中燥土,治泄利崩带,尿血便红,喉痹乳蛾,口疮牙疳,失溺遗精,酒积食宿,胃反膈噎,并消痈疽发背。

248.清-植物名实图考-吴其濬-卷之十一-隰草类

牛膝,《本经》上品。处处有之,以产怀庆、四川者入汤剂,余皆谓之杜牛膝。《救荒本草》谓之山苋菜,苗叶可煤食,有红白二种。捣汁和盐,治喉蛾;嚼烂罨竹木刺。俱神效。江西俚医有用以打胎者,孕妇立毙,其下行猛峻如此。《广西通志》谓之接骨草,治跌伤有速效云。

249.清-慈幼便览-文晟-痢疾

沆瀣丹:治胎毒胎热,面赤目闭,口疮重舌喉蛾,便闭溺黄,痰食疰腮,火丹风搐诸实症。

250.清-大医马氏小儿脉诊科-马氏-卷下-九、喉舌论治(附鹅口、重舌)

今之医者,皆有其药也,如薄荷、乌头、姜蚕、白矾、朴硝、铜绿之类是也。至于走马喉痹,何得于此?其死生反掌间耳。其最不误人也,无如砭针出血,血出则病已。经云:"火郁则发之。"发谓发汗,然咽喉中岂能出汗?故出血者,乃发汗之一端也。内服牛蒡子汤、甘桔汤、五福化毒丹、败毒散、龙脑鸡苏丸等药,外吹绛雪吹喉散、硼砂散等药,或用乌鱼散治重舌、川硝散治木舌亦可。

251.清-金匮启钥(幼科)-黄朝坊-卷二-口疮论(【附】齿咽喉)

喉闭乳蛾,用鸡内金,勿洗阴干,烧存性,研末,吹入即破而愈。

252.清-婴儿论-周士祢-辨疮疹脉证并治第四

乳蛾喉肿者,乌头一块研如泥,醋面调,以贴足心,再三换之。

253.清-幼科切要-王锡鑫-幼科预宜修制应用诸方

沆瀣丹:治小儿一切胎热胎黄、面赤目闭、鹅口疮、重舌、喉闭、乳蛾、浑身壮热、小便赤、大便闭结、麻疹、瘟瘰、游风、癣疥、流丹、瘾疹、痰食、风热、疰腮、面肿、十种火丹、诸般风搐、及大人头面三焦风热等症。

254.清-幼科直言-孟河-卷六杂症-乳蛾

咽喉乳蛾,并喉内一切肿痛危症,蓬砂一味,研细三五分,井水调化含漱患处,以愈为度。

255.清-幼幼集成-陈复正-卷二-胎病论

治小儿一切胎毒,胎热胎黄,面赤目闭,鹅口口疮,重舌木舌,喉闭乳蛾,浑身壮热,小便黄赤,大便闭结,麻疹斑瘰,游风疥癣,流丹瘾疹,痰食风热,疰腮面肿,十种火丹,诸般风搐,并皆神效。

256.清-幼幼集成-陈复正-卷四-咽喉证治

治喉闭乳蛾,用鸡内金,勿洗,阴干,烧过存性,研末以小竹筒吹之,即破而愈。(鸡内金即鸡肚腹内肫皮也)

257.清-(增订)验方别录-郑奋扬编,徐友丞增订-增订验方别录初集-咽喉门

《汇精》云:土牛膝根汁,加人乳,或酒和匀,漱之,通治咽喉疼痛,痰壅声响。重汤炖温,频频漱之。乳蛾,左蛾滴右鼻孔,右蛾滴左鼻孔,双蛾左右俱滴,吐出痰涎,其毒立开。(增)

丞按:《丹方集异》载此方治喉蛾,《喉痧至论》言喉症外治提□以泄毒。一面用异功散贴喉外两旁,一面用拔毒散敷经渠穴。

治喉咙忽胀似喉蛾不能进食

[秘传溯源]丞按:《养生经验集》记述常熟赵氏祖传此方,药甚效而甚秘。一日赵氏子与友章某饮,询其方不答,酒次,赵喉间痛不可忍,乃大声曰:为求猪牙皂角来。来则细捣,以醋调,入喉口五匙漱之,痰大吐,痛立止,余药涂外颈上,干则易之,其乳蛾即破而愈。后章传人颇众,《朱氏》《验氏》亦载。《正宗》方名曰乌龙散。

[参证]丞按:《徐批外科正宗》云:用猪牙皂角七条,去皮弦,为粗末,水一盅,煎一分,入人乳三匙,冷服,即时非吐即泻,治咽喉肿痛、痰涎壅盛、喉风、喉痈、乳蛾等证,并效,惟缠喉风牙关紧闭者不可与,恐痰上出而口不开(此句徐圈批曰:此节议论甚正),壅塞无路而出故也,除此皆效。又久病咽痛忌用。徐批此治风痰之法。

喉风、喉痛、乳蛾等症须看喉风第一方下所载《外科正宗》皂角末服法。《朱氏验方》治咽喉十八种毒,猪牙皂七根,去边,水二盅,煎六分,去渣,入蜂蜜少许,或鸡蛋少许,温服即吐出风痰,毒气自泄,胜用刀针。又外用米醋调皂角末,涂颈与下颊,干又换涂,此法治乳蛾,乳蛾自破。

须知喉症热毒头上有红疙瘩或生红发《朱氏集验方》治喉蛾,凡喉中生毒,须看头上有红疙瘩,即用针挑破,或生红发,即扯去,其毒自解。

凡乳蛾水浆不入者,先用皂角末点破,再用牛膝汁和醋含咽。

治法:以手用力,提顶心发,立通。秃者撮顶心皮,见《鸿宝载蒋伟方》,乳蛾将顶心发上,用生姜擦红,即好。(《大全》)

258.清-(增订)验方别录-郑奋扬编,徐友丞增订-增订验方别录二集-咽喉门

青芝散

专治咽喉风火时邪急症,并双单乳蛾,极效。

捷妙丹

治双单喉蛾神效。

[按症用方]此方风载普明子《医学心悟》。普明子治喉痹、缠喉风、走马喉风、缠舌喉风,用加味甘桔汤。治双单乳蛾、喉疔、喉瘤,服甘桔汤。治喉疮,内服甘桔汤,外用荆芥汤。须查看以下普明子治法而用之。

周半仙喉症漱口方

生石膏(二两),生蒲黄(八钱),银花(四钱),薄荷叶(钱半),人中黄(三钱、研),秋石丹(一钱),甘菊(四钱),山豆根(五钱),土牛膝(四钱,)荆芥(二钱)。

上药十味,秤准分两,不可增减,用水浓煎,频在口中含漱,吐出痰涎,以肿消痛止为度,不可咽下,防过凉也。此方同治壬戌及己巳年,都门喉症甚剧,百药不效,姚江周虎文别驾,传以此方,无论喉蛾、喉风、烂喉、白喉,历试屡验,所活不下数千人,都门士大夫呼别惊为周半仙云。

[用效证明]予友王理堂君用此方神效,称述是方药味虽凉,然不下咽,只在口中含漱,引其风热之毒上行,吐出痰涎,须频频漱之,以肿消痛止为度。

治咽喉火毒肿痛方名异传赴宴散

朱砂(三分),射干(五分),硼砂(三分炒),大黄(五分),黄柏(五分),川连(五分),冰片(一分),白芷(五分)。

共研细末,用笔管吹入咽喉,有殊功。

又方:冰硼散:冰片、朱砂各一分,硼砂、芒硝各五厘,研极细末,吹入口内。

治喉蛾方:治人已气绝、心头微热者。

人已气绝、心头微热者,药入口,听有声,能下咽,无不活。冬月取老猪婆粪,放在屋上,日晒夜露,七八日取下,在炭火上煅至烟尽为度,以水调如糊,徐徐灌之。此方须预制以备救人。

丞按:此方见载《串雅》以表明其出处,然《喉症家宝》一方,最为简便,特录于下:单乳蛾,或左或右,手足厥冷,头目昏沉如厥,短气欲绝,用吴茱萸末,米醋调敷涌泉穴。

双单乳蛾

状如乳头生喉间,一边生者曰单蛾,两边生者曰双蛾,用畜菜汁调元明粉,灌

去痰涎,吹以冰片散,随服甘桔汤,自应消散,若不消,以小刀点乳头上出血,立瘥。凡针乳蛾,宜针头尾,不可针中间,鲜血者易治,血黑而少者难治。凡用刀针血不止者,用广三七末,嚼敷刀口上即止。凡使刀针,不可误伤蒂丁,损则不救,慎之慎之!

又方:用土牛膝绞汁,含口漫咽,即效。

治喉痹乳蛾方

青梅二十枚,盐十二两,腌五日,取梅汁,入明矾三两,桔梗、白芷、防风各二两,牙皂三十条(俱研细末),拌汁,和梅,入瓶收之,(每用一枚)噙咽。凡中风痰厥,牙关不开,以此擦之亦妙。

喉蛾吹药

用灯草茎缠指甲,就熏灼黄燥,将二物研细,更用臭虫十个,一并捣入,为末吹之,即愈。(《浪迹丛谈》)

丞按:《丹方集异》治喉蛾方,用灯草烧灰存性,人指甲焙燥,研末匀和,吹之愈。

259.清-拔萃良方-恬素氏-卷一-【咽喉类】

夺命红枣丹

专治喉风痹、双单乳蛾等症,屡试屡验,诚仙方也。阴虚孕妇忌用。

万应喉中散

专治喉痹、缠喉风、双单乳蛾、喉痈喉疮、阴虚咽痛等症,吹之效如仙丹,屡试屡验。幸勿轻视。

独胜散

专治烂喉痧、缠喉风、锁喉风、双单乳蛾等症。

260.清-拔萃良方-恬素氏-卷三-内消

青芝散

专治咽喉风火时邪急症,并双单乳蛾等,用此极验。

261.清-辨症良方-蒋杏桥-卷一-辨脉

喉蛾方:蒜头、轻粉二味捣,放大拇指背窝内,扎好,交昼洗去。如蛾生左边,放于右指上。如蛾生右边,放于左指上。双蛾双放,有痰则吐之(法与牙痛同)。

262.清-辨症良方-蒋杏桥-卷二-咽喉痛

甚者宜蛾上刺血。

263.清-辨症良方-蒋杏桥-卷二-外科方

喉痹乳蛾:雄麻雀屎(头尖者是),研末,沙糖丸,用绵裹,含咽,立愈。

264.清-不知医必要-梁廉夫-卷二-咽喉

指甲散:治喉蛾。

265.清-成方切用-吴仪洛-卷十二下-救急门

乳蛾喉痹

丹乳蛾,水浆不入。先用皂角末点破,再取杜牛膝汁,和醋含咽。又法,艾叶捣汁,口含良久,肿自消。(冬月无叶。掘根用之)。又喉闭者,取山豆根汁含咽即开。有药不能进者,急取患者两臂,捋数十次。使血聚大指上,以发绳扎住拇指,针刺指甲缝边出血,(指甲缝边,乃少商井穴。)如放痧一般。左右手皆然,其喉即宽。

266.清-成药全书-丁甘仁-正编-外科门

冰硼散

专治喉蛾,喉痛喉风,一切风火虚火,诸喉症肿红焮痛,吹之即清热止痛,消肿化痰,神效异常,兼治牙龈牙齿肿痛。将此散搽于患处,无不应手而愈。

锡类散

专治烂喉时症及乳蛾牙疳,口舌腐烂,凡属外淫为患,诸药不效者,吹入患处,濒死可活。

267.清-成药全书-丁甘仁-续编-六气门

万应锭

此方京都广盛流传。按症敷服,诚有万应之称。本堂觅置是方,虔合试用,极验无比。凡中风、中痰、中寒、中暑、半身不遂、口眼歪斜、喉闭乳蛾、牙疳霍乱、瘟疫疟痢、血热便血、斑疹伤寒、黄病小儿、痘症惊风,以及疔毒攻心,俱用开水化服四五分,小儿减半。兼疗外症,无名肿毒、臁疮、伤水疮等,用醋研,敷患处。并治骡马水结粪结,黄病孤眼,狗生风毒。每用无根水化服,对症用之,立效如神。孕妇忌服。

268.清-成药全书-丁甘仁-续编-外科门

万应喉症散

专治咽喉危症,喉痹、喉风、单双乳蛾之类。初发为潮热,口渴舌干则水火不得升降,津液难以下咽,顷刻之间,症有危险万分者,一时令人无从措手。今本堂觅置是方虔修,选用珍宝等品,能清热气上冲,善去痰涎。凡患者将药吹入喉内,则风火自消,痰能渐化,肿退病愈,立见音响如钟,试验喉症之圣药也。

西瓜霜(一两),飞辰砂(二钱),冰片(五分),犀角尖(二钱),西牛角(一钱),朱粉(二钱),明雄黄(二钱),人中白(二钱),元寸(五分)。

上药九味,共为细末,吹入喉内,立见功效。

除温化毒散

粉葛根(二钱),生地(二钱),淡黄芩(二钱),姜虫(二钱),浙贝母(三钱),蝉蜕(一钱),山豆根(二钱),甘草(五分)。

此方喉证初起可服。如单双乳蛾等喉症,加冬桑叶二钱煎服。

擦牙益笑散

专治心、肝、肾诸火牙痛。每日早晨擦之,其功神效。如能久擦,令人固齿杀虫。

桂圆(一斤),食盐(四两)。

两共火煅,研细粉,冰片随加。

治一切喉蛾、喉风、喉痛、白喉等症,肿红焮痛,痰涎上涌,甚至不能咽饮汤水,情形危险,可将此丸二枚,掉换含之,清水洗净再含,能化痰散火,消肿止痛,极为应效。

269.清-揣摩有得集-张朝震-女科-通乳消肿汤

妇人吹乳、乳蛾、乳岩,积滞成块,红肿疼痛,身上发烧发冷。总属气血凝滞,服之出汗自愈。

泽兰叶(五钱),青皮(钱半,炒),贝母(钱半,去心),白芷(五分),当归(钱半),甲珠(三分),蒲公英(三钱),乳香(一钱,去油),没药(一钱,去油),瓜蒌(钱半),生草(一钱),地肤子(钱半,炒)。水煎温服。

270.清-串雅补-鲁照-卷一-顶方

双单喉鹅,明矾汤下。喉黄,生草汤下。

271.清-串雅内外编-赵学敏-串雅内编卷一-截药内治门

附异功丹方:斑毛去翅足四钱,糯米炒黄,血竭、没药、乳香、全蝎、元参各六分,麝香、冰片各三分,共研细末,磁瓶收贮,弗令泄气。用时以寻常膏药一张,取药末如黄豆大,贴喉外紧对痛处,阅二三时,揭去,即起泡,用银针挑出黄水。如黑色或深黄色,再用膏药及药末贴于泡之左右,仍照前挑,看出淡黄水为度。不论喉蛾、喉风、喉闭,一切均可用,惟孕妇忌之。此乾隆丁未乩方也。

吹喉药

治急缠喉风、乳蛾、喉痹。

272.清-串雅内外编-赵学敏-串雅外编卷三-法制门

乌龙胆

治一切喉症喉蛾喉痛。

273.清-丁甘仁先生家传珍方-丁甘仁-二、散部

冰硼散

专治小儿鹅口白班,肿连咽喉,及一切喉痛乳鹅,喉风肿痛等症。

274.清-丁甘仁先生家传珍方-丁甘仁-五、杂方

诸药研极细末和匀,用大麦粉煮成浆,杵拌打成锭,每块重三分,觅干收入瓷瓶,无令泄气。每服一块,重证加服,用冷水磨汁,将冷开水冲服。不论喉痧、烂喉、单双乳蛾,诸险等症,立即见效。如遇牙关紧闭,即从鼻管入,即开,再服立效。再有斑痧症,不能发出者,服之即效。兼治小儿惊风,虽平常而应验其速,幸勿轻视。如用萝蔔汁冲服更妙也。

蜒蚰梅子

用梅子一斤,大约蜒蚰百个,一层梅子,一层蜒蚰,安好放太阳晒干。此方专治喉痛,或喉闭,或喉蛾,或喉痧等症,服之神效。

275.清-古方汇精-爱虚老人-卷二喉口类-胆贝散(六)

治咽喉乳蛾,一切喉症,吹之立效。

川贝母、生石膏(各三钱),花粉(七分),芒硝(八分)。

上药各为细末,用雄猪胆一枚调匀,风干,研细末。

276.清-古方汇精-爱虚老人-卷二喉口类-治喉蛾方(九)

枯矾(二钱),桑茧(烧灰),鸡肫皮(各一钱,烧灰),喜蛛壁窝(二十一个,烧灰),珍珠(三分,豆腐内煮,同灯草,研)。

共研末。无声为度,用芦管吹之。

一方,治患喉蛾,已经气绝,心头微温者,于冬天三九时候,取老猪婆粪,放屋上,日晒夜露,七日取下。火煅,至烟尽为度。以水调如粉粥,徐徐灌之。能下总无不活。

277.清-古方汇精-爱虚老人-卷二喉口类-治喉风方(一零)

舌大如胕,即时不救,立死者。

冰片(一分),火硝、硼砂(各三分),姜蚕(五分),胆矾、青黛、各二分)。

共为细末,吹入即解。

一方:凡患乳蛾,咽喉肿痛,刺少商穴,血出即松。(少商穴,在大拇指头甲盖旁,间一韭菜叶许即是。男左女右刺之。又患在左,刺右指,患在右,刺左指。)

一方:凡生乳蛾者,头顶发内,必有红泡一个,用银针挑破,出血毒泄,吹药尤效。

278.清-行军方便便方-罗世瑶-卷中-愈疾

治乳蛾最效秘方。将两子大姆指旁缝内刺出血即松。又方,用姜黄(一片)、红枣(二枚去核)、巴豆(三粒),同捣如泥,唾津调为二丸,绢包线扎,一握左手心,一塞左鼻孔,卧汗,立愈。此药可治三人。又方,用人指甲,瓦上焙焦黄色,研末吹喉内即破。兼治骨鲠。

凡喉毒喉蛾,须看头上有红疙瘩,或红点,即用针挑破。或生红发即扯去毒自解。

279.清-厚德堂集验方萃编-奇克唐阿-卷一-咽喉总论

治乳蛾方

硼砂(五分),熠硝(一钱),冰片(一分),僵蚕(三个),防风(一钱)。

共研末,吹患处或吹鼻内,均效。

治乳蛾喉闭咽肿方

鸡肫肝(一个,取肝内黄皮,不见水,擦净阴干),川连(五分,去芦),硼砂(六分),冰片(三分)。

共研极细末,收瓷瓶内,勿令泄气,用时以竹管吹患处,神效异常。

治喉肿咽闭点水不下方

明矾、银硃不拘多少,共研末,喉中即愈。

治乳蛾兼肿闭方

瓦松数枝,洗净捣烂,取汁漱口,数次即开。如冬月无鲜者,于九月九日摘取,阴干,用时水泡,捣汁漱之亦可。

280.清-回生集-陈杰-回生集卷之上-内症门

缠喉风秘方常熟赵氏祖传缠喉风药甚效而方极秘。昔一日赵氏子与友章某饮,询其方不答。酒次,赵喉间忽痛不可忍,乃大声曰:为求猪牙皂角来!来则细捣,以酸醋调末入喉,四五嗽,痰大吐痛立止。章数以告人,传者遂众。用皂角末醋调涂外颈上,干则易之,其乳蛾即破而愈矣。

喉蛾汤水不下方:燕窝土、雄黄各等分,共研细末,以堆花烧酒调敷咽喉外两旁即愈。

治双单蛾神方:凡双单蛾头顶上有双紫泡谓双蛾,有单紫泡谓单蛾,先用银簪挑破,捏出紫血,则患势稍衰不紧矣。若看不出紫泡者,谓之隐蛾,先用桐油蘸于蛾翎上,在舌根下绞出痰涎,俟鼻中知桐油臭即止,再用马兰头草捣汁同好醋含漱数次即愈。冬月无马兰头草,用山豆根一两煎极浓汁,用醋漱亦效。

治双单喉蛾肿闭:冰片(三分),麝香(三分),皂角刺(三分),共研细末,将竹管吹入,一破即愈。加山豆根、射干花根更神效。

来泉散:治乳蛾良方。

雄黄(一钱),鸡内金(三个,焙脆存性),生白矾(一钱),共研细末,入瓶收贮听用。令患者先用凉水漱口,将药用竹管吹至喉中,即吐涎水碗许,其痛立止。

281.清-回生集-陈杰-回生集卷之上-新增紧要良方

治实火喉症蛾子

用生梅子一升,蜒蚰虫不拘多少,(此虫俗名滑泥涎,其虫涎滑满身)。同装入坛内,日久虫化成水,梅子自干,收贮。如遇此症,用梅子一个,噙之即愈。

282.清-回生集-陈杰-回生集卷之下-新增回生集续补经验良方

治实火喉症蛾子

用生梅子一升,蜒蚰虫不拘多少,(此虫俗名滑泥涎,其虫涎滑满身)。同装入坛内,日久虫化成水,梅子自干,收贮。如遇此症,用梅子一个,噙之即愈。

283.清-集古良方-江进-卷之九-咽喉门(第四十二,计二十四方)

治急喉风乳蛾闭塞

用新鲜牛膝根一撮,艾叶七片,捣碎,人乳和,再捣取汁,令患者仰卧;将汁灌入鼻内,须臾,痰涎即从口鼻出而愈。

治喉蛾神效方

用玄明粉吹入喉中,用井花凉水噙化,咽下,即愈。

又方:用清水化硼砂三分,番木鳖去毛,磨三分,含在患处,去涎,即愈。

治喉蛾蟏蛸窠方

单用七枚蟏蛸窠,火烧存性细研过。

喉中吹药能消散,或酒调吞治此蛾。

284.清-几希录附方-毛世洪-卷上内科-治咽喉

孙真人活命神丹:治喉风、喉痹、双单喉蛾等症,屡试屡验,真仙方也。阴虚喉痛者不可用。

285.清-济人宝笈-刘晓-卷上-咽喉类

喉蛾验方

用壁上蜘蛛结的白幔儿七个,以筷子挟住烧存性,加冰片一厘,以竹管吹入,一声响即愈。

喉闭单双蛾验方

用疏母藤,取来绞汁二盏,米醋一盏,调和灌下,即吐浓痰而愈。(疏母藤,又名五爪龙草,枝叶皆清色,见霜即枯。)

又方:将患者虎口以两手紧抹四五十下,将恶血抹赶至大母指间,以线扎住,刺破出紫恶血,其喉即开而愈。先从臂上抹起。

上清丸

治项肿喉闭,乳蛾头痛,口疮火眼。

286.清-济人宝笈-刘晓-卷下-痈疽肿毒类

上先将郁金一味,为细末,后将巴豆、雄黄二味,各研细末,同合一处,研匀,用绵纸一张,将药卷于其内,用木棍赶,数次轮转,白纸遂成黄纸,出药,别用纸包,其黄药纸,亦用纸包之。凡百疮毒,量其大小,用醋湿纸,贴之上空疮顶,以凉水润数次,效速如神,不愈再换一次,必效。其余药末,稀面糊为丸,如绿豆大三五丸,凉水下之,制药用辰日辰时,不许鸡犬见闻。用药不许说出药性,致泄仙人之机。凡一切无名肿毒、恶疮,或毒定者,有脉息,皆可救。乳蛾、喉闭,每用数厘,极危亦愈。

一治咽喉十八证及乳蛾,用一丸噙化。

287.清-济人宝笈-刘晓-卷下-下疳类

治下疳疮,此方兼吹喉蛾神效。先用甘草节煎水,洗净,用橄榄核,烧为细末,每一钱,加冰片二三厘为末,搽之。如阳物肿大,不能用药,先用黄柏、黄连、黄芩、甘草,取江边杨柳根,共煎水,入小罐内,冷至微温,以此物入中浸之。

288.清-济人宝笈-刘晓-卷下-新增屡验奇方(敬吉堂主人校定)

治乳蛾

蜒蚰与盐霜梅子,同贮瓶内,封固,俟蜒蚰化成水,凡遇单蛾,取梅子一个,双蛾两个,令口含之,流出胶涎,立愈。

289.清-济世神验良方-佚名-外科附录

治喉鹅:壁钱七个,明矾七厘,油头发三根缚壁钱于银簪上,烧存性。初起吹之即消,如无,即用白矾吹。

290.清-家用良方-龚自璋-家用良方卷一-治身体各症

喉闭乳蛾

鸡肫皮,勿洗,干烧为末,用竹管吹之,立愈。

喉蛾

人指甲,瓦上焙焦黄色,研末,竹管吹之。

喉鹅方

牛蒡子(一钱),僵蚕(白者佳,一钱),花粉(一钱),浙贝母(一钱),连翘(一钱),川黄连(五分),正朱砂(飞净,五分),明矾(三分)。

共为细末,吹入喉内。

蛾风:倘一时仓猝无药。

即用柴灰冲汤,服数杯立效。

喉痹乳蛾

梁上尘、枯矾、猪牙、皂荚。

以盐炒黄,等分为末,或吹或点皆妙。

291.清-绛囊撮要-云川道人-内科

喉蛾散

不论双单蛾最效。

墙上喜蛛窠

以箸夹住烧灰存性,为末,加冰片(少许),吹入喉即愈。

乳蛾方

土牛膝根(洗净),捣烂取汁,和酒慢咽。

凡生乳蛾者,头顶发内必有血泡一个,用银针挑破出血,毒泄治之更效。

万金散

治乳蛾喉闭神效,真万金不传之秘方。

292.清-集验良方-年希尧-卷四-咽喉门

治急救乳蛾:用两手从臂上抹至大拇指间四五十下,以绳扎住(男左女右),大指甲旁,以针刺出血,即愈。

治乳蛾烂者:神效。人中白(火煅),三分、冰片(二分)。

研细,吹入喉中。

293.清-医学心悟-程国彭-卷六外科证治方药-喉痹

属阳虚,四君子汤加桔梗、麦冬、五味、当归;午后痛甚者,属阴虚,四物汤加桔梗、元参。

294.清-经验奇方-刘一明-卷上-济颠祖师乩传仙果散

风火喉痛喉蛾,嚼二三钱即愈。

295.清-经验奇方-刘一明-卷上-万应吹喉散

治喉痛,喉痹,喉疬,缠喉风,双单乳蛾,阴虚咽喉等症。

上犀黄(一钱),滴乳石、儿茶(各五钱),黄连、川郁金(各四钱),上血竭、青黛、真硼砂、生甘草(各三钱),灯草灰、白芷、黄柏、薄荷(各二钱),大梅冰、珍珠、辰砂(各一钱)。

上药各研细末,按件称准,和匀再研极细,瓷瓶收藏,勿令泄气。遇症连吹数次,其效如神,忌食发气诸物一百二十日。

296.清-经验奇方-刘一明-卷下-单双喉蛾

用万年青根二寸,洗净削去皮,切薄片,捣烂如泥,加真米醋一酒杯搅匀,含咽数次,俟蛾破,吐出脓血即愈。

297.清-经验选秘-胡增彬-卷一-头风 治

喉蛾(不拘单双)又名喉瘅,生于咽喉关上者轻,关下者重,此症喉闭片时即不可救。若男子从鼻梁中心寻至头顶,妇女则从后脑寻至顶上,小儿则看两手虎口,如有水泡红子,即即用银针挑破。喉蛾即破,忌见灯火。一面用老蒜捣融如茧豆大,敷经渠穴(穴在大指下手腕处寸脉后即是),男左女右,用蚬壳盖上扎住(用别物盖亦可)。并时起一水泡,银针挑破,将水揩净,以去毒气,立刻安痊痊。再服甘桔汤以免后患。无药之处,不服亦可。此方屡试屡验,其效无比。

又方:外用醋调皂角末,涂颈与下颏,干又换涂,乳蛾自破。

治乳蛾神效方:乳蛾急症也。此方甚效,有志力者,宜预制以救人。腊月八日雄猪胆一个,装入白矾末,阴干之后研末,再入腊八日猪胆内,如此三四次。倘遇患者,用一、二分吹之即愈,神验。或用天名精丸化服亦可。

苏子汤:锁喉缠喉,乳蛾风火闭住皆治。此林屋山人极验方也。

298.清-经验杂方-刘一明-卷下

熊胆丸:治喉风、喉痹、乳蛾危急。

299.清-救生集-虚白主人-卷二-咽喉门

七宝丹:治双单乳鹅及喉风肿胀。

全蝎(去头尾、十个),僵蚕(炒)、牙皂(去子弦)、硼砂(各一钱),雄黄(一钱)、白矾(一钱),胆矾五分。为末。吹喉多次即愈。

百灵丸:治喉中结块不通水食,危困欲死。

百草霜蜜丸芡实大。新汲水化服一丸,立愈(普济方)。

双单乳蛾,喉痈风肿吐咽不下,命在须臾。

元明粉吹入喉中,用井花水噙咽,立效(普济方)。

喉蛾将雄鸡肫内皮阴干,焙为末。吹入喉中,极效。

又方:以花椒树上蚕茧烧存性。以箸压舌头,将茧末吹入喉中,即愈。

双单蛾喉并喉痹方:用壁上蜘蛛白窝取下,将患者脑后头发一根缠定蛛窝上,以银簪挑窝烧存性为末,吹入患处,立消,蜘蛛有花者有毒,不可用。

神授治蛾喉风:乳蛾急症也,此方甚效。有力者宜预制以救人。

破蛾方冰片三分,麝香三分,皂角刺三分,山豆根七分,射干花七分。共研末。吹入喉蛾即破,立愈。

来泉散:治乳蛾良方。

雄黄(一钱),鸡内金(三个、焙脆存性),生白矾(一钱)。共研细末,入瓶收贮听用。令患者先用凉水漱口,将小管吹入喉中,即吐涎水,立愈。

又以茜草捣烂取汁和米醋。漱口或用鹅毛搽探喉中亦效。

喉内火毒,兼治各喉风及小儿口疮。人中白(煅、一钱),硼砂(五分),胆矾(三分),冰片(五厘),青鱼胆(八分)。共末,吹喉患处。

乳蛾:用无壳蜒蚰不拘多少,同醃梅干入瓶内久贮。遇患含一枚咽汁,即愈。

喉风济急丸:雄黄五钱、川郁金三钱,巴豆霜二钱五分醋糊丸如绿豆大。青茶送下二丸,吐出痰涎而愈。

喉痹将死者:以乌鲤鱼胆点入即瘥,病深者水调灌之。

喉蛾急不及药:以银针刺破肿处,出黑水,再以无壳蜒蚰如乌梅少许捣烂,裹乱发在箸上涂前药,搅患处去其痰涎,立愈。

又方:如蛾子生在喉窝,为落井不能窥探。急按鱼尾穴,按定用灯火三灸,再于左右大指甲根离一韭菜叶宽针刺出血,立效,仍服加减甘桔解毒汤。(鱼尾穴即手大指后窝处)。

喉中忽硬一块如龙眼大吞吐不出不下者。用厚朴、半夏、茯苓、紫苏各二钱,甘草五分、老姜一片,煎服立愈。或用药不及,照前方用针刺手指甲出血亦愈。

喉痛及乳蛾舌疼用生青果连肉五两(烧灰存性),黄柏一钱,黄芩一钱,青黛五钱,上冰片二钱。共研细末,铅瓶收贮,勿令泄气。临用以笔管吹之,立愈。

口疮、喉癣、喉痛橄榄核(煅存性)各三钱,凤凰衣(即哺退鸡子壳,煅存性)三钱,儿茶三钱,人中白三钱。共研细末。每用药一钱加冰片三分,吹搽患处。

300.清-救生集-虚白主人-卷四-通治诸病门

咽喉生乳蛾,或单或双,俱用牛膝汤下。

301.清-李氏医鉴-李文来-卷之二-咽喉喉痹单蛾双蛾乳蛾缠喉风喉痛喉癣重舌木舌诸哽误吞(附津液)

《普济方》:(喉痹、乳蛾。)治咽塞生疮,喉痹,乳蛾。

白丁香(三十个),以砂糖和作三丸。以一丸,绵裹含咽,即时遂愈。甚者不过三丸,极有神效。(白丁香,乃雄雀屎,凡用研细,甘草水浸一宿,焙干用。)

又方:灯草以咸卤浸透,入鸡子壳中封固,煅存性,研细,加梁上倒挂尘,及青鱼胆、明矾、铜青,点咽喉生乳蛾,有神效。

咽喉肿痛:白药末一两,龙脑香二分半,生蜜和丸芡实大,每含咽一丸。

胆矾、明矾,等分为细末,点患处,喉蛾立愈,神效果验。(酽音验,厚也。)

神奇极验方

大路旁小便处,或缸边,或石上溺黄刮起,阴阳瓦焙干。用壁上喜喜窠(五七个),将纹银一块,喜窠包裹,钳夹在灯火上烧少顷,去银存灰。溺黄末(一钱),冰片、麝香各(一分),喜喜灰和匀,用磁瓶藏固,喉痹、喉蛾等症立愈。猪牙皂角(七条去皮弦)。

为粗末,水一钟,煎五分,入乳三匙,冷服,即时非吐即泻。

神效吹喉散:治缠喉风闭塞,及乳蛾喉痹,重舌木舌等症。

薄荷、僵蚕、青黛、朴硝、白矾、火硝、黄连、硼砂(各五钱)。

上药各为细末,腊月初一日,取雄猪胆七八个,倒出胆汁小半,和上药拌匀,复灌胆壳,以线扎头,胆外用青缸纸包裹。将地掘一孔,阔、深一尺,上用竹竿悬空横钓上,上用板铺,用土密盖,候至立春日取出,挂风处阴干,去胆皮、青纸,磁罐密收。每药一两加冰片三分,同研极细,吹,神效。

302.清-李氏医鉴-李文来-卷之八-小儿

杜牛膝:治乳蛾、喉痹、急慢惊风,已见前。

303.清-良朋汇集经验神方-孙伟-卷之一-痰火门

青金锭:治男妇风痰,痰厥,牙关紧闭不能开口,难以服药。并乳蛾不能言者,小儿惊风痰迷。将此药一锭取井水磨开,将药滴入鼻孔即进喉内,痰即吐出,立刻得生,效验如神。

元胡索(二钱),青黛(六分),牙皂(火煅,十四枚)。

上为细末,入麝香一分再研,清水调成锭,每锭五分,阴干用。

304.清-良朋汇集经验神方-孙伟-卷之三-头疼门

人马平安散:治偏正头疼,咽喉肿痛,乳蛾缠喉,喉闭,腹内寒疼,绞肠痧,干霍乱及眼目暴发,点之即愈。以上诸症用药少许,苇筒吹鼻中,男左女右。又治马骨眼、黑汗风等,吹鼻效。

305.清-良朋汇集经验神方-孙伟-卷之三-咽喉门

一方:治蛾子。一名飞剑斩黄龙。

人指甲,瓦上焙焦黄色,研细末,用竹管吹入喉内即破。

一方:治咽喉肿痛、喉闭、乳蛾缠喉等症。

马兰花连根叶采来,水洗净捣汁。凡遇此症,男左女右用汁灌鼻孔内,或破或消一时见功。

治乳蛾方:巴豆一粒,去皮,放葱孔中,男左女右塞鼻内愈。

喉蛾方:雄鸡肫内黄皮,阴干焙为末,吹入喉中。

破棺散:专治咽喉肿痛、乳蛾、喉闭等症。

青盐、白矾、硇砂(各等分)。

上为细末,用小竹管装,吹入喉内。如牙紧不能进药,于鼻中吹之亦可。不论大人小孩咽喉肿痛,乳蛾闭塞、缠喉等症,内服甘桔汤,吹喉破棺散,再灸少商穴必效。少商穴在人手大拇指外半边指甲文一分许,用衣针针入一分,出针见血。

又方:山里红树根皮,刮去外黑皮为末,吹入咽喉,其水外出,不可咽下。

乳蛾吹药方:刀螂子(烧),蚕茧(烧),鸡肫皮,朱砂。

上等分为末,用苇筒吹之即效。

又方:鸡肫皮(焙干),枯白矾(各等分)。

为末,吹入愈。

一方:专治喉闭、乳蛾等症。

明雄黄(大豆大,一块),川玉金(一个),巴豆(七个,去皮)。

上二味研末,将巴豆四粒炒黑枯,三粒生用,共捣泥为丸,如绿豆大。服时用绿豆粉一块,茶清送下。

306.清-良朋汇集经验神方-孙伟-卷之三-补遗门

治喉蛾神方：将病头上看有红点，用针挑破即愈。双蛾有红点，单蛾有一点红。

307.清-良朋汇集经验神方-孙伟-卷之五（外科）-急救门

专治乳蛾不消方：用木耳烧成灰，吹入喉中即消。不急时白矾末吹入亦可。

308.清-灵验良方汇编-沈铭三撰，田间来增辑-卷之一内科-治咽喉

清咽利膈汤：治积热咽喉肿痛，痰涎雍盛及乳蛾喉痛，重舌木舌等症。

309.清-奇方类编-吴世昌-卷上-咽喉门

赤玉散：治咽喉肿痛，单双乳蛾。

冰片二分，硼砂五分，朱砂三分，儿茶一钱，赤石脂七分，寒水石二钱，珍珠三分，煅龙骨一钱，枯矾三分。共为末。入磁器收贮，将竹管吹少许于痛处，一日二次即愈。

急救乳蛾：男左女右，大指甲缝中用针刺，血出以解乳蛾之毒。以两手从臂上紧抹至大拇指间，四、五十下，以绳扎住，刺破出恶血即愈。

又方：将头顶心发上用姜揸红即愈。

立救单蛾乳蛾方：冰片二分，生石膏二分，青黛一分。为末吹之。

通关散：治乳蛾并喉内一切热毒。

硼砂一钱，胆矾二钱。

共为末，入青鱼胆内阴干，研极细，加山豆根一钱，磁器收贮，吹患处，流涎即愈。

喉蛾验方：用壁上蜘蛛结的白幔儿七个，箸子夹住烧灰存性，加冰片一厘，研末，以竹管吹入即愈。

吹喉散、冰片二分，姜蚕五厘，硼砂二钱五分，牙硝七钱五分。

共为末，用苇管吹喉内患处。

治双单乳蛾仙方：用黄瓜一根，去一头并去瓤，用火硝一两，生白矾一两，为末，装入瓜内，悬风檐下，待干出白霜，刮下收入磁瓶，吹之。

喉蛾：红褐一片（不拘新旧）烧存性，为末，将箸压舌，用竹筒吹入喉中，咳嗽即愈。久则咳嗽带血，先备金银花，略加桔梗煎汤，合白酒少许多服之。又多饮连皮绿豆汤，全愈。

310.清-神仙济世良方-柏鹤亭-上卷-吕祖、华真人同议治乳蛾方

治火症方用：大黄一钱，青黛一钱，冰片五分，硼砂一钱，皂针一钱，寒水石

一钱。共研细面,吹于蛾上自破,破则好矣。

如寒者,药不能下,用生附子切片贴脚心,可少刻自松,然后服药。方用生萝卜汁、生姜汁,每各一酒杯饮下,肿疼即止。然后将前方吹于蛾上,即愈。

何大仙曰:阴虚双蛾之症,余亦有一治法:用附子切片一钱,盐水炒,将一片含在口中,即有路可用汤药矣。后以八味丸一两,白滚水送下,立时而愈。可与华真人并传如何。

311.清-神仙济世良方-柏鹤亭-上卷-看花童子治胃病、心痛、痞块痛方

又曰:吕大仙达元散最妙,能治百病,如何不传也?用白犀角二两(遍身白者佳,锉碎屑),山茨菇一两(锉碎去皮洗净),麻黄一两(去根节切碎),朴硝一两(鎗过净芽),血竭一两(小瓜儿佳)。击碎合一处,生姜汁拌湿,分十八分,各用乌金纸裹外。用熟红枣二斤去核,捣泥,圆如弹子大,摆砂锅内,上以砂盆盖密,上下加炭火,烟尽为度,冷取出,去净纸包,药如黑炭者佳。将药和匀,每钱加冰片二分,研极细,磁瓶收好。此方在端午午时,或天医日,静处修合,僧尼不可先与也。专治伤风、瘟疫、痘疹、无名肿毒、卒感心痛、冷气、喉闭、乳蛾、疟疾、时行赤眼、吹乳。用银针醮香油粘药点大眼角。男先点左,后点右;女先点右,后点左眼。后蹺腿、侧卧、合目、盖被,出汗后吃清米汤稀粥。忌荤腥、生冷、气恼、劳碌、房事。瘟疫,日久不汗,此药先吹鼻,次点眼,盖被俯卧,半炷香即汗。用陈米炒过熬粥汤,调养一日后,食粥可也。

312.清-沈氏经验方-沈维基-破管散

青盐、白矾、硇砂各等分,三分不过,钱许足矣。

上为细末,不论长幼,咽喉肿痛,乳蛾闭塞,缠喉等一切急症,内服甘桔汤,外针少商穴,再将前药用鹅翎管或小竹管吹入喉内,如牙紧不能进,于鼻中吹之,吹后出痰涎渐瘥。

313.清-寿世简便集-林清标-外科

喉癀、喉痈、喉蛾(陈云山传,屡验)。

生射干头磨醋,以布帛裹绵缚箸尾,沾汁洗喉,痰出尽,自消。

314.清-寿世新编-万潜斋-杂方-小儿喉鹅神方

断灯草数茎,缠指甲就火熏灼,俟黄燥,将二物研细,更用火逼壁虱(即臭虫,烧透,略存性)十个,一并捣入为末,以银管向所患处吹之,极有神效。又喉间方觉胀满起疱者,急以食盐自搓手掌心,盐干,复以新盐搓之,数刻即消,此方亦最简便。

按：前方如壁虱一时难取，不用亦效，有则更妙。

315.清-思济堂方书-贾邦秀-卷之四-癍疹（辨治方药大略）

赤龙开关散

治疹后余毒未净，或出而回紧，以致咽哑或疼，或单双乳蛾、喉风、喉痹等证，并皆治之。大科亦同。

孩儿茶（八钱，嫩者佳），好硼砂（三钱）。

共研极细末，每服五分，大人用一钱，以井花水调下。

316.清-思济堂方书-贾邦秀-卷之五-痈疽（辨治方药大略）

治单双乳蛾神效方

生乳蛾虽至将死者，点上此药即破。

317.清-思济堂方书-贾邦秀-卷之五-上部杂治

治乳蛾方

治单双乳蛾，喉风，喉痹，堪堪至死，吹此药立起回生，真奇验神药。

飞矾（二钱），蜘蛛窝（二钱。即壁钱是也，用阴阳瓦焙存性），冰片（三分）。

共为细末，吹之立愈。

318.清-饲鹤亭集方-凌奂-诸火暑湿

万应锭

一名老鼠屎，因其形似也。川黄连、胡黄连、明乳香、净没药、孩儿茶、生大黄、延胡索（各二两）、麒麟竭、明天麻、真熊胆（各一两），陈京墨（四两），自然铜（五钱），梅花冰片、原麝香（各二分）。

上药十四味共为细末，用头胎男子乳化熊胆，杵和成锭，如鼠粪样，飞金千叶为衣，密储勿泄气，听用。须治痰火中风，半身不遂，疔毒归心，痔疮，漏疮，喉闭，乳蛾，牙疳，温疹，伤寒，中暑，痢疾，血热，霍乱，瘟毒，黄病，疟疾，牙痛，小儿痘疹，小儿惊风，妇人月经。大人四五分，小儿二三分，俱用凉水送服。一切无名肿毒、臁疮、手疮，俱用醋磨，敷用患处，其效如神。

319.清-饲鹤亭集方-凌奂-外科

锡类散

尤氏《金匮翼》云：一人无子，施此药数年，连育宁馨儿，故取《葩经》句以名之焉。

治烂喉丹痧重症，兼治喉痹乳蛾等证属虚者宜之。

320.清-太医院秘藏膏丹丸散方剂-佚名-卷二-代喉针

藜芦(一钱,炙),苦参(五分),细辛(五分),青黛(八分),月石(一钱),胆矾(六分),雄黄(八分),冰片(五厘)。

共为细末,此药专吹单双乳蛾,红肿不破,命在几希,用此药二三厘吹之可活。

321.清-太医院秘藏膏丹丸散方剂-佚名-卷二-清胃搽牙散

石膏(一两,生用),白芷(三钱),青盐(三钱),熊胆(五分),青黛(一钱)。

上为极细末,每日早晚搽牙漱口。忌羊肉、甜物。

此散治咽喉口舌诸症,单双乳蛾红肿疼痛,满口糜烂,汤水不下,口舌生疮,瘟毒发颐,牙痛牙宣等症,敷之立见奇效。

322.清-太医院秘藏膏丹丸散方剂-佚名-卷三-万应锭方

胡黄连(一斤半),黄连(一斤半),牛黄(五钱),儿茶(一斤半),熊胆(一两),冰片(五钱),麝香(五钱),徽墨(一斤),牛乳(八两)。

一治中风痰火,半身不遂,喉闭乳蛾,牙疳瘟疹,伤寒中暑,痢疾霍乱,血热便血,瘟毒发黄,小儿痘疹惊风,妇女经期不调等症。大人每服四五钱,小儿每服二三分,俱用凉水送。

323.清-太医院秘藏膏丹丸散方剂-佚名-卷四-清胃散

冰片(二钱),硼硝(五钱),石膏(五钱,生)。上为细末。

此药专治咽喉、口舌诸症,单双乳蛾,红肿疼痛,满口糜烂,汤水不下,口舌生疮,瘟毒发颐,牙痛牙宣等症,敷之立见奇效。

324.清-太医院秘藏膏丹丸散方剂-佚名-卷四-加味八宝清胃散

珍珠(二钱,豆腐煮),琥珀(一钱五分),牛黄(五分),冰片(四钱),儿茶(二钱),乳香(五分),没药(五分),胡黄连(一钱)。上为细末,搽涂患处。

此药专治咽喉诸症,单双乳蛾,红肿疼痛,满口糜烂,汤水不下,口舌生疮,瘟发颐,牙痛牙宣等症,敷之立见功效。

325.清-太医院秘藏膏丹丸散方剂-佚名-卷四-御制平安丹

一治喉痹、喉痛、缠喉肿毒、单双乳蛾、口舌糜烂、牙宣、牙痛、牙疳、齿漏、风火牙疼、骨槽风疼、小儿走马牙疳、痘疹余毒攻目、眼疾等症,用丹外敷,内服三五分,立有神效。

326.清-万全备急方-王翙-咽喉部

咽喉急证,并乳蛾,急用灯窝油吃下,即散。

喉痹乳蛾,鲜牛膝根一握,艾叶七片捣和,入乳取汁灌入鼻中,须臾痰涎从口鼻出即愈,无艾亦可。

喉痛乳蛾,用矾三钱溶开,入巴豆劈破三粒,煎干候豆成灰,研矾,取一二分点入喉中,立愈。

327.清-卫生编-石文(火鼎)-卷二-喉科

乳蛾不论单双

土牛膝根入糯米七粒,捣烂取汁,加人乳少许,从鼻孔滴入一点,呕出痰涎即愈。

乳蛾烂者神效

人中白(火煅过,三分),冰片(二分)研细,先以陈醋含一口,略停片时吐出,引热痰,然后将药吹上。

328.清-验方新编-鲍相璈-卷一-咽喉

单双喉蛾

一面用老蒜捣融如蚕豆大,敷经渠穴(穴在大指下手腕处寸脉后,即是),男左女右,用蚬壳盖上扎住(用别物盖亦可),片时起一水泡,银针挑破,将水揩净,以去毒气,立刻安痊。再服甘桔汤(见内外备用诸方),以免后患。无药之处,不服亦可。此方屡试屡验,其效无比。

外缠喉风

照前喉蛾皂角桐油各方治之,仍用姜桂汤(见前),调理而安。

锁喉风

又方:猪胆矾:腊月八日取雄猪胆一个,装入白矾末,阴干研末。次年腊月八日再取猪胆入前猪胆末,如此三四次,遇患者用一二分吹之。凡单乳蛾、喉癣、喉痛肿痛、吞咽不下,命在须臾者,屡试如神。虚火喉症忌用。

苏子汤:锁喉、缠喉、乳蛾、风火闭住皆治。此林屋山人极验方也。苏子、前胡、赤芍各二钱,桔梗、甘草各一钱,元参、连翘、浙贝各一钱五分,煎服。

加减甘桔汤:实火宜用之,立愈。此林屋山人经验方也。川连、桔梗、牛蒡子、连翘、黄芩、花粉、射干、元参、赤芍、荆芥各一钱五分,甘草、防风各一钱,水煎服。

喉鹅方

断灯草数茎缠指甲,就火熏灼,俟黄燥,将二物研细,更用火逼壁虱(即臭虫)十个,一并捣入为末,以银管向所患处吹之,泡溃吐脓血即愈。

329.清-验方新编-鲍相璈-卷十一-痛毒杂治

梅花点舌丹:治疔疮及红肿痈疖,一切无名热毒初起,并实火牙痛、喉痛、喉蛾、喉风、口舌诸疮,又治小儿急惊风,俱极效验。若慢惊风及阴疽阴虚口舌牙喉等症,万不可用,孕妇尤忌服。制乳香、制没药(制法见药物备要)、真硼砂、明雄、真熊胆、真血竭、葶苈、真沉香、顶上梅花冰片各一钱,麝香(要当门子)、朱砂、犀牛黄各二钱,破大珍珠三钱,以上共为细末。另用真蟾酥二钱,以人乳化开和匀捣融,作五百丸如大绿豆大,金箔为衣,蜡壳收好。每用一丸,入葱白内打碎,酒送服,睡卧盖被暖取汗,三个时辰毒消而愈。或敷亦可。

330.清-验方新编-鲍相璈-卷十一-内外备用诸方

青金锭:治男妇风痰、痰厥、牙关紧闭,不能开口难以服药,并乳蛾不能言者,以及小儿惊风痰迷,将此药一锭,取井水磨开,将药滴入鼻孔,即进喉内,痰即吐出,立刻得生,效验如神。元胡索二钱,青黛六分,牙皂(火煨)十四枚,共为细末,入麝香一分,再研,清水调成锭。每锭五分,阴干用。

331.清-医方丛话-徐士銮-卷一-治喉痹乳鹅

用蛤蟆衣、凤尾草擂细,入盐霜、梅肉、煮酒各少许调和,再研细,布绞汁,以鹅毛刷患处,俟吐痰即消。(《志雅堂杂钞》)

332.清-医方丛话-徐士銮-卷二-治喉鹅方

断灯草数茎,缠指甲就火薰灼,俟黄燥,将二物研细,更用火逼壁虱(即臭虫)十个,一并捣入为末,以银管向所患处吹之。……按:指甲、灯草,乃喉症应用之品,至合壁虱为三味,则古方所未有,不知所述者从何处得来耳。

333.清-医方丛话-徐士銮-附钞-治喉蛾

无论双、单蛾及一切喉毒,灯草烧灰吹入喉,神效。

334.清-医方集解-汪昂-救急良方第二十二

乳蛾喉痹

凡乳蛾水浆不入者,先用皂角末点破,再取杜牛膝汁,和醋含咽。又法:艾叶捣汁,口含良久,肿自消,冬月无叶,掘根用之。又喉闭者,取山豆根汁含咽即开。有药不能进者,急取患者两臂,将数十次,使血聚大指上,以发绳扎住指拇,针刺指甲,缝边出血,如放痧一般,左右手皆然,其喉即宽。

335.清-医方絜度-钱敏捷-卷三-来复丹

锡类散(瑞符):主烂喉时症,乳蛾牙疳,口舌腐烂。

336.清-疑难急症简方-罗越峰-卷三-喉症

乳蛾

巴豆(一粒,去衣壳)研放葱管中,塞男左女右鼻内,愈。

喉症验方

治喉风、喉痹、喉蛾等症,此方神效,立可开关。值端午合,预先七日斋戒。

337.清-喻选古方试验-喻嘉言-卷二-咽喉

喉痹乳蛾,用乌龙尾、枯矾、猪牙莢以盐炒黄,等分为末,或吹或点,皆妙。(《孙氏集验方》)按乌龙尾即屋梁上倒挂尘,须去烟火大远,高堂佛殿者,拂下筛净用。又方:已死者复活,用墙上壁钱(即蟢子窠)七个,内要活蛛(即蟢子)二枚,捻作一处,以白矾七分一块,化开,以壁钱惹矾烧存性,出火毒为末,竹管吹入,立时愈,忌热肉硬物。又方:青鱼胆汁灌鼻中,取吐。又方:胆矾盛青鱼胆中阴干,每用少许,点喉取吐。(或用朴硝代胆矾。)《普济方》:白丁香二十枚,以沙糖和作三丸,每以一丸,绵裹含咽,即时遂愈,甚者不过二丸,奇效。

《养疴漫笔》载:喉痹并乳鹅,虾蟆衣、凤毛草擂细,入盐霜梅肉煮酒各少许和,再研细布绞汁,鹅毛刷患处,随手吐痰即消。

喉闭乳蛾,鸡内金勿洗,阴干烧末,用竹管吹之,即破。(《青囊》)

338.清-种福堂公选良方-叶天士-卷三-咽喉

治喉咙忽胀似喉鹅,不能饮食

用蓖麻子三四两许,去壳,捣烂,铺夹在草纸内,将油压在草纸中,去蓖麻屑不用,将草纸卷煤头点火,俟火熄,令患者将烟吸入,或吹入喉间,自然肿胀渐消。

治喉鹅方

人已气绝,心头微热者,药入口听有声能下,最无不活。

三九冬天,取老猪婆粪,放在屋上,日晒夜露,七八日取下,在炭火上煅至烟尽为度,以水调如糊,徐徐灌之。

急救乳蛾方

用两手从臂上抹至大拇指间,四五十下,以绳扎住,男左女右,大指甲旁,以针刺出血即止愈。此少商穴,在大指甲内侧去甲韭叶大。

治乳蛾

硼砂(一钱)、胆矾(二钱)。

共为细末,入青鱼胆内,阴干研细,加山豆根一钱,瓷器收贮,吹患处流涎即愈。并治喉内一切热毒。

治喉蛾闭结不开

将土牛膝草捣汁,滴鼻孔中,吐去塞痰即愈。

339.**清-古今医诗-张望-第四卷-禽部**

鸡脾曰肫(音谆)若公章(公章并妇谓舅也。《汉书·贾谊策》:与公并倨),又曰膍胵(音毗鸱)记弗忘。里(黄)皮鸡内金名美,尿失尿淋反胃粮(音张,食米也。《礼·王制》:五十异粮)。膈消酒积乳蛾病,疳蚀茎头谷道疮。雌疔(音料)男人雄疔女,不宜落水阴干藏。

340.**清-古今医诗-张望-第二十卷-乳蛾方诗**

一穴少商镵出血,依其肿处针锋利。矾石三钱银罐烊,巴豆随将三个会。煅枯去豆麝冰加,吹破乳蛾何疮讳(言不必讳也)。

341.**清-古今医诗-张望-第三十八卷-沆瀣丹**

大黄(酒蒸),芎劳(酒洗),黄柏、枯芩(并酒炒,各四钱二分),槟榔(童便洗,三钱五分)、赤芍药(炒)、滑石连翘牵牛子(炒,取头末。各二钱八分),枳壳(麸炒)、薄荷(各二钱一分)。

凡导滞清热、降火利膈、解胎毒、去积热、通利二便用之,蜜丸芡实大,茶汤化服。治胎热胎黄,重舌木舌,乳蛾丹肿,癣疮,面赤口干,浑身壮热,二便闭涩,两手作搐。乳母禁油腻,微泻药行病即减,如不泻者日三服。又治发热证,面赤,唇鼻干焦,喜冷恶热,大渴便秘。又治阳水,身热烦躁,二便不利,以五皮汤调下一丸微下之。又治热胀,大便闭结,小便短赤,壮热面赤,烦躁。又治食胀,同三仙丹服。又治湿热阳黄,身热烦渴,消谷善饥,便秘脉实。又治咳而咽痛,发热面赤,大便不行。虽主通利二便,然相病势,少用之亦有功无害。余尝治老妇临午发热,腹中亦热,二便不闭,用补阴泻火药化服二丸,病减而饮食有加。

342.清-古今医诗-张望-第四十六卷诸方-杂治

金锁双单蛾子堪,(牙)硝(三钱),蓬(一钱),片脑(五厘),明雄(四分),蚕(二分)。吹喉肿消如或否,利膈(薄荷、荆芥穗、牛蒡子、玄参、桔梗、甘草、防风),内投(恶)血外针(三因金锁匙)。

343.清-类证治裁-林佩琴-卷之六-喉症

喉痈及单乳蛾轻症,单用碧丹,(又名青药。)即效。若遇重症,须兼黄药(即金丹)

344.清-寿世编-青浦诸君子-上卷-咽喉门

腊月初八日,取雄猪胆,装白矾末,阴干研末。次年腊月初八日,取猪胆入前猪胆末。如此三四次,好为收贮。遇乳蛾喉癣,喉痈肿痛,一切喉病,命在须臾者,用二三分吹之,极效。但宜预制以救人耳。

蛾子生喉间,为落井,不能窥探,急按鱼尾穴(即大指后窝中是),用灯火三灸,再于大指甲根离一分宽,针刺出血,立效。仍内服加减甘桔解毒汤。

喉闭蛾子二方

看患者头顶上有红点,用针挑破即愈。单蛾一点红,双蛾两点红。

将头顶心发上,用姜搽红即愈。

治喉痹乳蛾数日不能饮食验方

用新鲜牛膝根一握,艾叶七片,人乳数匙,合捣取汁,灌入鼻内,须臾痰涎从口鼻流出即愈。无艾亦可。

345.清-外治寿世方-邹存淦-卷一-痰疾

痰热:延胡索(煅,二钱),牙皂(十四枚),青黛(六分),麝香(一分),清水为锭,名青金锭。兼治中风惊风乳蛾等症。临用水磨滴鼻。凡痰热皆可磨涂心口。

346.清-外治寿世方-邹存淦-卷二-咽喉

单双喉蛾又名喉痹。生于咽喉关上者轻,关下者重。此症喉闭片时,即不可救。若男子从鼻梁中心寻至顶门,妇人则从后脑寻至顶上,小儿则看两手虎口,如有水泡红子,即有银针挑穿,喉蛾即破。忌见灯火。一面用老蒜捣融,如蚕豆大,敷经渠穴,(在大指下手腕处寸脉后即是。)男左女右,用蚬壳盖上扎住。(用别物盖亦可。)片时起一水泡,银针挑破,将水揩净,以去毒气,立刻安痊。再服甘桔汤,(金银二花二钱,甘草一钱,桔梗八分,牛蒡子钱半,水煎服。)以免后患。无药之处,不服亦可。此方屡试神效。又手指甲烧灰吹入,其蛾立破。或用灯草烧灰吹入,亦验。又治走马喉痹,喉蛾,气绝者,用巴豆(一粒,去皮),麝香(一分)同研匀,以绵裹,随所患左右塞鼻中,如左右俱有,用二枚左右俱塞。

喉闭乳蛾:鸡肫皮勿洗,干烧末,用竹管吹之,立愈。又燕子窠泥雄黄(等分)共研为末,以堆花烧酒调敷咽喉外两旁,即愈。又喉间方觉胀满起泡者,急以食盐用搓手掌心,盐干复易,新盐搓之,数刻即消。又马兰汁嗽之,即愈。又土牛膝根,生掘洗净,忌铁与油,须用指甲摘断,入磁碗中,滴入人乳和拌,用木槌捣烂,然后将碗坐热水中,熬出药汁,以茶匙挑药汁,灌入鼻中,男左女右,片时肿消疾愈,神效。

缠喉风嗫口:急用牵牛鼻绳,将穿鼻一段,烧存性吹之,甚效。又牙皂(一两,去皮弦)研末,醋调敷外颈上,干即易,极效。并治乳蛾。又芒硝(一两),白僵蚕(五钱),甘草(二钱五分),青黛(一钱)共研细末,每取二三分吹之,效。又蟢子窠(十余个,墙上者佳)瓦上焙取灰,加冰片(少许)吹喉,神效。(一方止用蟢子窠,无冰片)又僵蚕(炒,去丝嘴),白矾(各二钱)共研细末,加冰片(少许)吹喉。

347.清-雪堂公医学真传-魏瑶-卷二-咽喉歌

意园补曰:……左右蛾子满痰涎,急用七宝(散)愈喉疾(直僵蚕、牙皂、硼砂、明雄、白矾、全蝎用头角齐全者炙出烟去毒以烟尽为度各一钱,皂矾五分研末,吹十余次勿歇手,顿愈)。不能消散即灌脓,刺以三棱(或银针)恶血出。亦有代针方法佳,吹吃并进勿轻率(内服即真人活命饮,用银花五钱、防风一钱、白芷一钱、当尾五分、陈皮五分、贝母去心一钱、花粉五分、皂角尖一钱、穿山甲用前足、蛤粉炒珠一钱五分、赤芍一钱、乳香、没药去油各一钱,加蚕茧一个、茅针一根煎服。外用白芷、北辛、川芎、雄黄、牙皂各等分,研末吹鼻取嚏,自溃即用茶水漱口,小舌勿刺,刺则不救)。

348.清-医碥-何梦瑶-卷之四杂症-咽喉

易见者,脓熟针之;难见者,桐油钱探吐脓血。若痰壅气急声小,探吐不出者危。急用三棱针刺少商穴(在大指甲内边,去甲韭叶许,刺深二分)出血,仍吹、服前药,缓缓取效。若形如圆眼,有红丝相裹,或单或双,生于喉旁,(有顶大蒂小者)不犯不痛,名为喉瘤,由肺经郁热,多言损气而成,忌针,益气清金汤,外用消瘤碧玉散点之。

349.清-医级-董西园-伤寒条辨卷二-咽疼

圣(汤)牛蒡连翘,治斑疹咽疼之候;甘桔玄参甘露(饮),医积热喉痹之瘼。

半夏散劫涎通表,猪肤汤(古法)养水清金。三阳有表,需羌葛柴三方出入;肺胃有火,从清肺饮白虎分经。阳毒咽疼赤烂,……或与黄连,或进升玄清胃(汤);下利厥寒咽痛,或投四逆,或用八味理中。漱以苦酒(汤),吹以冰硼。赤肿成痈,射干汤可法;乳蛾肿塞,代匙(散)能通。寒热痹咽,推仲论;阴阳二毒,法云龙(详升麻鳖甲汤)。豉槌紫菀,捣煎噙漱劫涎;金果(兰)盐梅,除痛搜痰散结。痹喉诸法,症治宜通。

350.清-医家四要-程曦、江诚、雷大震-卷三方歌别类-咽喉方

消毒凉膈(散)喉痹治,防风荆芥牛蒡子,连翘栀子与黄芩,加入硝黄薄草是。(治咽喉肿痹。即防风、荆芥、牛蒡子、连翘、栀子、黄芩、芒硝、大黄、薄荷、甘草)。更有张氏六味汤,咽喉诸病总称良,原来桔梗同甘草,再入蚕荷荆芥防。(治喉科诸证。即桔梗、生甘草、僵蚕、薄荷、荆芥、防风)。

351.清-医林口谱六治秘书-周笙-卷二-劳瘵劳虫鬼注(总是一证。附喉癣方、喉鹅方)

喉鹅方立效。二蚕茧一个,入指爪壁蟢窠,挂梁尘填入茧内,灯上火烧灰,研极细末,吹入患处立效。

352.清-医门补要-赵濂-卷下-医案

一妪生喉蛾,脓出甚多,遂太劳动,大损肺气,忽音哑无言,别无所苦,早服燕窝汤接补,晚投益土生金方旬余,言能高朗矣。

353.清-医悟-马冠群-卷十一-咽喉(口舌齿唇)

涨急紫肿者,用小刀点孔头上,出血立瘥,但刺少商穴出血亦可。有喉瘤症,红丝缠裹,或单或双,生喉关旁,系肺胃郁热,忌用刀针,宜加减清金汤,吹麝香散。

354.清-医学心悟-程国彭-卷四-咽喉(口舌齿唇)

宜用蔛菜汁调元明粉,灌去痰涎,吹以冰片散,随服甘桔汤,自应消散。若不消,以小刀点乳头上出血,立瘥。凡针乳蛾,宜针头尾,不可针中间,鲜血者易治,血黑而少者难痊。凡用刀针血不止者,用广三七末,嚼敷刀口上即止。凡使刀针,不可误伤蒂丁,损则不救。慎之!慎之!

一治喉痹、喉风、喉疔、乳蛾等证,并用薄荷煎汤磨服一锭,即见消散。

355.清-医学心悟-程国彭-卷六外科证治方药-乳蛾

以小刀点乳头出血立瘥;吹以柳花散,再服甘桔汤。……凡用刀针血不止

者,用广三七为细末,吹刀口上即止。

356.清-医宗说约-蒋示吉-卷之首-药性炮制歌

胆矾性寒,清热杀虫,善吐风痰,惊痫可攻(研用,为末,吹乳蛾立效)。

357.清-杂病源流犀烛-沈金鳌-卷二十四-咽喉音声病源流

人中白散:人中白制,鸡内金,挂金灯子,青黛,鹿角灰,蒲黄,薄荷,白芷,冰片,甘草。

共为末吹之。治牙叉七日愈。治舌根痈五日愈。治重舌七日愈。治喉蛾三四日愈。治喉菌半月可愈。消肿用金、玉二丹,碎用碧丹。

不论单双蛾,用牡蛎粉四匙、陈醋一盏,砂锅煎数沸,待冷,不时噙漱,止痛平肿甚效。

罗青散:蒲黄(五分),罗青、盆硝(各三分),甘草(一分)。

358.清-张氏医通-张璐-卷八-七窍门下

用鹅翎蘸米醋搅喉中,去尽痰涎,后以鹅翎探吐之,令著实一咯,咯破喉中,紫血即溃,或玉枢丹磨服;毒甚不散者,上以小刀刺出紫血即愈,古法有刺少商穴甚好。……乳蛾,用硼砂、白梅,应手获效,然性最辛烈,虽假酸收,终是以火济火,每令不时举发,人皆未省其故也。……乳蛾红肿不消,杜牛膝根研烂,用乳点纳鼻。

359.清-不居集-吴澄-上集卷之二十三-咽喉症

乳蛾

熟地、附子、车前、麦冬、五味、山萸。

360.清-大方脉-郑玉坛-杂病心法集解卷四-咽喉门

用硬鸡翎蘸盐汤,探扫喉间,令作大吐,挣破出血,温水漱净,方吹珍珠散(见涌吐门),再服清咽利膈汤(见泻火门),禁一切辛酸热物。

361.清-大方脉-郑玉坛-伤寒杂病医方卷五-医方涌吐门

消蛾方:治乳蛾初起。

胆矾、枯矾、硼砂(各钱半、焙、火刃),鸡内金、百草霜(各二钱)。

研细,醋调成糊。鹅翎蘸扫患处,满吐恶涎,后用薄荷汤漱口。

362.清-内科摘录-文晟-卷一上身部-咽喉

凡单乳蛾、喉痹、喉痛肿痛,吐咽不下,命在须臾者皆效。宜预制以救人。

牙皂一两(去皮弦),研末。醋调,敷外颈上,干则易之极效。并治乳蛾。

喉闭乳蛾

肿于咽之两旁者,为双蛾;肿于一边者,为单蛾。能刺最妙,否则针少商穴亦可。

用鸡肫皮(勿洗),干烧为末,用竹管吹之立愈。

又方:如蛾子生在喉窝为落井,不能窥探,急按鱼尾穴(即手大指后窝中是),用灯火三灸,再针刺少商穴,出血立效,仍服加味甘桔汤或解毒汤。

363.清-医宗金鉴7 杂病心法要诀-吴谦-医宗金鉴卷四十三-咽喉总括

如意胜金锭与雄黄解毒丸

咽痛消毒凉膈散,单双乳蛾刺血痊,喉痹缠喉胜金锭,急攻痰热解毒丸,昏噤牙关汤不下,多鼻吹灌度喉关,吐下之后随证治,溃烂珍珠散上安。

【注】咽喉初起肿痛,宜用消毒凉膈散,即防风、荆芥、牛蒡子、栀子、连翘、薄荷、黄芩、甘草、大黄、芒硝也。单双乳蛾,则刺少商出血,在左刺左,在右刺右,在左右刺左右也。

吹喉七宝散

咽喉诸证七宝散,消皂蝎雄硼二矾,细研如尘取一字,吹中患处效如神。

【注】咽喉诸证,谓咽喉肿痛,单双乳蛾,喉痹,缠喉也。七宝散,即火硝、牙皂、全蝎、雄黄、硼砂、白矾、胆矾也。

364.清-证治汇补-李用粹-卷之四上窍门-咽喉

刺喉法

乳蛾诸症在关上者,必有血泡,用喉针或笔管点破即宽。在关下不见者,难治。用芦管削尖,令患者含水一口,从鼻孔放管进击一下,血出甚妙。

治喉痹乳蛾。用鲜杜牛膝根一握,艾叶七片,捣和,入乳汁,灌入鼻中,须臾痰涎从口鼻而出,立效。此名天名精,又名蚵蚾草,抽梗开花如小野菊,结子如蒿子相似,最粘人衣,狐气更甚,名鹤虱,即此草也。

365.清-思远堂类方大全-臧应詹-卷四-膈噎

治喉蛾方:有种,咽喉如有粉皮一块,塞住,咯不出,咽不下,食则如消,食已则塞,舌根热,无已时。此喉蛾也。

冰片、朱砂、皮硝(各五分),硼砂(四分)。

366.清-思远堂类方大全-臧应詹-卷十一-咽喉

于手大指少商穴,在大指端内侧,离爪甲韭叶许,刺之出血,此穴禁灸。先以鹅翎蘸米醋缴喉中,摘去其痰,消其积血。若乳蛾甚而不散,以小刀就蛾上刺血,用牙硝吹点,服射干、青黛、甘、桔、栀、芩、矾石、牛蒡、大黄之类,外敷如生地龙、韭根,伏龙肝之类。若生疮或黄或白,白者多涎。赤者多血,亦与口疮同治,如蔷薇根皮、黄柏、青黛等含漱咽之。

　　罗青散:以下治乳蛾,又名悬痈。

　　蒲黄(五钱),罗青、盆硝(各三钱),甘草(三钱)。

　　冷蜜水调服一钱,翎扫喉内亦可。

　　吹喉散治喉痹,并口疮牙疳。

　　钉锈(去净土,五钱),明矾(生用,两),硼砂(二钱)。

　　合研细末收贮。凡遇咽喉症,用茧蛾口一个,患者顶发三根,入蛾口内,灯上烧透,将前末,男用单,或三分或五分,女用双,或二分或四分,量人大小用之。同蛾口发灰研匀,苇管吹至患上。凡单双乳蛾初起,一上即消,有脓二上即出脓,三次全愈。脓后不消,上三次即消。

367.清-订正医圣全集-李缵文-保寿经针线拾遗-痧

　　急喉疯、乳蛾,针舌下两旁出血。

368.清-洞天奥旨-陈士铎-卷十六-奇方下

　　片根散:治喉闭乳蛾。冰片(二分),雄黄(一钱),山豆根(一钱),儿茶(一钱),青硼(五分),枯矾(五分)共为细末,吹之如神。

　　仓公壁钱散:治喉生乳蛾。壁钱(七个),白矾(三分),冰片(一分),儿茶(三分)各为末,包矾烧灰,为细末,竹管吹入喉,立愈。

369.清-临证一得方-朱费元-卷二咽喉颈项部-乳蛾

　　(案 11)乳蛾身热,脉象带数,着寒所致。

　　粉葛根,炒僵蚕,老钩藤,南薄荷,荆芥穗,生茜草,玉桔梗,光杏仁,焦车前,青葱。

　　(案 12)乳蛾淡白。

　　杏仁,象贝,僵蚕,葛根,泽泻,蛤粉,茅根,桑叶,山楂,浮石,新会,黄芩,桔梗。

　　(案 13)阴亏阳亢喉蛾屡发,进以壮水制火之法,但未易脱根耳。

　　生地,西洋参,车前,茯神,山药,粉丹皮,麦冬肉,泽泻,女贞,牛膝,料豆衣,石决明(煅)。

370.清-灵药秘方-师成子-灵药秘方卷之上-灵药总论

发背疔疮双蛾对口方

蟾酥(一钱),雄黄、朱砂(各四分),血竭、轻粉(各六分),粉霜(五分),冰片(五分),乳香、没药、麝香(各三分)。

右共为细末,丸如菜子大,朱砂为衣。每服三丸,喉蛾舌上嚼化。发寒用葱白好酒送下。

371.清-片石居疡科治法辑要-沈志裕-卷下-肿疡门类方

一炮散

治单乳鹅并及喉风、喉疲,饮食不下,命在危急等证,甚效。

真犀黄(七分),雄精(一钱),冰片(七分),皮硝(一钱五分,炒研)。

先将硝炒燥,同雄精研细,方入犀黄、冰片,共研极匀,磁瓶密贮,勿使出气,临用,吹入喉间。

372.清-痰疬法门-李子毅-附喉蛾捷诀

吹喉散

麝香(三厘),冰片(五厘),硼砂(飞),青黛、荆芥炭、熟地炭(各一钱)。

共研细末,用喉枪送入喉内。如无喉枪,用小竹管吹入亦可。惟孕妇忌用。

又方

上青黛、制甘石、川贝母、直僵蚕、净乳香、净没药、飞月石(各一钱),梅冰片(三厘),青鱼胆(一枚阴干)。

上共研细末,封固备用。

喉蛾主治方

当归尾、山豆根、白茯苓(各二钱),粉甘草(五分),牛蒡子、白桔梗、川贝母、陈广皮、鲜生地、生蒲黄、茜草、苏薄荷(各一钱)。

化痰逐瘀汤

当归尾、浙茯苓、桃仁泥(各二钱半),西赤芍、生枳壳、法半夏、陈广皮(各一钱),台乌药(三钱),白桔梗、生甘草(各钱半)。真谷酒一杯冲入引。

373.清-彤园医书(外科)-郑玉坛-卷之一外科图形-针法门

毫针式《经》之七曰:"毫针,尖如蚊虫啄,取法于毫毛,长一寸六分。"其必尖细。蚊虫啄者,取其微细徐缓也。(按:毫针形小而尖,今多以缝衣布针,棉扎筷头代之。凡邪客经络而为痛痹,及喉疮乳蛾、口舌诸症,邪气浮浅之在络者,用此刺令出血)。

374.清-彤园医书(外科)-郑玉坛-卷之六肿疡-肿疡溃疡敷贴汇方(自号字号——河字号)

消瘤散:治喉瘤乳蛾。

硼砂(三钱),冰片(二分),胆矾(三分)。

共研极细,用筷蘸点。或竹管吹入。上腭痈肿,煅枯食盐、白矾等分研末频搽,自愈。

375.清-外科备要-易凤翥-卷一证治-喉部

乳蛾

生于关后喉咙两旁则形隐难见,吹药刀针,俱难得法,急当焙燥手足爪甲,研极细末对乳蛾吹数次,蛾当自破。或焙燥鸡肫内皮,研细,频吹自破,可代刀针。或吹二方不应,致脓熟胀塞声息不通者,用皂角末吹鼻取嚏,蛾必挣破出血脓,或用鸡翎蘸盐汤,频频探扫喉间,令作大吐,候蛾破脓出,方食稀粥补住。若探吐不破,兼痰涌气急,声小脉微则难救矣,蛾生关前者,易于施治,初肿或以布针扎筷头上,留锋分许,将竹板压舌,针蛾数孔放出恶血,脓熟肿高者,将竹板压舌,取瓜子刀针向高肿处,当头披开,放出血脓。凡针后用温汤漱净,频吹冰硼散(称),前后俱服清咽利膈汤(盈),外吹金锁匙消瘤散(果)。《金鉴》曰:双单乳蛾初起,当刺少商穴以泻肺热,在左刺左,在右刺右,双蛾则左右俱刺,务令出血。用胆矾、枯矾各五钱,硼砂、百草霜、鸡内金各一钱,研极细,醋调糊,先以布针刺蛾出血,将鹅翎蘸药扫涂蛾上,并扫喉间,令痰涎恶血壅出,以薄荷汤漱净,再吹冰硼散,内服前汤,若蛾小不甚肿痛,但服前汤,不必针割,只常吹七宝散(果),轻者自消,重者自溃。溃后妨碍饮食,当吹八宝珍珠散(果)立效。

喉间乳蛾,腊月八日,取雄猪胆一个,装入白矾(末),阴干研末,次年腊月八日,再取猪胆,入前猪胆末,如此三四次。遇患者用一二分吹之,凡单乳蛾、喉癣、喉痈肿痛,吐咽不下,命在须臾者,皆效。此神方也,宜预制以救人。

376.清-外科备要-易凤翥-卷三方药-肿疡主治汇方

一治阴阳二毒,伤寒心闷膈滞塞,毒邪未出,发为瘟疫,烦乱狂躁,以及喉闭、喉风、喉疔、乳蛾等症,俱用薄荷煎汤,俟冷磨服一锭。

377.清-外科备要-易凤翥-卷四方药-肿疡溃疡敷贴汇方

七宝散:治喉痹、乳蛾、缠喉初起,肿痛闭塞。

牙硝、牙皂、雄黄、硼砂、白矾、胆矾、焙干全蝎(等分)研末,频频吹入。

消瘤散:治喉瘤乳蛾。

硼砂(三钱),冰片(二分),胆矾(三分)共研极细,用筷蘸点,或竹管吹入。上腭痈肿,煅枯食盐、白矾等分研末,频搽自愈。

378.清-外科传薪集-马培之-外科诸方-吹喉散

吹喉散

治缠喉风痹,乳蛾,喉痹,重舌等,吹之神效。

僵蚕、薄荷、青黛、朴硝、白矾、火硝、黄连、硼砂(各五钱)。

共为细末,以猪胆七个袋之,埋于土下,久之取出,捣烂,干为末。

379.清-外科传薪集-马培之-外科诸方-金不换

金不换

治痘疳、牙疳、喉蛾、喉间溃烂,吹入神效。

西瓜霜(六钱),青黛(六钱半),人中白(煅,五钱),川黄柏(三钱),硼砂(三钱),元明粉(一钱半),大梅片(五分)。共为细末。

380.清-外科大成-祁坤-卷之一-总论部

针少商穴法:治喉风、喉痹、颙额(颙,音容,大头也。)悬痈、乳蛾等症,危急者刺之立验。穴在大指端内侧,去爪甲角一韭叶许,白肉际间,用三棱针刺出紫血,立瘥。此穴能泄诸脏之热,但不宜灸。

去腐灵药

水银(一两),火硝(二两),食盐(三钱),枯矾(三钱,三味炒燥),朱砂(八钱),雄黄(三钱),白砒(三钱),硼砂(三钱),一加硇砂(三钱)。

共为末,入泥固罐内,盖盏封口。架三钉上,砌百眼炉。先底火二寸,点香一枝,中火一枝,顶火一枝。随以水擦盏,勿住,香毕去火,次日取升上者用。发背未破加花粉,已破加乳香、没药,疔疮初起加蟾酥。肿毒加鹅管石,醋调敷。烂疮加黑附子,囊痈烂加贝母,瘰疬破加发灰、皂角、白及,水调敷。痔疮加滑石,鱼口加皂角,结毒加光粉、滑石,臁疮加轻粉、黄丹,跌扑加文蛤、百草霜。乳蛾、走马疳、耳腮等,俱用茶调。蛇咬加南星、川椒,虫咬加雄黄。

381.清-外科方外奇方-凌奂-卷三-喉症部

冰硼散金钥匙方

火硝一钱五分,白月石五分,冰片三厘。研细吹之。能治咽喉诸症,双单乳蛾。

咽喉急症异功散

斑蝥去翅足,同米炒黄去米,取净末四钱,血竭六分,没药六分,全蝎、元参各六分,麝香三分,冰片三分。

共为细末,收贮勿令出气。不论烂喉痧、喉风、喉痹、双单乳蛾,用膏药一张,取药如黄豆大,贴项间,左贴左,右贴右,中贴中,至三四时即起疱,用针挑破即愈,险症起疱更速也。

霹雳锭

牙皂一百四十个火煨,延胡索二两生晒研,飞青黛六分,麝香一钱。

共为细末,水和成锭,每重二三分,日干收贮,勿令泄气。不论喉风喉痹风,双单乳蛾,斑痧,小儿惊风诸险症,立即奏效。如遇牙关紧闭,即从鼻孔灌入,药下即开,每服一锭,重者加服,小锭磨汁冲服,真神方也。

382.清-外科全生集-王维德-卷一-咽喉口舌门

乳蛾

以土牛膝绞汁,含口慢咽。如无鲜者,用天名精丸化服亦可。

383.清-外科十法-程国彭-外科症治方药-乳蛾

凡针乳蛾,宜针头尾,不可针中间。鲜血者易治,血黑而少者难治。凡用刀针,血不止者,用广三七为细末,吹刀口上即止。凡使刀针,不可伤蒂下及舌下根。切记。

384.清-外科心法真验指掌-刘济川-卷三利部-锭药门

治瘟毒发疫,腮肿喉痈,乳蛾鼻疮,用连翘豆根贝母汤服。

385.清-外科选要-徐惠錾-卷三-木舌

急用三棱针刺舌下金津、玉液二穴,及刺乳蛾,俱破出血痰,却用胆硝丹,吹入喉中,仍服荆防败毒散。

386.清-外科选要-徐惠錾-卷四-咽痛

赤麟丹

治喉痹、喉风、喉蛾、喉痈,七十二症,如神。

用倾元宝罐一个,入明矾二两,好血竭二钱,于罐内放巴豆仁二十一粒于矾内,放炭火上煅,令烟尽冷定,加白硼砂二钱,冰片一钱,共研极细,磁瓶密贮,每用少许吹之。

387.清-外科选要-徐憇銈-卷四-单双蛾

冯楚瞻曰：单双肉蛾，可针即针，有不可针者，亦用吹药、刼药，吐去风痰，以图捷效，次服煎剂，盖急证难于久待也。

又曰：双蛾风，此症有两枚，在喉间两边如豆大，急将黄齑汁、蜜少许，加玄明粉，漱出风痰，吹冰片散。

又曰：双单蛾，汤水不下，看头顶发内，有细窠，挑破即刻开关。

单双蛾方：土牛膝（即鼓槌草），取三四根，捣汁，滴入喉中，吐出痰涎，其毒立解。重者，滴二三次。

388.清-外科证治秘要-王旭高-第十六章喉蛾、石蛾、喉痈

喉蛾

煎方：牛蒡、薄荷、玄参、连翘、川斛、桔梗、山豆根、大贝母、荆芥、芦根或加犀角、鲜地，便秘加大黄、玄明粉。

石蛾

煎方：生地、玄参、川贝、沙参、知母、龟板、黄柏。

又方：用萝菔菜梗叶七八斤，放于瓦屋上日晒夜露四十九日，取下洗净，拣去烂坏者，每菜一斤，用盐二两，生矾二钱，硝石二钱，腌好收藏封固，每日三餐吃粥饭，作小菜吃，不可间断，自然不发。此法或加青果几十个更妙。

喉痈：生于咽喉正中，小舌之前，肿形圆正，治法同喉蛾。

389.清-外科证治全书-许克昌、毕法-卷二-喉部证治

乳蛾

急救乳蛾方

用两手从臂上抹至大拇指间四、五十下，以绳扎住，男左女右，以针刺大指缝中出血即愈。

乳蛾破烂神效方

人中白（三分，煅），冰片（二分）上共研细末吹之。

苏子利喉汤：珠珠散（俱见前喉痈）。

390.清-疡科心得集-高秉钧-卷上-辨喉蛾喉痈论

喉痈生于咽外正中，肿形圆正。其感风热而发者，与喉蛾同治；若因心肝之火上烁肺金，热毒攻喉，而发为痈肿者，宜用龙胆汤，或黄连泻心汤之类。

391.清-疡科心得集-高秉钧-方汇\家用膏丹丸散方-冰青散(一名碧丹。)

吹口糜疳腐，及烂头喉蛾、喉痹、喉疳、喉癣。

川连、儿茶、青黛、灯心灰(各三分),西黄(二分),冰片(三分),人中白(煅,五分)。证重者,加珍珠。如痧痘后,牙龈出血,或成走马疳毒,加糠青、五倍子、白芷末。

392.清-医略存真-马培之-喉蛾

红而肿突作痛,或起白腐斑点,不溃不脓,初起刺血即平。日久不消,可用烙法,间两三日烙一次,不过三次可除,否则结硬难消,且易举发。

393.清-伤暑论-徐鹤-卷二上焦中焦篇-伤暑春温风温热病伤燥冬温

锡类散方

象牙屑(三分,焙),珍珠(三分),飞青黛(六分),梅花冰片(三厘),壁钱(俗名喜儿窠,二十个,用泥壁上者,木板上者勿用),西牛黄(五厘),人指甲(五厘,男病用女,女病用男,须分别合配)。

研极细粉,密装瓷瓶内,勿使泄气。专治烂喉时证,及乳蛾,牙疳,口舌腐烂。凡属外淫为患,诸药不效者,吹入患处,濒死可活。

394.清-说疫全书-刘奎-卷之四-辨疑

辨赔赈散等方

《二分晰义》书中,载赔赈散一方,用大黄为君,而以僵蚕、蝉蜕、姜黄佐之,共为末,蜜酒调服,用治三十六般热疫。夫一方而治多病者,唯万应膏为然,除此则广东蜡丸亦有此说,然彼必有一单,某症用某引和服,是丸虽一方,而引因病异,则引之所关最大,视无引而一方兼治者,不侔矣。且瘟疫更与杂症不同,有表里分传之异,经腑脏胃之殊,老少强弱之分,天人风土之别,焉能以一方而治三十六症乎?余始得此书,值瘟疫盛行之年,曾修和一料备用,后偶出门,一女孙患瘟疫,家中人因取与服,服之返泄泻,昏睡增剧,筠谷兄修合此药云。乳蛾等疾,服之甚效,余细维其故,孙女服之增剧者,以邪尚在表,方内有大黄,宜乎不受。至于云治咽喉,或于热毒相宜,岂三十六症中讵无一应者乎。中又有大小复苏饮子,大小清凉涤疫散、靖疫散、驱疫饮等方,总以黄连为君,更杂录诸寒苦药以佐之,有至二十味之多者,更断断不敢用也。

395.清-温热病类方-抚松隐者-温热病后篇-温热病

温病咽干、咽痛、咳嗽,为热淫于膈上肺部,故似伤非伤,轻则甘桔等汤,少重加黄芩、知母、花粉,切忌表散。若喉有红肿结疤,或白疤白腐皮,是为阴阳毒,俗名乳蛾烂喉痧等证,最为险恶,大忌表热之药,宜先以笔针刺出恶血,再于三阴中选解表解毒之方,如当归赤豆散、葶苈泻肺汤、甘草泻心汤,即后之普济消毒饮皆可择用。

396.清-疫证集说-余伯陶-疫证集说卷二(集书三十三,选方六十)-《瑞竹堂经验方》(沙图穆苏撰)

哑瘴咽喉乳蛾方

雄黄(五钱,研),郁金(五钱),生白矾(二钱半,研)胆矾(半钱,研)。

上为极细末,以竹筒吹喉中,立能言语。

397.清-杂疫证治-刘一明-附刻

经验红灵散方

(凡遇急症先用少许吸入鼻孔)。赤金(二十张),冰片(一钱),麝香(一钱),朱砂(五钱),雄黄(三钱),硼砂(一钱),生礞石(一钱),生牙硝(五钱,即火硝)。

共研极细末,瓷瓶密收,勿令泄气,此药治霍乱吐泻,寒热腹痛,俱滚水下五厘;中暑中热,目黑耳鸣,口吐青水,腰痛面青,肢冷并出冷汗,绞肠急痧,一切火症,俱茶下五厘;瘟症,点眼角,男左女右,覆卧取汗;风火眼,点眼;乳蛾,吹喉;头痛,吹鼻孔;无名肿毒,小儿蛇串如泡,俱醋调搽;下疳疮,搽茎上;蛇头疔,用鸡卵一枚开孔,入药五厘,搅匀,套指上,两次即愈;妇人经闭,小腹痛,黄酒下三四分,取汗;破伤风,蛇蝎伤,俱搽伤上。兼治牲畜,用以点眼。

398.清-白喉辨证-王裕庆-新增凡例七条

三、苏州诵芬堂所制六神丸,轻症可以不用,重症真可回生。如遇喉痹、喉蛾、缠喉风、交牙风(牙关不开),虽数日水饮不入者,每用十余粒先以爪甲研散,以开水数匙调匀,缓缓呷入喉内,立见神效。惟恨其方不传。如有力之家预购施送,利己利人,功德殊非浅鲜。

399.清-白喉捷要合编-张绍修-诸方

针法

凡遇白喉、单双蛾、风火喉之重者,服药不退,心中恶逆,精神困倦,昏迷不醒,语言不清,疼痛难忍,以药针于舌根底下两边青筋上,刺入以分许为度,放出恶血,凉水漱净,其中间之青筋切不可刺,慎之。须再刺少商穴,系平大指甲尽处,侧边离甲一分即是。令患者平坐,袒衣露出手膊。择有力者,以两手从颈上用力顺拉而下,至大指尖止,连拉四五十下,将绵带从大指开叉处起,紧密缠至肉指甲相连处止。以药针先放口内含微热,向穴上先刺内边,后刺外边,捻出恶血。

男则先左后右,女则先右后左。如蛾子肿大,亦用药针刺破出血,急以胆矾散,或硇砂破蛾散,吹之立破。惟每月初五日,人神在口,忌刺蛾子舌根下。初六日人神在手,忌刺少商穴。十五日人神在遍身,均不可刺。如针未经药炼,即以马衔铁针,及瓷针、银针、铁针刺之亦可。

400.清-白喉捷要合编-张绍修-药方歌括

胆矾散专疗乳蛾,人中白共指甲和,若教吹入红肿处,破开堵塞功效多。

401.清-白喉全生集-李纪方-白喉热证吹药

离宫回生丹:治热证白喉及乳蛾喉风等证。

熊胆(二钱,如湿润,放银窝子内微火焙干),西洋参(二钱),黄连(六分),山慈菇(一钱),硼砂(二钱),人中黄(一钱),儿茶(五分),真麝香(三分),青黛(五分),大梅片(一钱),薄荷(七分),真牛黄(一钱)。

除熊胆、牛黄、麝香外,共研极细末,过绢筛,合熊胆、牛黄、麝香再乳精细,磁瓶收贮,腊封固瓶口,勿使泄气,临时计每次以三厘,对渗艮宫除害丹三厘,用铜风鼓吹入白处,含噙片时,使毒气随风涎吐出,便立刻回生。

402.清-白喉全生集-李纪方-白喉寒证吹药

坎宫回生丹:治喉证白喉及乳蛾喉风等证。

真血竭(一钱),细辛(一分),真雄精(二钱),牙皂(二分),大梅片(四分),硼砂(一钱),真麝香(六分),郁金(一钱),生附片(一钱,蜜炙焦枯)。

除片麝外,共研极细末,过绢筛,合片麝再乳精细,磁瓶收贮,腊封固瓶口,勿使泄气,临时计每次以三厘对渗艮宫除害丹一厘,用铜风鼓吹入白处,含噙片时,使毒气随风涎吐出,便立刻回生。

403.清-白喉全生集-李纪方-附录

附治单双乳蛾神效吹药方,名曰柴砂散,明月石(即硼砂,一两),净牙硝(五分),当门子(一分),紫荆皮(五分),大梅片(五分),飞朱砂(五分)共研细末,磁瓶封固,遇症吹之,孕妇忌用。

404.清-包氏喉证家宝-包三鏸-条目

一凡喉中无形,止红肿者,宜多用灯草灰,乳蛾亦然。

405.清-包氏喉证家宝-包三鏸-辨喉证

凡针乳蛾,宜针头尾,不可针中间,鲜血易治,黑血难治。凡使刀针,不可伤蒂丁及舌下根。悬痈,生上颚,如紫李,宜针破。腮痈生腮下,先用吐法,再针紫黑处,去瘀血。喉痈,命门合相火也,如灌脓,即以银针挑破之。牙痛肿痛,亦灌脓也,宜挑之。

406.清-包氏喉证家宝-包三鑅-附方

凡制青药,大约春夏宜薄荷多,制矾少,故配成青色。秋冬宜制矾多,薄荷少,故略带白色。如欲喉证出痰,不妨加皂角末少许。惟遇喉痛及单乳蛾轻证,可单用取效。若他证,必兼用黄药,乃能神应。然青黄兼用,须知先后多少,最为要诀。

青药方:治一切喉舌蛾痛等证。

每制矾三分,先配百草霜五厘,研细,入灯草灰五厘,再研,配成瓦灰色,后加粉草末二分,薄荷二分,再研细,入冰片五厘。此药须用时配合,多日则无效,阴雨止可用一日。如吹喉证,欲其出痰,加僵蚕、皂角末,各三四厘。然青药惟遇单乳蛾喉痛等轻证,可单用。若他证,必兼用黄药。

神品散:喉风喉蛾兼治。

牙皂、白矾、黄连(等分)。

皂、连入矾内,同炙干,研末吹上,有痰任流。

407.清-喉科大成-马渭龄-卷二-喉痹论

喉痹之暴发暴死者,名走马喉痹,《内经》又有嗌塞咽喉干者,亦皆因诸经所致。中间虽有经气之寒热不等,其为火证一也,大抵治法,视火微甚。微则正治,甚则反治,撩痰出血,三者随宜而施,或刺手少商出血,行气。若肿达于外者,又必外敷。余每治此证,用鹅翎蘸醋于喉中,摘去其痰。盖醋味酸,能收其痰,随翎而出,又能消积血。若乳蛾甚而不散,上以小刀就蛾上刺血。用马牙硝吹点咽喉,以退火邪。服射干、青黛、甘、桔、栀、芩、矾石、牛子、大黄之类,随其攸利为方,以散上焦之热。外所敷药,如生地龙、韭根、伏龙肝之类,皆可用。若夫生疮,或白或赤。白者多涎赤者多血,大率与口疮同例(《准绳》)。

408.清-喉科大成-马渭龄-卷三-古今治法论

五曰双单乳蛾,……宜用韭菜汁调元明粉,灌去痰涎,吹以冰片散,随服甘桔汤,自应消散。若不消散,以小刀点乳头上出血,立瘥。凡针乳蛾,宜针头尾,不可针中间。鲜血者易治,血黑而少者难瘥。凡用刀针,血不止者,用广三七末,嚼傅刀口上。凡用刀针,不可误伤蒂丁,损则不救,慎之慎之。

409.清-喉科大成-马渭龄-卷四-古今方药主治分类

喉痹乳蛾

新鲜牛膝根一握,艾叶七片,捣,和人乳取汁,灌入鼻内,须臾痰涎从口鼻出,即愈。

凡蛾症,先起如皂角子大,形是圆的,渐次有头,后有白顶,涎甚,其症亦恶寒发热,吹药用八宝丹加明雄、枣药、方茶、青胆。

凡乳蛾,双珠,及寒珠等症,肿痛极甚,若过了七八九日,疼痛略减,是将溃时,其根脚木红,顶现桃红,或淡红而已,用八宝丹加麝片及明雄,吹上即穿,脓尽,开清凉药随症调理而愈。

410.清-喉科金钥全书-袁仁贤-下卷-实火门

羚羊丹(悟真)平肺肝邪火。凡喉蛾、喉痛、缠喉急痹、热结肿痛危险之证,奏捷如神。

羚羊角尖(磨汁二钱),生地(四钱),人中黄、花粉(各三钱),赤芍、郁金、青黛、丹皮(各二钱),石乳香(产浏阳者真,一钱,炒去油、研)。按:羚羊角能碎金刚石,为摧坚破锐神品,功能平风息火,时医辄用犀角治时瘟,为遵古法,不知神犀宝贵,世所罕有,今药肆所售者,一野牛角,一水牛角,物贱而价昂,作药无灵,徒耗财增病,不如重用羚羊,药真而效捷,识者谅之。

玉液丹(悟真)风火煽动,内热熏蒸,咽喉肿痛,一切风火喉蛾、实热时温等证,悉主之。

破蛾金丹(孙真人)拔毒化瘀,消肿止痛,专治喉蛾。

烧邪雷火(吕祖师)有种喉蛾看不见,名落井蛾,当灸之。灸少商穴与经渠穴,灯芯醮清油各灸三壮,邪从火散,同气相求之义也。

选锋破蛾丹(欧阳子)专破喉蛾,消肿止痛。

411.清-喉科秘钥-郑壐撰,许佐廷增订-上卷-喉症方药

巳药

梅片(二分五厘),雄精(二钱),焰硝(一两五钱,要枪硝,煅乃佳)。

共研细末。治单双蛾初起,用此药开痰即愈,未溃可用,已溃不可用。性与申药同,见功更速。如痛肿者先吹巳药,后吹申药去雄精,名锁匙散,专治双乳蛾,神效。

亥药

巴豆(二十一粒),生明矾(一两)。

共入银礶内熔化,看矾枯取起放地上一宿,去巴豆。

每用一两矾加小姜黄末一钱,面糊为丸,用雄黄末二钱为衣,丸如桐子大,每服七粒,姜汁汤下。症重者用辰药后可服此丸,轻者不用(此药神妙,既能开关窍,又能降痰,乃起死回生之灵丹也)。又专用上制过枯矾一味研末,治双乳蛾神效,名玉锁匙,孕妇忌。

治喉风、喉痹、喉蛾二方

真牛黄(一钱),露蜂房(五钱,黄色者佳,焙存性),大冰片(二钱),青黛(二钱),硼砂(二钱),熊胆(二钱)。

共研细末,要在五月五日午时合制(此为喉科第一要药,凡遇不治之症,吹此药即可开关)。

真牛黄、冰片(各一分),硼砂、雄黄(各二分),川连、黄柏(各一钱),朱砂、青黛(各二钱),青鱼胆(两个,阴干)。共研细末,临时吹之。

治喉痹、喉痈、喉蛾三丹

麝香(一分),冰片(二分),牙硝(二钱),硼砂(四钱)。

名回雪丹,去麝香名品雪丹,再去冰片名吕雪丹。以上皆不见火,研极细末,每次吹一二分,奇效。

治喉蛾方

麝香、梅片、牛黄、血竭(各二分五厘),碟朱、黄连、儿茶(各五分),朱砂(五钱),硼砂(一钱二分)。

为末,吹患处。先用防风、甘草、银花、薄荷、荆芥、盐梅、栗蒲壳(即栗外毛壳),煎汤漱口后,吹前药。忌发物、煎炒、椒蒜等类。

穿喉蛾三方

用手指甲清水洗净,瓦上焙黄色为度,每用末一分,加梅片一厘共研吹之。

412.清-喉科秘钥-郑璺撰,许佐廷增订-下卷-喉症图说

喉蛾门七症

双乳蛾

治宜先针少商、商阳两手四穴,或挑破患处,出血亦妙。用六味汤加陈皮、海浮石、苏叶、羌活各一钱五分,两服可愈。如肿不退,六脉有力,加大黄三钱。

单乳蛾

治用六味汤加葛根二钱,苏叶一钱,羌活二钱,鲜芫荽五钱,无鲜者用子三钱,一服后再加黄芩(酒炒)二钱,花粉二钱,山栀、赤芍、木通各三钱即愈。

烂乳蛾

急针少商、商阳两手四穴,冲柏枝汁一杯噙漱,徐徐咽下,再用八仙散五分,津化下。治用六味汤加葛根二钱,苏叶一钱,盐炒元参一钱,炒黄芩二钱煎服。次日去苏、葛二味,加山栀、木通、生地、丹皮、浮石、花粉各二钱,脉大有力加生大黄三钱,脉虚仍用八仙散同柏枝汁照上服法。如声哑背寒用六味汤加葛根二钱,苏叶一钱,羌活一钱,细辛三分。

风寒喉蛾

急针少商、商阳、少冲两手六穴。治用六味汤加苏叶三钱,羌活一钱煎服,忌用凉药。

伏寒喉蛾

如孕妇用药有碍,将药煎浓漱喉,吐去痰涎,亦可愈。

白色乳蛾

治用六味汤加苏叶二钱,细辛三分,羌活二钱,一服可愈。

石蛾

治用六味汤加贝母一钱,生地二钱,牛蒡子一钱,麦冬一钱,木通一钱,服四五剂。如不退,去荆芥、防风、僵蚕,加丹皮一钱,灯心二分服,以愈为止。外吹退肿药。

413.清-喉科杓指-包永泰-卷一-咽喉吹饮应用诸方

神仙枣

治一切喉风喉蛾。

江子霜、白细辛、牙皂、蟾酥、真当门麝香各等分,研极细末。用枣一枚去核,将枣肉微微起去,止留薄肉一层作卷角,以药填内约一分许,两头留孔通气。男左女右,塞鼻孔中,俟有嚏后取出,后再塞入,一伏时去之。若痰多上壅者,用米饮灌之,其痰吊出,再用煎剂。

414.清-喉科枕秘-焦氏撰,金德鉴编-卷一-焦氏喉症图形针药秘传

双乳蛾

治者用元明粉醋取痰,吹本,刀刺出血,吹秘与本,服三黄、凉膈散。有脓去之,服千金内托散,吹生肌散,服桔梗汤更稳。

单方

用蟢子窠十余张,瓦上烧灰存性,点三四次即愈;或土牛膝草根,捣汁含口亦妙;鲜薄荷一撮,洗净,捣和醋汁漱口,吐涎即愈;荔枝草捣碎,水煎待温,含漱口,

吐涎立效。

单乳蛾

丁边痰涎壅塞甚者,手足冷,头昏沉者,用玄明粉醋取痰,吹本去血,吹秘,服十八味或三黄汤。若五六日,服千金内托散,鼻吹通关散,脓自出,灸合谷穴,用均、秘、生肌。如肿,不省人事,命欲绝者,用吴茱萸、米醋调敷涌泉穴。

415.清-喉科枕秘-焦氏撰,金德鉴编-卷二-附方

治口疮、喉闭、乳蛾之症,胆矾(一钱),熊胆(一钱),广木香(三分)。

共为细末,以木鳖子一个,去壳,磨井水,以鹅翎蘸药敷之,一二次即愈。

416.清-喉证杂治·经验良方合璧-蔡钧-乳蛾第四

药用荆芥、防风、射干、牛蒡、前胡、枳壳、胆星、连翘、生地、丹皮、元参、黄柏、黄芩、银花,长流水煎。如火盛,加犀角、黄连;大便闭结,加大黄;寒热不止,加羌活、独活;体虚痰多,加蒌仁、杏仁、贝母。

417.清-集喉症诸方-黄惺溪-诸方药性辨

通关神应散治一切咽喉肿痛,双单乳蛾,喉痹,缠喉等症。冰片、红铁皮(煅,即铁上赤衣真铁锈也,刮下听用)、珍珠(煅)、黄连(煨)、硼砂、海巴(煅)、明矾(煅)、地胆(晒干生用,一名山慈菇)、辰砂(各三分)红铁皮性沉重,平肝坠热开结如神,用锈铁火煅醋淬,刮下共研细末,瓷瓶收贮,临用管吹三五厘于喉风痛处,立愈,重者三五次取效。

乌龙丸:治喉癣、乳蛾神效,兼骨哽喉垂危者。乌梅肉、五倍子(各等分)捣为丸,弹子大,每含一丸,其痰旋裹药土,取出去痰,仍含口中即愈。

单乳蛾、喉癣、喉痈肿痛吐咽不下,命在须臾者,凤凰衣微火焙黄,橄榄核瓦上火煅存性,孩儿茶各等分,为末,每一钱加真冰片半分,吹之即能进饮食,神效无比。

蛾子:生喉间,不能窥探,急按鱼尾穴,即大指后窝中是,用灯火三灸,再于大指甲根离一分宽,针刺出血,立效,服加减甘桔解毒汤。

单双蛾:山豆根不拘多少,加麝香少许为末,吹入喉中自愈。

单蛾者:壁上蜘蛛白窠,用患人脑后发一根,缠定蜘蛛窠,将银簪刺在灯上,烧之存性为末,吹喉立愈。

乳蛾:最效秘方,将两手大指旁缝内刺出血即松。

喉痹单双乳蛾:万年青根捣汁二匙,加米醋三匙,嗽出痰涎自愈。

单双乳蛾及一切喉风青鱼胆汁晒干收贮,以少许放舌上含化,立见奇功。

喉蛾:神效,用人指甲瓦上焙焦黄色,研末吹入喉内即破。

喉痹乳蛾不能饮食验方:用新鲜牛膝根一握,艾叶七片入乳数匙,合捣,取汁灌入鼻内,须臾,痰涎从口鼻流出即愈。无艾亦可。

喉闭蛾子:看患者头顶上有红点,用针挑破即愈,单蛾一点红,双蛾两点红。又将头顶心发上用姜擦红,红即愈。

418.**清-时疫白喉捷要-张绍修-白喉咙治法**

瓜霜散

瓜霜(一两),人中白(一钱,火煅),辰砂(二钱),雄精(二分),冰片(一钱)。

此系喉科吹药,共研细末,再乳无声,用瓷瓶紧贮。凡患白喉、喉蛾及一切喉痧等症,急用此药,吹入喉内患处,连吹十数次,随照上列各方服药;外用斑蝥膏药贴治法,自奏神效,屡试屡验,实治喉科之圣药。但此药专治白喉,若非白喉,须去雄精一味。

419.**清-新订奇验喉证明辨-吴锡璜-卷首-凡例**

是编宜分看、合看。分看一症,有专治之方;合看各症,有通用之方。如除瘟化毒、神功辟邪、神仙活命诸方,是治时疫白喉专方,亦可兼治乳蛾、喉痛、喉肿诸证。姑举一以例其余,庶临证确有把握。

420.**清-新订奇验喉证明辨-吴锡璜-卷二-用药类**

如紧喉风、缠喉风、喉闭、乳蛾、喉痛、时疫白喉等证,宜先从少商、少冲、合谷三穴,男左女右,各依针法刺之,以出恶血;次用蒜泥拔毒散,敷经渠穴以泄毒水。如服药不退,心中恶逆,精神困惫,昏迷不醒,语言不清,疼痛难忍者,再于舌根底下,两边青筋上,轻轻刺之,深以半分许为度,俟放出恶血,随用凉水漱净。其舌底下当中直连上下,青筋上切不可刺,若误刺伤筋,血出不止,立死无救,慎之慎之。再考人神所在,忌用针刀。如每月初五日,人神在口,忌针上腭痛、双单蛾、喉疔舌根下;初六日人神在手,忌刺少商、少冲、合谷诸穴;十五日人神在偏身,无论何证、何穴,均不宜针刺。此外,如乙日人神在喉;巳日人神在手;戌日在咽喉;亥日在项;卯时在面;辰时在口项,俱忌用针刀,不可妄施,误人性命。所有用针各穴道,另绘图列后,阅者宜留心而熟玩焉。

421.**清-新订奇验喉证明辨-吴锡璜-卷三-证治类**

又方:腊月八日取雄猪胆裂入白矾末,阴干研末,次年腊月八日再取猪胆入前猪胆末,如此三次。遇患者用一二分吹之。凡单乳蛾、喉癣、喉痛肿痛,吐咽不下,命在须臾者皆效。

乳蛾

初起，切勿妄施针法，宜用捷妙散，吹鼻中，打喷嚏四五次，即消。不效，再按法施治，先以摩风膏少许，入辛乌散，井水调噙，并以鹅翎挑涂蛾上，令患者闭目噙良久，俟满口痰来吐出，再吹赤麟散、冰硼散，外敷救急异功散。轻者内服紫地汤，重者兼用清咽利膈汤加减。易见者脓熟针之，难见者用鸡翎探吐脓血。若兼痰壅气急声小，探吐不出者险，急针少商穴出紫血，仍吹服前药，缓缓取效。

按：余家传有乳蛾经验方，用山柑仔头切片，不拘多少，煎好米醋，俟冷。每次将山柑仔头二三片，并醋含在口内，少停将山柑仔头取出，再浸醋中，仍将口内所含之醋吞下更妙，不时以此法含之便消。如出脓，应唾出，俟毒秽尽全愈。

422.清-新订奇验喉证明辨-吴锡璜-卷四-采方类

清咽利膈汤：治肺胃积热与新受风邪相搏，上壅咽膈，咽肿喉痹，及紧喉、缠喉、乳蛾、喉闭等证。

荆芥、防风、连翘（去心）、牛蒡子（炒研）、芽桔梗、薄荷、甘草、金银花、玄参、黄连、生栀子、黄芩、大黄、芒硝、淡竹叶（各一钱）水煎，食远服。

除瘟化毒汤：治时疫白喉初起并喉蛾，风火喉痛。（疫喉轻剂）

粉葛根、白僵蚕（炒）、黄芩、小木通、生栀仁（各二钱），川贝、生地（各三钱），山豆根、蝉蜕、甘草（各一钱），冬桑叶（二钱）。水煎服。

神仙活命饮：治时疫白喉。日服二三剂，少则不效。（疫喉重剂）

龙胆草、蝉蜕（各一钱），金银花、木通、车前子（各二钱），川贝、白僵蚕、黄芩、生石膏、马勃（各三钱，绢包煎），生地（四钱），土茯苓（五钱），生青果（五枚为引；如无青果，用冬桑叶二钱代之。按：此方与上除瘟化毒汤、神功辟邪散减去土茯苓、金银花、马勃，治喉痛、喉蛾及一切喉内红肿等症亦效。）

423.清-咽喉论-逯南轩-因症立名因名立方十四段

乳蛾，即喉蛾，……以上诸蛾，须用芦刀点破以泄火毒，用青药八分，黄药二分，吹之立效，迟则不救。

424.清-咽喉秘集-张宗良、吴氏（阙名）-吴氏咽喉廿四大症歌诀

喉蛾穿方：人指甲，清水洗净，瓦上焙黄色为度，每甲末一分，加梅片一厘。

喉蛾方：麝香二分半，梅片二分半，鳔珠五分，牛黄二分半，黄连五分，朱砂五钱，儿茶五分，血竭二分半，硼砂一钱二分，共为细末，吹患处。

附漱口方:防风、甘草、银花、薄荷、荆芥、盐梅、栗蒲壳,先煎此药漱口,后吹前药。忌发物、煎炒、椒。

治喉痹喉痛喉蛾等症回雪品雪吕雪三方:回雪:麝香一分,冰片二分,牙硝一钱,硼砂四钱。品雪:冰片二分,牙硝二钱,硼砂四钱。吕雪:牙硝二钱,硼砂四钱。

以上诸药不见火,研极细末,每次一二分奇效。

治喉风喉痹喉蛾等症喉科第一要药:凡遇不治之症,吹此药即可开关。真牛黄一钱,露蜂房五钱(黄色者佳、焙存性),大冰片一钱,青黛二钱,硼砂二钱,熊胆二钱,要五月五日午时合。

425.清-尤氏喉科秘书-尤乘-喉症验方

又方:治牙咬、舌痈、重舌、喉蛾、喉痈。

鸡内膛(不落水者佳),金灯草,青代,蒲黄,白芷,六角尖(炙灰)薄荷,甘草。研末,冰片另研,再和匀吹之,喉痈半月,其余七日愈。

426.清-重订囊秘喉书-杨龙九-卷上类证-(一)乳蛾

【脉细弦,苔白,用宣肺疏气化痰清热法,炒荆芥、桑叶、杭菊、杏仁、连翘、象贝母、广郁金、制香附、黑山栀、朱赤苓、生决明、蛤壳、白蒺藜、薄荷叶、玉桔梗为方,外吹,用师授中白散、柳华散,合冰梅丹,一剂霍然。(中白散诸方,另载于增录一束内。)】

427.清-重订囊秘喉书-杨龙九-卷下医方论上-(十二)代针散

胆星三分,人指甲二三寸,冰片五厘,朱砂少许。

此治乳蛾成脓不穿,将指甲用双红纸卷好,灯上烧炭,存性为末,入辰砂、冰片、胆星,研和,吹入喉中,少顷,即出脓血自愈。

428.清-重订囊秘喉书-杨龙九-卷下医方论上-(四十一)喉风急救神方

土牛膝根(俗名臭花娘根),洗净捣汁,灌入口中,如不能咽,即令其人仰,以汁滴入鼻中,流至咽喉下,亦可望开。

专治一切喉风乳蛾等症。草虽轻浅,其功甚大,不可忽视,或秋月采根,阴干研粉,再用鲜根打汁拌干,以备急用。

429.清-重订囊秘喉书-杨龙九-卷下医方论上-(四十二)冰硼散

冰片一分五厘,硼砂三钱五分,制僵蚕三分,牙硝二钱五分,蒲黄七分,制胆矾五分。

此方治一切急喉风,双单乳蛾,喉痛,牙关紧闭等症,吹之愈。

430.清-重订囊秘喉书-杨龙九-增录-马培之先生柳华散

治一切风温喉症,肿痛红胀,单双乳蛾,口疳牙疳等症。

人中白、碎金、蒲黄粉、月石、川柏、青黛研末,各等分,加冰片用之。

431.清-重楼玉钥-郑宏纲-卷上-喉风三十六症名目

双鹅风

先以摩风膏少许入角药,井水调噙,又以鹅翎挑入喉间疔毒上,令患者闭目噙良久,俟满口痰来吐出。再吹赤麟散,服紫地汤,自然立效。如日久疔毒未平,仍似莲子样,须用消芦散,加巴豆七个去壳熏患处,如熏破后只可用吕雪丹。

枢扶氏曰:凡初起,先用三棱针刺少商、少冲,留三呼吸入一分,吹赤麟散,以角药调噙,仍服前药,缓缓取效。凡针法以男左女右,若要速效,以捷妙丹吹入鼻中即消,然初起神效,若日久者,不外消芦散。

432.清-重楼玉钥-郑梅涧-卷下-喉风诸症针刺要穴

双单乳蛾、燕口:后溪、少冲、少商、合谷、风池。

433.清-重楼玉钥-郑梅涧-卷下-手阳明大肠经穴

合谷(一名虎口)在大指、次指岐骨间陷中。手阳明所过为原。刺三分,留六呼,灸三壮。主治头痛脊强,面肿目翳,发热恶寒,口噤不开,喉闭乳蛾等症。一云:能下死胎。妇人妊娠补合谷即坠胎。《千金》云:产后脉绝不还,刺合谷入三分,急补之。《百症赋》云:兼天府,治鼻衄。《马丹阳天星十二穴》云:疗头痛并面肿,齿龋,鼻衄血,口噤不开言,针入五分深,能令病自安。

434.清-重楼玉钥续编-郑瀚-诸证补遗

连珠乳蛾:最重之候,内服喉痹饮,外先用碧五金一,后用金二碧三。

435.清-重楼玉钥续编-郑瀚-附录

碧丹

百草霜(匙半),甘草灰(三匙),冰片(五厘),元丹(一厘),玉丹(三分),薄荷(去筋,多少合宜。)

右为细末。磁瓶收固。春夏薄荷多,玉丹少,秋冬玉丹多薄荷少。欲出痰,加制牙皂少许。……凡喉痛乳蛾等轻症,祗用碧丹,重症金碧合用。初起碧九金一,吹过五管后,碧七金三。症重方用金碧各半。痰涎上壅时,金六碧四。因病之重轻,定药之多寡,无得疏忽,最宜斟酌。无痰莫浪用,此皆仙方禁剂也。

又捷径验方

喉闭乳蛾皆治。鲜土牛膝根一握,艾叶七片,捣和取汁,入人乳数匙,灌鼻孔中。须臾,必有痰涎从口鼻而出,神效无比。一方无艾叶。

436.清-爱月庐医案-佚名-喉蛾

(案1)几经旬日,仍然咽喉红肿,甚致汤水难下,项外微肿。夫咽喉为一身之总要,百脉之关头,又为呼吸之门户,饮食之道路,方寸之地,所关甚大。幸而痰来且爽,阴液未涸,犹可无虞。按脉洪数带弦,舌苔边红根腻,究系邪踞肺胃为多而未至于心营。拙拟辛凉清解佐以消痰一法,冀其邪有退避三舍之势,庶无他变之理,否则,愿夫子明以教我。

犀角尖,银花,薄荷,天竺黄,黄芩,竹芯,鲜生地,丹皮,元参,牛蒡子,花粉。

复诊:前拟清火消痰之剂,诸症仍不退舍,究系邪势鸱张,如火之始燃,难撄其势也。况体热不凉,有邪伏阳明之象,痰多且腻,是热留太阴之征。咽喉红而且肿,热邪兼挟毒邪;脉息数而带弦,风火引动郁火。经云:火者,痰之本;痰者,火之标。痰火盘踞,图治不易。骤寒则邪郁而内溃,过散则火焰而腐增。先散后溃,洵属至理。迩来大便旬不更衣,项旁肿痛上引头额,显系火性上炎风性善窜故也。风驾火威,火乘风势,风火相煽,是以扰攘无休也。既承雅招,不弃鄙陋,勉尔挥汗撰方,以为虾力行舟之助耳。

羚羊角,大力子,元参,马勃,川贝,连翘,鲜石斛,粉丹皮,竹心,花粉,知母。

三诊:喉蛾已溃,毒邪有外泄之机;肿势渐猿消,痰火无稽留之患。惟喉旁尚有硬块,大便坚结,脉息细数带弦,舌质微红尖绛,此阴液受伤也。而肺胃之热究属有余未净也,斯时养阴清热以救津液,势所必需;而肠胃以通为用,养胃润肠亦不得不兼顾之。若骤进滋腻,犹恐余烬复燃,余焰复腾,合当与否?侯尊丈裁之。

扁金斛,川贝,知母,秫米,瓜蒌仁,银花,西洋参,纯钩,谷芽,花粉,粉丹皮,连翘

437.清-曹沧洲医案-曹沧洲-喉科

左:昨起寒热,乳蛾肿腐。温厉郁伏不达,转重可虑。

桑叶,土贝,川石斛,白前,枇杷叶,马勃,竹茹,薄荷,白杏仁,甘中黄,生蛤壳,通草,金锁匙。

右:乳蛾,大势稍停,尚防反复生波。

甜葶苈(五分,焙去油),海浮石(四钱),旋覆花(三钱五分,绢包),制蚕(三钱),白杏仁(四钱,去尖),生蛤壳(一两,先煎),薄荷(一钱,后下),马勃

(七分,包),土贝(四钱,去心),竹茹(三钱),莱菔子(四钱,炒),通草(一钱),枇杷露(一两,冲入),金锁匙(三钱五分)。

右:温邪痰热,郁于肺胃,发为乳蛾,肿甚渐腐。病无出路,最易音闪痰升。

甜葶苈,桑叶,瓦楞壳,牛蒡,白前,枇杷叶,白杏仁,前胡,莱菔子,竹茹,土贝。

右:双乳蛾,僵伏尚甚,消净不易,内热,脉数。防反复生波,千万勿忽。

旋覆花,桑叶,莱菔子,枇杷露(冲服),煅瓦楞壳,白杏仁,竹茹,金锁匙,土贝,杜苏子,通草,白前,鲜芦根。

右:双乳蛾。左关肿势为甚,咽物并弗哽痛。延恐转木蛾,急急泄降,消散痰。

苏子,旋覆花,制僵蚕,白前,莱菔子炒,竹茹,马勃,煅瓦楞壳,海浮石,瓜蒌皮,赤芍,枇杷叶露(冲服)。

438.清-蠢子医-龙之章-卷三-治咽喉诸症,宜分虚实

甘(甘草),桔(桔梗),三黄(黄芩、黄连、黄柏、黑栀子)治实症,虚只元参并麦冬。量加四物(午后重属阴虚,加四物汤)。四君子(午前重属阳虚,加四君子。)每从桂附去收功。(气血虚甚,必用金匮肾气丸、八味地黄丸始能收功,以二药之功有肉桂、附子故也)。

439.清-东皋草堂医案-王式钰-咽喉

一人患双乳鹅,甚危。用蛤蚆草捣汁,灶前梁上烟尘、明矾、冰片、好酸醋同捣,同鹅翎蘸药卷患处,吐粘痰半日而愈。

440.清-高氏医案-高秉钧-面部-乳蛾

牛蒡子,荆芥穗,黄防风,黑山栀,玉桔梗,射干,大杏仁,净连翘,江枳实,茅根。

441.清-过氏医案-过铸-近诊医案

瓜霜散

治时疫白喉风、火喉、喉蛾、喉癣、喉疳等证。(烂者,吹之不痛)。

西瓜霜(一两),人中白(一钱,煅),梅片(一钱),明雄黄(三分),朱砂(二钱)。共研细末,固藏瓷瓶频吹立效。

442.清-经方实验录-曹颖甫-上卷-麻黄杏仁甘草石膏汤证其四(附列门人治验)

薄荷(一钱后下),杏仁(三钱),连翘(二钱),象贝(三钱),桑叶(二钱),生草

（钱半），赤芍（二钱），蝉衣（一钱），僵蚕（三钱炙），桔梗（一钱），马勃（八分），牛蒡（二钱），活芦根（一尺去节）。另用玉钥匙吹喉中

443.清-懒园医语-傅崇黻-卷一-答中医专门学校学生问

答曰：此非迷信，乃古人治病之简易法也，此等简易法，古今方书所载甚多，不可枚举，即如《医方指掌》所载，治鼻衄不止，一法用线札中指中节，左孔出血札左指，右孔出血札右指，两孔出血札两指，血即止。治乳蛾喉痹法，以发绳札大指，针刺指甲缝边出血，喉即宽，皆与此同类也。至于经脉却有相通，夫名指本节之上，乃三焦液门、中渚之间也，是经之脉，起于关冲而上液门、中渚，直至目锐眦会瞳子髎循丝竹空而终，此即经脉相通之明证也。

444.清-冷庐医话-陆以湉-卷四-喉

门人歙县吴子嘉茂才鸿勋，传治喉症方，名咽喉急症异功散，云得自苏州，灵验异常，历试不爽。用斑蝥（去翅足，糯米炒黄去米，四钱），血竭（六分），没药（六分），乳香（六分），全蝎（六分），元参（六分），真麝香（三分），共为细末，收藏瓷瓶封口，切勿走气，不论烂喉风、喉闭、双单喉蛾，用寻常膏药一张，取此散如黄豆大，贴项间，患左贴左，患右贴右，患中贴中，贴三四时即起泡，用银针挑破即愈，凡阴证起泡更速。（《疫痧草》）

《金匮翼》烂喉痧方，最为神妙。药用西牛黄（五厘），冰片（三厘），象牙屑（三分焙），人指甲（五厘，男病用女，女病用男），珍珠（三分），青黛（六分，去灰脚净），壁钱（三十个焙，即蟢子窠，土壁砖上者可用，木板上者不可用），共为极细末，吹患处。凡属外淫喉患，无不应手而瘳，不特烂喉痧奉为神丹也。惟药品修制不易，猝难即得，有力者宜预制备用。如一时不及修合，别有简便之法：用壁钱五六个，瓦焙为末，加人指甲末（五厘），西牛黄（三厘），亦效。又治喉蛾方，断灯草数茎缠指甲，就火熏灼，俟黄燥，将二物研细，更用火逼壁虱（即臭虫）十个，共捣为末，置银管，向患处吹之神效。见黄霁青太守安涛贤已编。

445.清-侣山堂类辨-张志聪-卷下-鸡子金银花王不留行

天地之形如鸟卵，仲景即以鸡子白补气，卵黄治血脉。金银花花开黄白，藤名忍冬，得水阴之气而蔓延。陶隐君谓能行荣卫阴阳，主治寒热腹胀，败毒消肿。盖荣卫行而寒热肿胀自消，得阴气而热毒自解，故又治热毒下痢，飞尸鬼疰，喉痹乳蛾。王不留行亦花开黄白，故名金盏银台，其性善行，言虽有王命，不能留其行也。陶隐君亦取其能行气血，主治金疮，痈肿，痛痹，产难，下乳汁，利小便，出竹木刺。夫血气留阻，百病皆生，荣卫运行，精神自倍。故二种皆为上品，并主轻身

耐老,益寿延年。鸡卵用形,二花取色,一因其延蔓,一取其善行。夫医者,意也。本草大义,亦以意逆之,则得矣。开之曰:人但知金银花败毒消肿,不知有行荣卫血气之功,得冬令寒水之气。

446.清-齐氏医案-齐秉慧-卷四-咽痛喉痹痄腮声哑

又鳢鱼胆擦喉痹、蛾子,立即溃脓出紫恶血而愈。凡物类胆均苦,惟此鱼胆味甘。俗名乌鱼,又名七星鱼。

曾治王文堂,患缠喉肿痛,余以皂角末,酒醋调涂外颈上,干则再涂,其乳蛾即破而愈,至捷法也。

447.清-潜斋医话-王孟英-肺痈

立秋后择粗大丝瓜藤,或南瓜藤,掘起根三四寸,剪断插瓶中,其汁滴贮瓶内,封埋土中,年久愈佳。兼治喉蛾哮喘。

448.清-潜斋医话-王孟英-喉疹

烂喉时疹:锡类散、象牙屑焙、廉珠各三分,飞青黛六分,梅花冰片三厘,壁钱(俗名喜子窠)二十个,(用泥壁上者,勿用木板上者)。西牛黄五厘,人手指甲(男病用女,女病用男)五厘,共研极细粉吹患处,虽濒死者可救。兼治乳蛾、牙疳、舌腐等证甚效。

449.清-校订愿体医话良方-王孟英-喉蛾

轻者以杜牛膝根捣汁,加人乳些须,令患者仰卧,滴鼻孔内一二匙,不可咽下,随即起来,吐去痰涎即愈;重者用杜牛膝根汁入醋漱喉,吐去痰涎立愈。

喉痹音秘用真郁金一钱,巴霜三分,明雄黄二钱,共为细末,水调为丸,如芥子大,每服十二丸,用熟水些须送下即开,迟则难效。

俞按:初起用食盐自搓手心,盐干再易新盐,片时即消。

又极效方:断灯心数茎缠指甲,就火薰灼俟黄燥,将二物研细,更用火臭虫十个,一并捣入为末,以银管吹之。

青鱼胆腊月收挂风干,以少许放舌上,含化立效,万年青根水煎滴醋少许服之。

巴豆一粒研碎,或布或绢包好,左蛾塞右耳,右蛾塞左耳,如双蛾,用巴豆二粒,左右并塞,一刻头顶有泡,挑破即愈。

净毛猪尾一茎,煮一滚,取其不硬不软,徐徐插入喉内,触破胀大之蛾,吐出脓血,再服解毒药,此急救妙法。

芒硝研细一钱五分,胆矾、雄黄、明矾各八分,俱研极细,和匀吹之。

火硝一钱五分,官蓬砂五分,冰片三厘,共研细和匀,鹅管、芦管、银管俱可吹入,即吐痰涎而愈,亦可从鼻孔吹入。

喉闭以鸭嘴、胆矾研细,酽醋调下,吐出胶痰即愈。或以牙皂捣烂,醋调灌入四五匙,痰亦即吐。

又方:紫金片一钱,薄荷汤磨,缓缓灌下即通。

又方:巴豆七粒去油,用纸包裹缚眉心上即开。

又方:白矾末五分、乌鸡子一个,同调匀,灌入即效,甚验。

又明矾二钱熔化,入巴豆仁七粒,烧至矾枯,去巴豆,研细吹入,即流涎而开。

又雄黄、芒硝各一钱,研细,以鹅管吹之,数吹即散。

咽喉戳伤不能饮食者,鸡子一个钻一小孔,去黄留白,入生半夏一个,入微火煨熟,以蛋白服之立愈。

450.**清-续名医类案-魏之琇-卷十八-咽喉**

一男子乳蛾肿痛,脉浮数,尚未成脓。针去恶血,饮荆防败毒散,二剂而消。

一男子乳蛾肿痛,饮食不入,疮色白,其脓已成。针之脓出而安。

锡类散:治烂喉疹。象牙屑(焙)、廉珠各三分飞,青黛六分,梅花冰片三厘,壁钱二十个(勿用木板上者)、西牛黄、人手指甲(男病用女,女病用男)各五厘,共研极细末,吹患处。兼治乳蛾、牙疳、舌腐等症。

451.**清-叶天士曹仁伯何元长医案-叶天士、曹存心、何元长-何元长医案-三十四、咽喉门(七方)**

(案 5)咽生乳蛾,肾阴亏而肝阳炽也。

羚羊角,知母,生草,桔梗,丹皮,元参,青黛,冬桑叶,麦冬。

452.**清-医法圆通-郑钦安-卷一-喉蛾**

近来市习,一见喉症,往往用吹喉散、冰硼散、开喉剑,一派寒凉之品,甚者刺之。阳证无防,阴证有碍,认证贵明,须当仔细。

453.**清-友渔斋医话-黄凯钧-药笼小品一卷-《神农本草**

〔天名精〕(一名地松):辛甘寒,能破血,吐痰涎,解毒杀虫,治乳蛾喉痹,小儿急惊,(不省人事,绞汁入好酒灌之即醒。)服汁能吐疟痰。根名杜牛膝,功用相同。子名鹤虱,杀虫治蛔咬腹痛。

454.**清-张梦庐先生医案-张千里-一二六、喉蛾**

麻黄,杏仁,石膏,五味,干姜,甘草,橘皮,桑皮,茯苓皮,大腹皮,半夏,麦冬,姜皮,赤豆皮。

455.清-张聿青医案-张乃修著,吴玉纯编次-卷十五-咽喉(附失音)

某:石蛾遇劳辄发,发则咽痛,耳后筋胀,鼻窍不利。

射干(五分),黑玄参(三钱),冬桑叶(一钱),黑山栀(三钱),广郁金(一钱五分),桔梗(一钱),大贝母(三钱),粉丹皮(二钱),盐水炒橘红(一钱),梨肉(一两),茅根肉(七钱)。

456.清-(鱼孚)溪外治方选-陆锦燧-卷上-咽喉门

喉痹,双乳蛾。壁钱窝一个。取患者脑后发一根,缠定钱窝,以银簪挑,就灯上烧灰。吹之,立消。

乳蛾烂者。用人中白(火煅)三分,冰片二分。共研细末。吹入喉中。

喉蛾。头发、指甲。煅存性,研。吹,男用女,女用男,左用右,右用左。

又方:灯心一钱,黄柏五分,(并烧存性),白矾七分(煅),冰片三分。共研。每以一二分,吹。喉蛾闭结不开。土牛膝草。捣汁,滴鼻中。

乳蛾,并治喉内一切热毒。硼砂一钱,胆矾二钱。为细末,入青鱼胆内,阴干,研末,加山豆根一钱。吹患处,流涎。

457.清-传悟灵济录-张衍思-下卷坤集-诸证灸法诸穴主治

喉痹喉癣

天柱,廉泉,天突,阳谷,合谷(刺五分),后溪(乳蛾),三间,少商,关冲,足三里,丰隆,三阴交,行间。

458.清-动功按摩秘诀-汪启贤、汪启圣-咽喉口齿症

设有咽喉肿痛,单双乳蛾等症,可于少商穴掐五、七十度,擦五、七十度。如不愈,用破磁片针此穴,出血即愈矣。少商穴乃手太阴肺经,在大指内侧,去爪甲如韭菜者是也。

设有口臭者,可于大陵穴掐五、七十度,擦五、七十度,日行数次。大陵穴乃足厥阴心包络经,在手掌横纹正中间。兼治鹅掌风。

设有小儿乳蛾,可于合谷穴掐五、七十度,擦五、七十度,日行数次。合谷穴乃手阳明大肠经,在大指次节,歧骨肉尖上是也。

设有牙疼肿痛,可于吕细穴掐五、七十度,擦五、七十度,兼静功。吕细穴乃足少阴肾经,在脚后跟内,踝骨尖后动脉陷中是穴也。兼治股内湿痒生疼及便毒。或牙疼掐颊车穴。

459.清-动功按摩秘诀-汪启贤、汪启圣-疮疽

凡久生疮疖,以端坐,左拳拄右胁,右手按膝,专心存想,运气到患处,左右各六口。

凡患乳鹅,用左手托右膊,更换,收气十一口,呵气三十一口,左右二十遍。

460.清-急救广生集-程鹏程-卷二杂症-咽喉

缠喉风双乳蛾绝妙立验方

用榆树上出过截毛窠(一个),剪患者指甲脚爪。如左边乳蛾,剪其左手左脚甲,右边乳蛾,剪其右边手甲足甲,若双乳蛾,左右皆剪。用食盐少许,同入窠内,煅过为末,吹入患处,以手指拍其后项,视其所患,在左拍左,在右拍右,两边皆患,两边皆拍,即时破溃,痰血并出。(《王肯堂方》)

通关散

治乳蛾并喉内一切热毒。胆矾(二钱),硼砂(一钱)共为末,入青鱼胆内,阴干,研极细,加山豆根(一钱),瓷器收贮。吹患处,流涎即愈。(《奇方类编》)

刺喉法

乳蛾诸症,在关上者,必有血泡,用喉针或笔管,点破即宽。在关下不见者,难治,用芦管削尖,令患者含水一口,从鼻孔放管,进击一下,出血,甚妙。(《汇补》)

461.清-理瀹骈文-吴尚先-理瀹骈文-六淫

巴、皂熏鼻稀涎(治一切风痰喉痹,巴豆肉烧烟熏鼻妙。又巴豆压油于纸上,卷皂角末烧,熏鼻。或用热烟刺入喉内,名圣烟筒,吐恶涎及血即醒。或巴豆仁捣烂,棉裹塞鼻或巴豆明矾熬,去豆取矾吹鼻,并点喉蛾。)

462.清-理瀹骈文-吴尚先-理瀹骈文-脏腑

治中风、惊风、乳蛾等症,延胡煅二钱,牙皂十四枚,青黛六分,麝香一分,清水为锭,名青金锭,临用水磨滴鼻。凡痰热皆可涂心口。

463.清-理瀹骈文-吴尚先-理瀹骈文-身形五官

按拔萃万应喉中散,即此方加味,用薄荷七钱,儿茶滴乳石五钱,灯草灰、青黛、血竭、生甘草、生黄柏三钱,香白芷二钱,犀牛黄、辰砂、冰片、珍珠各一钱,治喉痹、缠喉风、双单乳蛾、喉痈、喉癣、喉疮、阴虚咽痛效。……锁喉者,一云喉间无蛾,微有紫红色缠绕,一云喉旁两块大如鸡卵,二说不同,大约亦即乳蛾、缠喉二症之轻者耳,用杜牛膝汁和醋敷喉外,再搅喉中出涎如雨。……无论风火时邪、喉蛾、喉缠及生珠、生瘤,皆用三棱针刺少商穴出血,并刺委中穴以泄毒

气。……又陆方：喉痹、乳蛾，巴霜、薄荷、细辛、冰片各等份，裹塞鼻，一时头顶冰凉，喉即开。并治喉痹，生疮溃烂，水浆不入者。愈后鼻疮并无害。巴仁、大蒜同捣塞耳鼻，并治牙痛。孙真人红枣丹：治喉风、喉痹、双、单乳蛾等症，用巴豆霜、杜蟾酥、当门麝、冰片各一钱，山豆根五分，硼砂、老姜粉各二分，以红枣去蒂裹药塞鼻，即闭口目避风，嚏出脓血后，银花、甘草煎浓汤漱之。治喉蛾，塞蛾一边，喉风男左女右，周时方可拔出，早则误事。虚火症及阴毒皆忌，慎勿冒昧）。皂、蒜封项。（喉蛾、喉风，皂角、细辛、冰片取嚏，乳蛾自破，再用皂角末醋调封项下，肿消蛾破。或加胆矾、僵蚕，并可吐痰。或用牙皂、草乌尖、蟾蜍点蛾亦破。大蒜捣擦颈，蛾自破。或用前牙痛大蒜敷经渠穴方亦佳。……凡喉蛾、缠喉、锁喉、喉闭、喉痹，以青药为主，黄药为使。轻症青多黄少，重症黄多青少。……凡喉蛾壅塞，雄黄烧酒和燕窝泥，临卧涂颈上，自破。……喉蛾，家麻皮七节，烧烟吸。……喉症急切无药，白面和醋敷喉外，喉蛾，指甲灰吹。

464.清-理瀹骈文-吴尚先-理瀹骈文-膏药制法

天取其气，如春风散之吹喉闭也；（春风散，治缠喉风、喉闭及乳蛾、重舌、木舌等神方：黄连、薄荷、僵蚕、明矾、火硝各五钱，用猪胆五、六个装药，青纸包好，于腊月初一日，在净室内掘一小坑，方一尺，以竹纸横悬此胆在内，盖以木板，用土填实，至立春日气至取出风干，去胆皮、青纸，研细密收，加冰片吹，即葭灰候气之法也。名春风散者，以得春风温和之气也。

465.清-勉学堂针灸集成-廖润鸿-勉学堂针灸集成卷一-别穴

十宣十穴在手十指头端，去爪甲一分。治乳蛾。针一分。

466.清-勉学堂针灸集成-廖润鸿-勉学堂针灸集成卷二-外形篇针灸

（东垣）喉痹乳蛾，取少商、照海、太冲。

467.清-身经通考-李潆-身经通考卷一答问-身经答问四

若乳蛾甚而不散，以小刀就蛾上刺血，用牙硝吹点，以退火邪。服射干、青黛、甘、桔、栀、芩、矾石、枳实、大黄之类，以散上焦之热；外所敷药，如生地龙、韭根、伏龙肝之类。

468.清-身经通考-李潆-身经通考卷四方选-咽喉门

乳鹅方：五倍子炒黄色为末，以苇筒吹喉内效。

469.清-针灸逢源-李学川-卷四经穴考证-经外奇穴考(其九十八穴)

十宣十穴：在手十指头上去爪甲一分，每指各一穴。治乳鹅，针出血，立效。

470.清-针灸逢源-李学川-卷五证治参详-咽喉病(有补遗)

双乳蛾

金津,玉液,少商,单乳蛾,海泉(在舌下中央脉上一作廉泉,误)。

471.清-针灸全生-萧福庵-卷二-头面诸症

喉痹,喉癣:天柱、廉泉、天突、阳谷、合谷、少商(刺五分)、后溪(乳蛾)、三间、关冲、丰隆、行间、足三里、三阴交。

472.清-针灸易学-李守先-卷上-二认症定穴

双乳蛾症:少商、金津、玉液。单乳蛾症:少商、合谷、海泉。

473.清-针灸易学-李守先-卷下-三寻穴

十宣十穴:在手指头上,去爪甲角一分,每指各一穴,治乳蛾。以三棱针出血,或用丝线扎次节内侧,以艾灸五壮。

474.清-医灯续焰-(明)王绍隆传,(清)潘楫辑注-卷七-喉痹脉证第六十

瑞竹罗青散:治单双乳蛾。

蒲黄(五钱),罗青、盆硝(研,各三钱),甘草(二钱)。

上为细末。每服一钱,冷蜜水调,细细咽之。吞不下,鸡翎蘸药,喉内扫之,立效。

475.清-医法征验录-李文庭撰,王名声补注-卷上-数脉门

气喘、哮喘,生脉散、保元汤、定喘汤治之,或酸矾末饭糊为丸治之。火咳,枳壳二陈汤加贝母、桑皮、冬花、银花、厚朴治之。虚嗽,八仙长寿汤、六味汤、保和汤各加贝母、桑皮治之。乳蛾,六味汤加元参、桔梗治之,或用人手指甲瓦焙研末,吹之即破,或用附子片噙之。此证头顶上必有红泡,须摘泡上头发以血出即愈,如无泡用针刺出血亦可。

476.清-冯氏锦囊秘录-冯兆张-杂症大小合参卷六-方脉喉病合参

治乳鹅。用野芥菜捣汁,醋调,以鹅翎探入喉中,吐出涎水即愈。

乳鹅喉癣方

用白矾一块,挖空,入巴豆一粒,火沸过,去豆为末,吹入少许。

477.清-冯氏锦囊秘录-冯兆张-杂症痘疹药性主治合参卷五-石部

石胆

石胆,即翠胆矾。治鼠瘘恶疮,并喉鹅毒,疗崩中下血,及阴蚀疮,吐风痰,除

痛,杀虫(匿/虫)坚齿。

梁上尘,须远烟火处所,筛过方用,中恶卒来,鼻衄,流滴不已者殊功,伤寒阳毒发斑,烦渴倍常者立效。主腹内疼噎,消头上软疮,喉痹乳蛾吹点皆妙。喉痹乳蛾,乌龙尾、枯矾、猪牙皂荚,以盐炒黄等分,为末,或吹或点皆妙。

478.清-冯氏锦囊秘录-冯兆张-杂症痘疹药性主治合参卷十一-虫鱼部

乳蛾喉痹,用胆矾盛青鱼胆中阴干,每用少许,吹喉取吐即愈。石首鱼,得海中水土之气,故味甘、气平无毒,胃属土,甘为土化,故能开胃气,令饮食增则五脏皆得所养而气自益矣。干则为鲞其性疏利,故能入肠胃宽中消食,止痛也。

479.清-活人心法(刘以仁著)-刘以仁-卷二-药性炮制歌

胆矾性寒,清热杀虫,善吐风痰,惊痫可功。(研用为末,吹乳蛾立效)。

480.清-活人心法(刘以仁著)-刘以仁-卷四-救急方

喉蛾散

不论单双,最效。

蜘蛛窠,以筋夹住,烧灰存性;为末,吹入喉,立愈。再加冰片少许,更效。

481.清-家藏蒙筌-王世钟-卷七-咽喉

七宝散:治咽喉诸症,如单双乳蛾,喉痹缠喉,肿痛闭塞,均效。

火硝、牙皂(去皮弦),全蝎(十个,全用),雄黄、硼砂、白矾(各一钱),胆矾(五分)。

共为细末。每用一字吹入喉中即愈。此方加僵蚕(直者)十个,亦妙。

482.清-罗氏会约医镜-罗国纲-卷七杂证-八、论咽喉

急喉痹风:元参、牛蒡子半炒半生,各八钱,煎服。喉中悬痈,舌肿塞痛,五倍子、姜蚕、甘草等分,白梅肉捣和丸,噙咽,其痈自破。急喉痹风:姜蚕、南星为末,姜汁调灌,涎出即愈。急喉风,塞肿,皂角捣水灌之,外以皂角末醋调,厚封项下。又可用皂角去皮,醋浸,炙七次,浸七次,勿太焦,研末吹之。喉痹将死,不可针药,干漆烧烟,以筒吸之。肿喉疮:吴茱萸末,醋调,涂足心。喉痹欲死,紫菀捣汁浸喉,涎出即瘥,更以马牙硝津咽之,断根。喉肿莫言:山豆根磨醋噙之,涎出能言。喉中肿痛:硼砂含化,咽津。初起便治,即免喉痹。喉痈乳蛾:明矾三钱,巴豆劈开三粒,同入铫内煎干,去豆,研矾点之;甚者,以醋调灌。喉痹将死者,以乌鱼胆点入即瘥。病深者,水调灌之。

483.清-罗氏会约医镜-罗国纲-卷十六本草(上)-草部

天名精(味甘、辛,寒,入肺经。根名杜牛膝,同功)辛能破血,寒能止血。治

吐衄、痰热、乳蛾、喉痹、小儿牙紧,急慢惊风(痰热血热之患)。解毒杀虫,砂淋血淋(方载本门),下瘀血血癥(破血)。而血亏体弱者忌用。

484.清-罗氏会约医镜-罗国纲-卷十八本草(下)-鳞介鱼虫部

四六八、青鱼胆(味苦,寒,入肝经)色青入肝,肝窍通于目。治目赤肿障翳(点之。若系实热,加黄连熬膏,冰片少许),疗乳蛾喉痹(用胆矾入青鱼胆,冬月阴干,研末,吹喉,吐痰而愈),涂汤火疮,化鱼骨梗。腊月收以备用。

485.清-脉药联珠药性食物考-龙柏-卷四-药性考·浮脉应用药品

人耳塞咸,治蛇虫螫,抓疮伤水,疗肿涂息。爪甲止衄,利便尿血,乳蛾目翳,刮点消疾。(耳垢治癫狂,又膝头垢,绵裹烧,涂唇紧疮。〔批〕抓伤触水肿痛,以耳塞封之一夕,水出即愈。)

486.清-医钞类编(二)-翁藻-卷十二-咽喉门

《心悟》云:此外至之火,宜用灯窝油和浆水灌之,导去痰涎。或用土牛膝,捣烂,和酸醋灌之;或针刺红肿之处,发泄毒血;或用金锁匙(见后)吹之,俾喉渐松开,饮食可入,声音得出乃止;宜服加味甘桔汤(见后)。热甚者,兼用黄连解毒汤(见火门)。谚云:走马看喉痹是也。凡喉肿不刺血,喉风不吐痰,喉痈不放脓,乳蛾不针破,此皆非法。

乳蛾证治

《金鉴》云:俱宜清咽利膈汤(见后),吹冰硼散(见口疮)。易见者,脓熟,针之;难见者,用鸡翎探吐脓血。若兼痰壅,气急声小,探吐不出者,险。急刺少商穴,出紫黑血,仍吹服前药,缓缓取效。

乳蛾单蛾双蛾证治

《绳墨》云:肺病者,宜黄芩、山栀、贝母、天花粉、元参、连翘之类;胃病者,宜大黄、芒硝、元参、花粉、贝母、黄连、连翘之类。

连珠蛾证治

景嵩崖云:治法不外喉痹诸方,重者初用碧丹五分,金丹(均见舌)一分,次用碧三金二吹之,再服喉痹饮(见后)。

喉痹乳蛾刺法

景嵩崖云:喉痹急证,肿痛口噤,痰壅气塞,宜以针刺患处,血出而愈。如口噤,则刺两手少商穴,手大指内侧去指甲一韭叶许二分深,血出,喉痹自开。畏针者,则急分开两边头发,捽住一把,尽力拔之,其喉自开。凡使刀针,有两处不可伤,一蒂丁、一舌根下。(〔批〕寒伤肾,蒂中肿者,禁刺,盖蒂丁即喉花,关夫性命也。)误则杀人,不可不慎。如针乳蛾,宜针头尾,不可针中间。血鲜者易治,血黑而少者难痊,血不止者以三七末嚼敷即止。

解毒雄黄丸(丹溪)治一切喉痹,水浆不入,危急之证。

雄黄、郁金(各一两),巴豆(十四粒,去皮油)。为末,醋煮面糊为丸,绿豆大,用醋磨下七丸,吐痰即愈,不愈再服。雄黄破结气,郁金散恶血,巴豆下稠涎,诸药气性悍厉,亦不得已而用之也。此方急喉风及乳蛾肿痛皆治,人事昏愦,心头温者,急急研末灌之,茶清亦可下。

罗青散(《瑞竹堂》)治乳蛾。

真蒲黄(五钱),罗青(即大青)、盆硝(研,各三钱),甘草(二钱)。

为末,每一钱,冷蜜水调,细细咽之,吞不下,鸡翎蘸药,喉内扫之,立效。

粉香散:治乳蛾。

白矾(三钱),巴豆(三粒,去壳),轻粉麝香(各少许)。

于铁器内熬矾,令沸,入巴豆在内,候枯,去巴豆,研末入粉、麝,吹喉中,蛾乳即开。

乳蛾甚而不散,宜以小刀就蛾上刺出血,马牙硝吹点咽喉,以退火邪,内服射干、青黛、甘、桔、栀、芩、矾石、大黄之类,随其所利为方,以散上焦之热。外敷以生地龙、韭根、伏龙肝之类,皆可用。一法用蔏菜汁调元明粉灌,去痰涎,吹以冰片散(见前),随服甘桔汤(见前),自应消散,若不消,以小刀点乳蛾头上,立瘥。

487.清-医钞类编(四)-翁藻-卷二十三-本草土部

土蜂窠(即细腰蜂也)甘,平。治痈肿风头,疔肿乳蛾,妇人难产,小儿霍乱吐泻,研,炙,乳汁服一钱。女人难产,土蜂窠煅蛇皮,烧等分,酒服一钱。

梁上尘:辛,苦,微寒。治腹痛,噎膈,中恶,鼻衄。止金疮出血,齿龈出血。(此倒挂尘,凡用须烧令烟尽,筛取末入药。喉痹、乳蛾,梁上尘、枯矾、牙皂荚盐炒黄,等分为末,吹之。经血不止,乌龙尾炒烟尽,芥穗各半两为末,服二钱,茶下)。

488.清-医钞类编(四)-翁藻-卷二十三-本草草部

杜牛膝:甘,寒,微毒。能破血(一妇产后,口渴气喘,面赤有斑,大便泄,小便秘。用行血利水药不效,用杜牛膝浓煎膏饮,下血一桶,小便通而愈)止血,吐痰除热,解毒杀虫。治乳蛾喉痹,砂淋血淋(《良方》云:浓煎,如乳、麝少许,神效),小儿牙关紧闭,急慢惊风(不省人事者,绞汁入好酒灌之即醒。以醋拌渣,傅项下）。服汁,吐疟痰(惊风服之,亦取其吐痰)。漱汁,止牙痛。捣之,傅虫螫毒。根白如短牛膝。地黄为使。(煎汤洗痔,渣涂患处良。)

489.**清-医钞类编(四)-翁藻-卷二十四-本草虫部**

壁钱:无毒。又云有毒,咬人至死。以桑柴灰煎汁,调白矾末傅之,妙。鼻衄及金疮出血不止,捺取虫汁,注鼻中及点疮上。急疳牙蚀腐臭,以壁虫同人中白等分,烧研贴之。喉痹乳蛾,用壁钱七个,内要活蛛二枚,捻作一处,以白矾七分一块化开,以壁钱惹矾,烧存性,出火毒,为末,竹管吹入,立时就好。忌热肉、硬物。俗名蟢子也。

490.**清-医法青篇-陈璞、陈玠-卷之五-咽喉**

单双乳蛾先灸少商穴,然后用飞剑斩黄龙等法即破。

人指甲,瓦上焙黄,研末吹喉,名飞剑斩黄龙。

又法:射干、山豆根皮醋浸一匙,名急喉一匙金。

又法:蚕茧八个,飞矾二钱,鸡肫皮五个,烧灰,共为末。

又法:青盐、白矾、硇砂等分,名破棺散。

又法:乳蛾失音,用人乳、白蜜、梨汁、椿芽汁共煎,不拘时服,名嘹亮散。

491.**清-医法青篇-陈璞 陈玠-卷之八-药性**

山柰(温中辟恶):辛温,暖中辟恶。治心腹冷痛,寒湿霍乱,风虫牙痛。生广中,根叶如姜。

杜牛膝(泻热吐痰,破血解毒,一名天名精,一名地松):甘寒微毒,能破血止血,吐痰除热,解毒杀虫。治乳蛾喉痹,砂淋血淋,小儿牙关紧闭,急慢惊风。服汁吐疟痰,嫩汁止牙痛。捣之,敷蛇虫螫毒。煎汤洗痔。牛膝、地黄为使。

492.**清-医经允中-李熙和-卷之十九-寒补**

玄参

恶黄芩、干姜、大枣、山萸,反藜芦。忌铜器,犯之损喉丧目。

咸,微寒,无毒。可升可降,阴也。主治清上焦火,止烦渴,疗咽喉腮肿,舌强乳蛾,补肾明目,滋阴降火,解伤寒斑毒,散颈下肿核,汗下后邪气不散,懊烦不得眠。水不胜火,亢而上僭,宜壮水之剂以制阳光。惟玄参气轻清而苦能入心肺以清上焦之火,体重浊而咸能入肾部以滋少阴之水,故滋阴莫敌。然左尺微弱、下焦寒及脾虚泄泻者忌之。

493.清-医书汇参辑成(下)-蔡宗玉-卷二十-咽

乳蛾

出血:于手大指少商,出血行气。

乳蛾甚而不散,宜以小刀,就蛾上刺出血;马牙硝吹点咽喉,以退火邪。

罗青散(《瑞竹堂》):真蒲黄(五钱),罗青(想即大青)、盆硝(研。各三钱),甘草(二钱)。

为细末。每一钱,冷蜜水调,细细咽之,吞不下,鸡翎蘸药,喉内扫之,立效。

粉香散:白矾(三钱),巴豆(三粒,去壳),轻粉麝香(各少许)。

于铁器内熬矾令沸,入巴豆在矾内,候枯去巴豆,研末,入粉、麝,吹喉中,乳蛾即开。

494.清-医述-程文囿-卷十一·杂证汇参-咽喉

补编

不恶寒者,可用酸味吹喉取痰,常以鹅翎蘸米醋搅咽中,摘出其痰。若乳蛾肿甚者,先以小刀就蛾上刺出其血,再用牙硝吹点,以退火邪。内服如射干、青黛、甘、桔、栀、芩、恶实、大黄之类,以散上焦之热。外敷如生卜、韭根、伏龙肝之类。若咽疮白者多涎、赤者多血,大率与口疮同例。用蔷薇根皮、黄柏、青黛煎含细嚼亦妙。(《推求师意》)

又方:治喉痹乳蛾。用壁钱窝一个,拔病者发一根缠定,灯上以银簪挑烧,存性为末,吹患处,立消。

495.清-医学集成-刘仕廉-卷二-喉证

喉生大白泡,乳蛾也,加味甘桔汤:荆芥、贝母、大力、薄荷、细辛、桔梗、甘草。热甚,加芩、连;肿甚,加银花。外人指甲煅研,吹上即破。

496.清-医学衷中参西录-张锡纯-三、医论-40.少阴病苦酒汤证

唐容川曰:此节所言生疮,即今之喉痛、喉蛾,肿塞不得出声,今有用刀针破之者,有用巴豆烧焦烙之者,皆是攻破之使不壅塞也。仲景用生半夏正是破之也,余亲见治重舌敷生半夏立即消破,即知咽喉肿闭亦能消而破之矣。且半夏为降痰要药,凡喉肿则痰塞,此仲景用半夏之妙。正是破之又能去痰,与后世刀针、巴豆等方较见精密,况兼蛋清之润,苦酒之泻,真妙法也。

497.清-杂症要略-李菩-卷之三-乳蛾

初起发寒热,荆防败毒散。不寒日燥,口臭气热者,用玄参、甘、桔、薄荷、连

翘、牛蒡、归尾、赤芍之类。

498.清-著园医药合刊-杨熙龄-著园医话卷一-喉证易留后患

喉科诸证,不可轻动刀针,时疫白喉,尤宜切忌,刺则毒随血入回血管归心,不可救药矣。然喉证亦有必须用针者,如喉蛾、喉痈之类,不论单双,宜乘其腐熟之候,用针决出脓血,方无后患。若失此不决,多有病愈而肉瘰不消者,甚则妨碍饮食,为终身之累。此后必且善病喉痛,俗所谓病走熟路也。此与疮疖愈后,痂平者不发,痂凸者防复发,同。

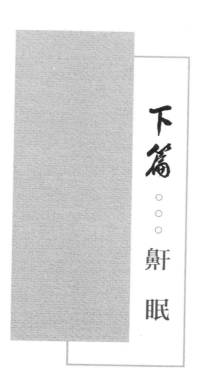

下篇

····

鼾眠

第五章　中医对鼾眠的认识

一、概述

鼾眠是指以睡眠中鼾声过响或出现呼吸暂停为主要特征的疾病。现代医学中鼾症、阻塞性睡眠呼吸暂停低通气综合征及儿童扁桃体肥大、腺样体肥大等疾病均可参考本病进行辨证论治。其中，阻塞性睡眠呼吸暂停低通气综合征是指睡眠时上气道塌陷或阻塞引起呼吸暂停、通气不足，伴有打鼾、睡眠结构紊乱，血氧饱和度下降等的综合症候群。

本病是耳鼻喉科临床常见病、多发病，各个年龄段均可发病，成人中以形体肥胖者多见。近年来学龄前儿童的发病率明显增高，对于儿童来说，持续的睡眠呼吸暂停将会引起多种并发症，如颌面发育异常（腺样体面容），白天嗜睡，神经行为、认知和功能障碍，甚至会引发内分泌代谢失调进而导致发育不良，损害血管内皮功能，增加成年后患高血压和肺动脉高压等心血管事件及代谢综合征的风险等。对于成年人来说，严重的睡眠呼吸暂停有致死风险。随着时代的发展，人们对本病的认知不断提高，中医药治疗鼾眠的优势不断显现。

二、鼾眠病名探源

睡眠打鼾是一个常见的症状，在中医历代文献中均有所记载。

《素问·逆调论》说："不得卧而息有音者，是阳明之逆也，足三阳者下行，今逆而上行，故息有音也。"是关于睡眠打鼾最早的记载，指出了阳明气上逆迫肺，卧则呼吸不利而息有声音。

汉代，许慎在其所著的《说文解字》中将鼾释义为"卧息也"。自古以来，人们一般视打鼾为一种睡眠的正常生理现象，但是，古代医学家根据打鼾的原因、伴随证候及转归的差异，认为如伴有自汗、身重、多眠睡等异常证候的打鼾则是一种病理现象,其代表医家是东汉时期的张仲景,《伤寒论·辨太阳病脉证并治上》曰:"风温为病,脉阴阳俱浮,自汗出,身重,多眠睡,鼻息必鼾,语言难出。"这里记载了太阳温病,邪热壅肺,呼吸不利而出现鼾声,明确提到了"鼾"字。

隋代,鼾眠一词首见于《诸病源候论·卷三十一·瘿瘤诸病》说:"鼾眠者,眠里喉咽间有声也。人喉咙,气上下也,气血若调,虽寤寐不妨宣畅;气有不和,则冲击喉咽而作声也。其有肥人眠作声者,但肥人气血沉厚,迫隘喉间,涩而不利,亦作声。"特别强调肥人打鼾,提示肥胖的人在打鼾患者中比例高,说明肥胖是打鼾的高危因素;其中还有"气血若调,虽寤寐不妨宣畅",又有"但肥人气血厚重,迫隘喉间,涩而不利亦作声"的论述,说明气血失调与打鼾关系密切。总之,《诸病源候论》中对鼾眠候的论述,是打鼾病因病理的最早论述,不仅确立了打鼾是独立的疾病,而且从各个方面说明打鼾发生的原因。

宋代以后,在论及打鼾时往往将其与危重病候时的昏睡状态相关联,如《妇人大全良方·卷之三·妇人中风方论第一》认为打鼾是死证之一:"如眼闭口开,声如鼾睡,遗尿者死。"《仁斋直指方论·卷之三·诸风》也说:"至若口开手散,泻血遗尿,眼合不开,汗出不流,吐沫气粗,声如鼾睡,面绯面黑,发直头摇,手足口鼻清冷,口噤而脉急数,皆为不治之证。"《世医得效方·卷第十三·风科》则明确提出鼻鼾是肺气闭绝的表现:"鼻鼾者,肺气闭绝。"明清许多医家引用此观点。

三、病因病机

(一)肺脾气虚

黄朝坊在《金匮启钥(幼科)·卷三》中首次描述了小儿"鼾症"及其治疗用药:"然同一脾虚,而有脾虚夹痰者,其证睡时多鼾而似哮,治宜平补汤。"小儿系稚阴稚阳之体,形气未充,脏腑娇嫩,肺、脾、肾常不足,易聚湿生痰,郁而化火,结于气道,气机不畅,故发为鼾声。

(二)痰瘀互洁

《诸病源候论·卷三十一·瘿瘤诸病》曰:"但肥人气血沉厚,迫隘喉间,涩而不利,亦作声。"脾主运化,饮食不节,损伤脾胃,运化失常,痰湿内生,痰湿阻滞气血运行,气机不畅,血行受阻,瘀血内停,阻于咽喉,迫使气机运行受阻,冲击作声,故发为鼾眠。

四、诊断与鉴别诊断

(一)诊断

1.临床特征

睡眠时打鼾,伴张口呼吸,躁动多梦,严重时可出现多次短暂的呼吸暂停(憋气),白天则可出现嗜睡、头胀倦怠、记忆力减退、注意力不集中、儿童生长发育迟缓等症状,成人严重者可并发高血压、心肺功能衰竭等。咽部可因睡眠时张口呼吸出现咽干、口干等症。

2.体征检查

(1)患者多肥胖,颈部粗短,重症患者有明显的嗜睡表现。

(2)上呼吸道狭窄征象:鼻腔、鼻咽、口咽、喉等部位一处或多处组织器官肥大、结构异常或咽壁肌肉松弛、塌陷,阻塞气道,如鼻甲肿大、鼻息肉、鼻中隔偏曲、鼻腔肿瘤、腺样体和喉核肥大、悬雍垂肥大或过长、软腭肥厚下垂或吸气时塌陷、舌根后坠等。

(3)睡眠呼吸监测:应用多导睡眠监测仪进行睡眠呼吸监测,睡眠呼吸暂停低通气指数(AHI)≥5 次/小时,儿童 AHI≥1 次/小时。

(二)鉴别诊断

(1)单纯打鼾:睡眠时不同程度打鼾,但 AHI<5 次/小时,白天无症状。

(2)上气道阻力综合征:夜间可出现不同程度、频度的鼾症,虽上气道阻力增高,但 AHI<5 次/小时,白天有嗜睡症或疲劳等症状,试验性无创通气治疗有效可支持该诊断。

(3)中枢性睡眠呼吸暂停:患者无上气道狭窄,入睡后鼾声轻微,但可出现呼吸窘迫。呼吸暂停期间,鼻腔、口腔气流与胸腹式呼吸运动同时暂停。但是,中枢性睡眠呼吸暂停和阻塞性睡眠呼吸暂停低通气综合征可以共存(即混合型),而且二者还可以相互转化,临证之际需要仔细鉴别。

(4)甲状腺功能低下、肢端肥大症:此类患者可有阻塞性睡眠呼吸暂停低通气综合征的症状,但通过生化检测及相关体征不难鉴别。

五、治疗

(一)辨证论治

1.肺脾气虚

主证:睡眠打鼾,甚或呼吸暂停。形体肥胖,肌肉松软,行动迟缓,神疲乏力,记忆力衰退,瞌睡时作,小儿可见发育不良,注意力不集中,腺样体面容等。舌淡胖有齿印,苔白,脉细弱。

治法:健脾和胃,益气升阳。

方药:补中益气汤加减。方中党参、黄芪、白术、甘草健脾益气;陈皮理气养胃;当归养血;升麻、柴胡升阳。若夹痰湿,可加茯苓、薏苡仁健脾利湿,加半夏燥湿化痰;若兼血虚,可加熟地黄、白芍、枸杞子、龙眼肉以加强养血之力;若记忆力差,精神不集中,可加益智仁、芡实等;若嗜睡可加石菖蒲、郁金以醒脑开窍。

2.痰瘀互结

主证:睡眠打鼾,张口呼吸,甚或呼吸暂停。形体肥胖,痰多胸闷,白天嗜睡,恶心纳呆。夜间鼾声如雷,经常憋醒。头重身困,唇暗。舌淡暗或有瘀点,苔白腻,脉弦滑或涩。

治法:化痰散结,活血祛瘀。

方药:导痰汤合桃红四物汤加减。方中半夏、制南星燥湿化痰;陈皮、枳实行气消痰;茯苓健脾利湿;桃仁、红花、当归、赤芍、川芎活血祛瘀;甘草健脾和中。若舌苔黄腻,可加黄芩以清热;局部组织肥厚增生,可加僵蚕、贝母、蛤壳、海浮石等以加强化痰散结之功效。

(二)外治法

1.烙治法或啄治法

适合于喉核肥大导致的鼾眠。可选用烙治法或啄治法。

烙治法:用特制烙铁,将烙铁头放于酒精灯上,烧红并蘸香油后,迅速烙于肥大的喉核处,起到缩小喉核的作用。

啄治法:用啄治刀在喉核上做雀啄样动作,使少量出血,起到放血排脓、疏导瘀阻作用,以达到治疗鼾眠的作用。

2.刺割法

用毫针或针刀点刺咽后壁、舌根淋巴滤泡、咽侧索,并用针刀在喉核表面刺割,使少量出血,有散瘀消肿作用,有助于减轻睡眠打鼾。

3.针灸、推拿疗法

(1)体针:取百会、水沟、足三里、合谷、三阴交,可配合丰隆、列缺、尺泽、肺俞、太渊等穴。每次选主、配穴各2~3个,平补平泻,每日或隔日1次。

(2)推拿治疗:拿揉两侧胸锁乳突肌,滚揉、一指禅推两侧骶棘肌及斜方肌。重点按揉天鼎、中府、缺盆、水突等穴,配合肩井、风池、少冲、合谷。也可推揉腰背部足太阳膀胱经、督脉,点揉肺俞、天柱等。每日1次。

4.气道持续正压通气

气道持续正压通气通过专门的装置,在睡眠时持续向气道增加一定压力的正压气流,维持肌肉的张力,可防止上气道塌陷引起的呼吸阻塞,改善睡眠质量。

5.口腔矫治

通过专门设计的口腔矫正器进行口腔矫治,以改善睡眠时下咽部狭窄导致的打鼾,适用于下颌骨发有不良的小下颌患者及舌根后坠的患者。

6.手术治疗

如果打鼾明确为鼻腔、鼻咽、口咽、喉咽等处组织器官肥大或咽部肌肉松弛引起,可以手术治疗。

7.其他治疗

因睡眠中张口呼吸而致口舌干燥,可以芦根、麦冬、天花粉煎水含漱,具有生津止渴之效。或口含服铁笛丸、西瓜霜润喉片等清润之剂。

在生活压力日益繁重的现代,鼾症的发病率逐年升高,并有年轻化的趋势。中医治疗鼾症疗效明确,患者接受度高。通过上述古籍文献论述可知,鼾症是一种多因素疾病,与肥胖、饮食、情志、先天禀赋等相关,但其发病始终以痰湿为核心,论治之时应以化痰开窍为主,并将辨病与辨证相结合的临证思维融汇贯通。随着病程进展,痰浊可进一步发展为痰热、痰瘀等不同证候。论治初期以化痰开窍为主,重视石菖蒲对本病的治疗作用;后期则在化痰基础上重视活血药物的使用;在治疗的同时,患者要配合调整生活方式,改善饮食习惯,加强身体锻炼,医患齐心协作,方可奏效。

第六章 病因病机

1.东汉-伤寒论-张仲景-卷二-辨太阳病脉证并治法上第五

若发汗已,身灼热者,名曰风温。风温为病,脉阴阳俱浮,自汗出,身重,多眠睡,鼻息必鼾,语言难出。若被下者,小便不利,直视,失溲;若被火者,微发黄色,剧则如惊痫,时瘛疭;若火熏之,一逆尚引日,再逆促命期。(伤寒发汗已则身凉。若发汗已身灼热者,非伤寒,为风温也。风伤于上,而阳受风气,风与温相合,则伤卫。脉阴阳俱浮,自汗出者,卫受邪也。卫者,气也。风则伤卫,温则伤气。身重多眠睡者,卫受风温而气昏也。鼻息必鼾,语言难出者,风温外甚,而气拥不利也。

2.隋-诸病源候论-巢元方-卷三十一-瘿瘤诸病

鼾眠候

鼾眠者,眠里喉咽间有声也。人喉咙,气上下也,气血若调,虽瘩寐不妨宣畅;气有不和,则冲击喉咽而作声也。其有肥人眠作声者,但肥人气血沉厚,迫隘喉间,涩而不利,亦作声。

3.金-注解伤寒论-(东汉)张仲景撰,(金)成无己注-卷二-辨太阳病脉证并治法上第五

若发汗已,身灼热者,名曰风温。风温为病。(宋本无"曰"字)。风温为病,脉阴阳俱浮,自汗出,身重,多眠睡,鼻息必鼾,(宋本作"鼻息必鼾")。语言难出。若被下者,小便不利,直视,失溲;若被火者,微发黄色,剧则如惊痫,时瘛疭;若火熏之,一逆尚引日,再逆促命期。

伤寒发汗已,则身凉;若发汗已,身灼热者,非伤寒,为风温也。风伤于上,而

阳受风气,风与温相合,则伤卫。脉阴阳俱浮,自汗出者,卫受邪也。卫者气也,风则伤卫,温则伤气,身重,多眠睡者,卫受风温而气昏也。鼻息必鼾,语言难出者,风温外甚,而气拥不利也。

4.明-全幼心鉴-寇平-卷三-中风

杨氏曰:是风也,始入于腠肤,次达于经络,而搏于筋脉。风入颔颊之筋,则口㖞而牙紧;风塞咽喉声音之门,则语不出而失音;风与气搏,气以痰隔,则喉间如鼾鼽之响;搏于筋脉,得寒则拘急挛痛,脉必浮紧;得热则缓弛不随,脉必浮洪。

5.明-传信尤易方-曹金-传信尤易方卷之一-诸风门

治气虚卒倒仆者,或遗尿者,为虚风。用人参、黄芪㕮咀,浓汁服之。挟痰,仍加竹沥姜汁。若白人多湿,加附子行经,必以童便煮过。如鼾者,亦属气虚。

6.明-济世全书-龚廷贤-离集卷六-不寐

盖打鼾睡者,心肺之火也。

7.明-甦生的镜-蔡正言-达观堂新镌甦生的镜中·第三卷·地-太阳病脉证治的法

风温为病,脉阴阳俱浮,自汗出,身重,多眠睡,鼻息必鼾,语言难出。若被下者,小便不利,直视失溲;若被火者,微发黄色,剧则如惊痫,时瘛疭;若火熏之,一逆尚引日,再逆促命期。

伤寒发汗已,则身凉;若发汗已,身灼热者,非伤寒,为风温也。风伤于上,而阳受风气,风与温相合,则伤卫。脉阴阳俱浮,自汗出者,卫受邪也。卫者气也,风则伤卫,温则伤气,身重,多眠睡者,卫受风温而气昏也。鼻息必鼾,语言难出者,风温外甚,而气拥不利也。若被下者,则伤脏气,太阳膀胱经也。《内经》曰:膀胱不利为癃,不约为遗溺。癃者,小便不利也。太阳之脉起目内眦,《内经》曰:瞳子高者,太阳不足;戴眼者,太阳已绝。小便不利、直视、失溲,为下后竭津液,损脏气,风温外胜。经曰:欲绝也,为难治。若被火者,则火助风为温成热,微者热瘀而发黄,剧者热甚生风,如惊痫而时瘛疭也。先曾被火为一逆,若更以火熏之,是再逆也。一逆尚犹延引时日而不愈,其再逆者,必致危殆,故云促命期。

尺寸俱浮自汗多,身重欲眠息鼾别。

8.明-潜溪续编新增伤寒蕴要全书-彭用光-卷之一-察鼻

鼻息鼾睡者风湿也,

9.明-伤寒括要-李中梓-卷上-伤寒十六症

风温者,冬受寒邪,复感春风,头痛身热,自汗身重,默默欲眠,语涩鼻鼾,

四肢不收,尺寸俱浮;

10.明-伤寒全生集-陶华-卷之一-治伤寒证病所察患者鼻法第二十三

鼻燥,息如鼾睡,属风温;鼻塞浊涕者,属风热。鼻流清涕者,属肺寒;鼻孔癖胀者,属肺热有风,乃肺绝而不治;

11.明-伤寒选录-汪机-卷五-鼻鼾鼻鸣四十八(附鼻塞)

成氏曰:风温则鼻鼾,太阳中风则鼻鸣,由风气壅塞,胃气不利所致。

12.明-证治准绳·伤寒-王肯堂-帙之一-察鼻

鼻息鼾睡者,风温也。

13.明-证治准绳·伤寒-王肯堂-帙之五-鼻鼾鼻鸣

[成]风温则鼻鼾,太阳中风则鼻鸣,由风气壅塞卫气不利所致。阳明、少阳、三阴虽亦有中风,然邪不在表,故鼻不鸣而不鼾也。

14.明-赤水玄珠-孙一奎-第十九卷-闻声

鼻息如鼾睡属风温。

15.清-彤园医书(小儿科)-郑玉坛-卷之三-瘟疫门

风温病

亦因冬受寒邪,潜藏荣卫,复感春风而发,其症身重喜睡,鼻息鼾鸣,发热自汗。

16.清-丞斋急应奇方-丞斋居士-七窍门

有声如鼾,呼如拽锯响者,喉中微肿淡红,此非痰、非火、非风,乃肺气绝也。

17.清-奉时旨要-江涵暾-卷二阳属-伤寒

鼻鼾者,鼻中发声如鼾睡也,为风热壅闭。

18.清-一见能医-朱时进-卷之一-入门看病诀

鼻息鼾睡者,风温也。

19.清-医学心悟-程国彭-卷二-伤寒兼证

鼻鼾者,鼻中发声,如鼾睡也,此为风热壅闭。鼻鸣者,鼻气不清,言响如从瓮中出也,多属风寒壅塞。须按兼证治之。

20.清-金匮翼-尤怡-卷七喘-喘统论

咳嗽气急,喉声如鼾者为虚。喉中如水鸡声者为实。戴复庵云:有痰喘,有气喘,有胃虚喘,有火炎上喘。痰喘者,凡喘便有痰声。气喘者,呼吸急促而无痰声。胃气虚喘者,抬肩撷肚,喘而不休。火炎上喘者,乍进乍退,得食则减,食已复甚。大概胃中有实火,膈上有稠痰,得食入咽,坠下痰涎,其喘即止。稍久食已入胃,反助其火,痰再升上,喘反大作。俗不知此,作胃虚,治以燥热之药者,以火济火也。

21.清-证因通考-王藻墀-证因通考卷四-喉部

《金鉴》曰:由肝肺火盛,复受风寒,相搏而成。急刺少商穴,或针合谷穴,以开咽喉。喉闭声嘶者,肺气将绝。若卒然如哑,吞吐不利,系寒气客于会厌也。又有酒毒喉闭,由酒毒蒸于心脾二经,热壅咽喉,喉肿色黄,其人面赤,目睛上视。

22.清-证治汇补-李用粹-卷之二内因门-痰症

升于肺,则塞窍鼾睡,喘息有声,名曰中痰。

23.清-资蒙医径-张中和-新镌张介石先生意著必读资蒙医径卷之上-观形赋

西方之金兮,庚辛兑位;其色本白兮,味辛商音;上苗通鼻兮,其脏是肺。鼻干黑燥兮,火来克金;若流清涕兮,肺家风盛。鼻塞无闻兮,肺窍不清;长年臭气兮,肺经受毒;长年脓涕兮,曰脑漏;长年清涕兮,曰鼻渊。鼻血曰衄血,鼾重曰肺嗔,鼻红曰酒刺。热病而患衄血兮,谓之红汗,泄火乃生;平空而患衄血兮,肝受肺克,脉洪乃死。

24.清-伤寒经解-姚球-伤寒经解卷一-太阳经上篇

风温为病,脉阴阳俱浮,自汗出,身重,多眠睡,鼻息必鼾,语言难出。
脾肾阴[虚],故身重多眠睡。阳邪刑肺,肺窍在鼻,故鼻息必鼾。

25.清-伤寒论纲目-沈金鳌-卷五太阳经-鼻衄鼻鼾鼻鸣附

【目】赵嗣真曰:风温则鼻鼾,中风则鼻鸣。由风气壅塞,卫气不利所致。阳明少阳三阴,虽亦有中风,然亦不在表,故鼻不鸣而不鼾也。

26.清-伤寒论纲目-沈金鳌-卷九阳明经-鼻燥口舌燥咽燥

庞安常曰:鼻头色青者,腹中痛,苦冷者死。微黑者水气,黄色者小便难,白色者气虚,赤色者肺热。鲜明者有留饮也,鼻孔干燥,燥者,阳明热,必将衄血也。鼻孔干燥,黑如烟煤,阳毒热深也。鼻孔冷滑而黑,阴毒冷极也。鼻息鼾睡者,风湿也。鼻塞浊涕者,风热也。鼻孔搧张为肺风,肺绝而不可以治也。(此庞氏察鼻法)

27.清-伤寒论集注-张志聪-伤寒论卷第一-辨太阳病脉证篇第一

太阳病发热而渴,不恶寒者,为温病。若发汗已,身灼热者,名曰风温。风温为病,脉阴阳俱浮,自汗出,身重,多眠,睡息必鼾,语言难出。

28.清-伤寒论浅注补正-陈修园原注,唐宗海补正-卷一上-辨太阳病脉证篇

肾主骨,热在骨,故身重。热入阴分,故神昏而多眠睡,鼻息必鼾,为肾热而壅于肺,语言难出,为肾热而壅于心,以肾脉上连心肺也。若被误下者,津液竭于下,而小便不利,津液竭于上,则目系紧急而直视,且既竭之余,肾气将绝,不能约太阳之气而失溲,危乎危乎。若更被火灸或烧针者,以热攻热,肾败而现出克攻之象。微为皮肤发黄色,为土克水;剧则热亢攻心,如惊痫;热极生风,时瘈疭;其皮肤不止发黄,竟若火熏之,现出黄中带黑之色,是被为一逆,被火为再逆,一逆尚可引日,再逆则促其命期。推而言之,凡服一切消导之药,皆犯被下之禁,凡服一切辛热之药,皆犯被火之禁,医者其可不慎哉。

29.清-伤寒论浅注补正-陈修园原注,唐宗海补正-卷一下-辨太阳病脉证篇

下之太早,为结胸,为痞,此症之常也,而症之变者,又当别论。太阳温病、风温症,热自内发,宜用凉散而托解之,不宜下之太早也。下后虽不作结痞等证,而下之太早,其内热尚未归于胃腑,徒下其屎,不下其热,热愈久而愈甚矣。欲解其热,必不可更行桂枝汤以热增热。须知温病、风温证,为火势燎原而莫戢。若火逼于外,则蒸蒸而汗出,火逆于上,则鼾齁而作喘。内热已甚,而外反见其无大热者,可与麻黄杏子甘草石膏汤,顺其势而凉解之,此下后不干结痞,而另有一证也。

30.清-伤寒论章句方解-陈恭溥-卷一-辨太阳病脉证篇上

身重,(邪干太阴)。多眠睡,(邪壅少阴之神机)。鼻息必鼾,(邪近厥阴之颠顶)。语言难出,(邪涉手少阴心主,此脉阳而证涉阴,故不可下与火)。

31.清-伤寒论证辨-郑重光-卷上-辨鼻

鼻鼾者,风温也。鼻塞者,风热也。

32.清-伤寒论证辨-郑重光-卷上-辨声

鼻鼾语涩,为风温。

33.**清-伤寒寻源-吕震名-上集-辨温病二**

仲景既言太阳病,发热而渴,不恶寒为温病,更剔出风温之为病,而特申发汗之禁。是有二说焉。温邪内发,误责其汗,卫气既疏,风邪又袭,两阳相合,身反灼热,此一说也。温邪内伏,少阴既病,肾精不藏,内风易动,由里出表,汗出之后,身乃灼热,此又一说也。二说可以并存,而其不宜发汗则一也。余按温之为病,本有新邪伏邪之不同。新邪者,内热本郁,适与时令之温邪相感召,身乃灼热,此病之兼内外因者。伏邪者,阴分自病,风自内生,虽见表热,其病全属内因,而绝不关外因。若发汗后而身反灼热者,不惟阳脉本浮。即阴津与汗俱泄,阴脉亦浮,故脉阴阳俱浮。若自汗出,身重,多眠睡,息必鼾,语言难出,何一非津伤之象。

34.**清-伤寒折衷-林澜-卷四-太阳经证治篇下**

风温证

若发汗已,身灼热者,名曰风温。风温为病,脉阴阳俱浮,自汗出,身重,多眠睡,鼻息必鼾,语言难出。若被下者,小便不利,直视失溲;若被火者,微发黄色,剧则如惊痫,时瘛疭;若火熏之,一逆尚引日,再逆促命期。伤寒发汗已则身凉,若发汗已身灼热者,非伤寒,为风温也。风伤于上而阳受风气,风与温相合则伤卫,脉阴阳俱浮,自汗出者,卫受邪也;卫者气也,风伤卫,温伤气,身重,多眠睡者,卫受风温而气昏也;鼻息必鼾,语言难出者,风温外盛而气壅不利也。

35.**清-伤寒折衷-林澜-卷十六-类证四**

《太阳篇》曰:若发汗已,身灼热者曰风温,此则脉阴阳俱浮,自汗,多眠睡,息鼾,语言难出,此非冬伤于寒复感异气而成之证也,乃冬伤于寒至春病温,太阳证兼有风邪者也。

36.**清-伤寒折衷-林澜-卷二十-杂诊**

察鼻

鼻息鼾睡者,风温。

37.**清-伤寒正医录-邵成平-卷一-外证**

察鼻

鼻青者,腹中痛,苦冷者死。微黑者,水气。黄者,小便难。白者,气虚。赤者,肺热。鲜明者,留饮也。鼻孔干燥者,阳明热,甚者衄也。干黑如烟煤,阳毒热深也。冷滑而黑,阴毒冷极也。鼻鼾者,风温。鼻塞者,风热。鼻搧者,鼻风,肺绝难治。

38.清-伤寒正医录-邵成平-卷一-诸经补遗

成氏曰:风温为鼻鼾,太阳中风则鼻鸣。由风寒壅塞卫气也。阳明、少阳、三阴,虽亦有中风,然邪不在表,故鼻不鼾、不鸣。

39.清-伤寒正宗-史以甲-卷之四-察鼻

鼻息鼾睡者,风温也;鼻塞浊涕者,风热也。

40.清-伤寒正宗-史以甲-卷之六-鼻鼾鼻鸣

成风温证则鼻鼾,太阳中风则鼻鸣。由风气壅塞,卫气不利所致。阳明、少阳、三阴虽亦有中风,然邪不在表,故鼻不鸣而不鼾也。

41.清-伤寒正宗-史以甲-卷之八-温

以下八证皆与伤寒相似而实非,惟求辨别,故不详列治法。

论曰:太阳病,发热而渴,不恶寒者,为温病。解曰:太阳病者,脉浮,头项痛而腰脊强也。伤于寒者当恶寒,若不恶寒而渴者,转属阳明也,则表证已罢,邪传于里矣。今不恶寒则非伤寒证,似阳明而与太阳兼见,则非伤寒之证明也,故决其为温病。论曰:若发汗已,身灼热者,名曰风温。成曰:伤寒发汗已则身凉,若发汗已身灼热者,非伤寒,乃风温也。脉阴阳俱浮,自汗出者,卫受邪也。卫者,气也,风则伤卫,温则伤气,身重多眠睡,气壅则鼻息必鼾,语言难出。

喻仲景以冬不藏精之温,名曰风温。其脉阴阳俱浮,正谓少阴肾与太阳膀胱一脏一腑同时病发,所以其脉俱浮也。发汗后,身灼热,自汗,身重,多眠息鼾,言语难出,一一尽显少阴本证,则不可复从太阳为治。况脉浮自汗,更加汗之,医杀之也。又曰:春木主风而气温,风温即温证之本名也。久病不解,其热邪炽盛,是为温毒,至温疫则另加一气,乃温气兼疫气,又非温证之常矣。又曰:叔和因仲景论温条中,重挈风温,不知仲景于温证中,特出手眼,致其叮咛。见冬不藏精之人,两肾之间先已风生,得外风相召而病发,必全具少阴之证,故于温字上加一风字,以别太阳之温耳。又曰:温证中之有温毒,一如伤寒证中之有阳毒、阴毒也,不得以温毒更立一名也。且温毒有阴阳之辨,太阳温病,久不解,结成阳毒;少阴温病不解,结成阴毒。叔和但指温毒为阳毒,误人甚矣。

42.清-伤寒直指-强健-《伤寒直指》卷十三-类证四

(《启蒙》:)风温者,伤寒之热未已,更遇于风,变为风温,由风来乘热。治宜辛凉,疏风解热为主。按太阳篇曰:若发汗已,身灼热者,曰风温。此则脉阴阳俱浮,自汗多眠睡,息鼾语言难出。此非冬伤于寒,复感异气而成之证也。乃冬伤于寒,至春病温,太阳证兼有风邪者也。风与温相合而伤卫,邪气外盛,故有是证。宜辛凉疏解,不可汗下火熏,误治则死。

43.清-医宗承启-吴人驹-卷之一-提纲

若发汗已,身灼热者,名曰风温。风温为病,脉阴阳俱浮,自汗出,身重多眠,睡息必鼾,语言难出。若被下者,小便不利,直视失溲。若被火者,微发黄色,剧则如惊痫,时瘛疭,若火熏之。一逆尚引日,再逆促命期。

疏曰:此承上文,初拟微汗得解。若发汗已,更加灼热,名曰风温。此风非外受之风,因冬不藏精,阴虚阳盛,发动之机,可名曰风,故脉变阴阳俱浮。而自汗出,身重多眠,睡息必鼾,语言难出者,热则伤气,热则神昏也。若更误下,则肾之真气愈亏,而小便不利,直视失溲。更误之以火,则发黄,惊痫瘛疭,虚风益盛,根本为之动摇矣。逆之至再,命岂能全乎?然则何以为之治,人参白虎汤是矣。有终不能挽回者,以受病日久,阴精素亏,非暂时药力所能克济,圣人秋冬养阴之戒,吾徒可不知谨欤?

44.清-医宗金鉴1订正仲景全书伤寒论注-吴谦-医宗金鉴卷十二-辨温病脉证并治篇

太阳病,发热而渴,不恶寒者,为温病。发汗已,身灼热者,名风温。风温为病,脉阴阳俱浮,自汗出,身重多眠睡,鼻息必鼾,语言难出。若被下者,小便不利,直视失溲;若被火者,微发黄色,剧则如惊痫,时瘛疭;若火熏之,一逆尚引日,再逆促命期。

【注】发热不渴,恶寒者,太阳证也。发热而渴,不恶寒者,阳明证也。今太阳病始得之,不俟寒邪变热,转属阳明,而即热渴不恶寒者,知非太阳伤寒,乃太阳温病也。由于膏粱之人冬不藏精,辛苦之人冬伤于寒,内阴已亏,外阳被郁,周身经络,早成温化,所以至春一遇外邪,即从内应。感寒邪者,则无汗,名曰温病,当以河间法用水解散,审其表里以解之。水解散,即天水六一散、防风通圣之合剂也。感风邪者,则有汗,名曰风温,当以水解散减麻黄,加桂枝,倍石膏,令微似汗以和之。若大发其汗,则益助蕴热,必令身热如火灼也。盖风温为病,乃风邪外盛于表,故阴阳六脉俱浮。热邪内壅于胸,故多眠睡,鼻息鼾也。

45.清-长沙方歌括-陈修园-卷二-太阳方

柯韵伯云:此方为温病之主剂。凡冬不藏精之人,热邪伏于脏腑,至春风解冻,伏邪自内而出。法当乘其势而汗之,热随汗解矣。此证头项强痛与伤寒尽同,惟不恶寒而渴以别之。

46.清-外科全生集-王维德-卷一-咽喉口舌门

喉痹

痹者,不仁也。本无毫恙,顷刻而起,此系虚寒阴火,最为危急之症。其见证痰在喉中作响,响如打鼾,舌色白而不肿,诸书皆称肺绝不救。盖缘误服寒凉,以致死耳。当以桂姜汤缓缓咽下,可以立愈。或以生川附切片,涂以白蜜,火炙透黑,收贮,临用取如细粞一粒,口含咽津,亦立刻痊愈。先以鹅毛粘以桐油,入喉卷之,痰出服药。

喉闭

倘喉内之痰,塞满口舌,舌有痰护,此痰不出牙齿,作响如鼾。惟喉痹误服凉药有此症也。如再迟治,痰塞鼻内,气无出入即死。急取鹅毛蘸桐油卷痰,痰出,亦以桂姜汤愈之。

咽喉症有七,形如箸头蛾。无蛾喉欲闭,锁喉症亦异。缠喉热结内,麻痒肿绕外。日气气短促,厥冷喉闭碍。喉痹鼾痰响,肺绝须治快。喉癣因虚郁,微作痒疼态。不肿又不闭,淹缠最作怪。喉悬一粒珠,刀点命顷害。药从鼻里吹,珠破病即退。

47.清-伤暑论-徐鹤-卷二上焦中焦篇-伤暑春温风温热病伤燥冬温

王孟英曰:风温之先犯手太阴者,乃外感吸受之温风也。若伏邪内发,误汗致逆者,亦曰风温,(如下第十八条)。乃内煽肝阳之温风。(此风即肝火,与外感之风,相悬霄壤。)然外感风温在肺,只宜清解。若误以辛热之药汗之,亦有自汗多眠、鼻鼾难语之变。(略参拙意。)

48.清-温病正宗-王德宣-下篇·正宗辑要第一章·通论-三、《伤寒论》(后汉·张仲景)

(十七)若发汗已,身灼热者,名曰风温,风温为病,脉阴阳俱浮,自汗出,身重,多眠睡,鼻息必鼾,语言难出。(《辨太阳病脉证并治》)

肾热上壅于肺,而鼻息必鼾;肾热上凌于心,而语言难出;热甚,则脏腑之津液必伤。

49.清-温病正宗-王德宣-下篇·正宗辑要第四章·分症-二、风温

又问曰:风温之病,曷不遵仲景之训为圭臬,今观是论,并未有脉阴阳俱浮,自汗出、身重多眠睡,鼻息必鼾,语言难出等证,岂非悖仲景之旨以为医乎？曰:

此仲景论风温误治之变证也,非常证也

陈平伯曰:风温为病,脉阴阳俱浮,自汗出,身重,多眠睡,鼻息必鼾,语言难出。凡此皆误汗劫液后变见之证,非温病固有此证也。

50.清-温热经纬-王孟英-卷二-仲景伏气温病篇

若发汗已,身灼热者,名曰风温。风温为病,脉阴阳俱浮,自汗出,身重多眠睡,鼻息必鼾,语言难出。

51.清-医略十三篇-蒋宝素-医略卷第一-真中风第一

《椿田医话》曰:第一真黄风汤,主治真中风初感一切形证,可代大小续命等汤。见五绝者不治,口开心绝,手撒脾绝,眼合肝绝,遗尿肾绝,声如鼾呼肺绝。

《九峰医案》曰:邪之所凑,其气必虚。卒然倾跌,神识不清,口眼㖞斜,语言蹇涩,溲赤而浑,苔黄而厚,脉来沉数,阴亏水不涵木,七情郁结化火,风邪乘袭厥阴,横扰阳明,目为肝窍,胃脉挟口环唇,肝在声为呼,胃受疾为哕,诸汗属阳明,谨防呃逆,鼾呼大汗,拟玉屏风散、升麻葛根汤二方加减,外以桂酒涂颊。

52.清-重订温热经解-沈汉卿-客气温病治法

《难经》云:温病之脉,不知何经之动也。当随其经之所在而取之。风温病在阳明,不当诊之趺阳乎。自汗出,风邪伤阳明,经气化燥也。身重,风邪在肌也。多眠睡,风热入脾也。脾热则嗜卧,故多眠睡。冬令人气内藏,风邪开腠理,入肌肉,随人之气化入里,故有诸症。呼出心与肺,吸入肝与肾,呼吸之间,脾受谷气也。风温之邪在肌肉,睡则随人之气化。入脾出肺,而上冲于鼻,故吸必鼾。

53.清-程杏轩医案-程文囿-初集-洪楚峰孝廉中脏殆证再生奇验

洪楚峰孝廉病,遣使延诊。问其使曰:何候?曰:中风。问年几何。曰:耋矣。予曰:殆证也。辞不往,使者强之。将及门,闻邻人语云:病将就木,医来何为。若能起之,其卢扁乎。入视,身僵若尸,神昏不语,目阖口张,声鼾痰鸣,遗尿手撒,切脉虚大,歇至。予曰:此中脏也。高年脏真已亏,况见五绝之候,不可为矣。其弟曰:固知病不可为,然尚有一息之存,安忍坐视,求惠一七,姑冀万一。勉处地黄饮子合大补元煎,以为聊尽人事而已,讵意服药后,痰平鼾定,目开能言,再剂神清食进,复诊更加河车鹿茸,脉证大转。续订丸方付之,半载后因视他病,过其家,见翁矍铄如常矣。

54.清-程杏轩医案-程文囿-辑录-马朗山制军公子中寒阳脱急救不及

诊脉沉伏模糊,证见肢厥声鼾,口鼻气冷,人事迷惑。处由真元内戕,阴寒直中，阳气外脱，势属危殆。内经以阳气者，若天与日。今则沍寒凝泣，阳霾用事，使非重阳见（日＋见），何以复其散失之元乎？夫人身之真阳，譬之鳌山走马灯，拜舞飞走，无一不具，其间惟是一点火耳。火旺则动速，火微则动缓，火熄则寂然不动，而拜舞飞走之躯壳，未尝不存也。方用参附二味，重加分两，昼夜频进。本草言人参能回元气于无何有之乡，附子为斩关夺门之将。潭底日红阴怪灭，分阳未尽则不死。但脉证败坏如斯，欲图断鳌立极之功，亦难之难矣。

55.清-环溪草堂医案-王旭高-卷二-痰病

再诊体肥多湿之人，湿热蒸痰，阻塞肺胃。喉中气粗，呼吸如喘，卧寐之中，常欲坐起，仍然鼾睡，而不自知。所以起坐之故，盖痰阻气郁，蒙闭清阳。阳气郁极则欲伸，故寐中欲坐起也。病属痰与火为患。

56.清-慎五堂治验录-钱艺-卷二

杨医剂以温散，遂卧榻不起，苔即化黑，头胁皆痛，脘痞痰多，速余诊之。脉来左扎右细，鼻息鼾喘，是外风引动伏气，津液被温燥劫尽，所谓"一逆尚引日"也。疏方以桑、牛、羚、贝、旋、通、蒿、薄、枇杷叶、丝瓜络之辈，汗出热解，诸痛皆缓。灰苔即化，津液渐回，去青蒿，加杏、前，除夕即可起榻收帐。至新正初二日，恰值回伏，过劳动怒，渐见痰多声响，胁鸣则痰愈多，投以清降不应。脉呈溢滑，在于两关，脘痛拒按，神疲不支，寐语喃喃，舌淡苔糙，其厚如甲，干燥异常，大便虽通不爽，身上按之不热。脉症相凭，殆是气机郁结，痰阻胸脘，更兼阳明悍气不降之使然焉。急投攻下开痰，庶免痰迷昏厥。用大剂蒌、硝、枳、苑、射、杏、贝、旋、蛰、茹、金斛等，三帖。大下痰沫，苔化其半，上中之候蠲矣。改用醒胃疏脾，纳加安寐而康。

57.清-叶选医衡-叶天士-卷上-辨正风温温疟温毒温疫

《内经》云：冬伤于寒，春必病温。又云：冬不藏精，春必病温。此论热温病之大原也。《伤寒论》云：太阳病，发热而渴，不恶寒者，为温病。若发汗已，身灼热者，名曰风温。风温为病，脉阴阳俱浮，自汗出，身重多眠睡，鼻息必鼾，语言难出。若被下者，小便不利，直视失溲。若被火者，微发黄色，剧则如惊痫，时瘛疭，若火熏之。一逆尚引日，再逆促命期。此论温病之大势也。自王叔和论温条中，有风温、温疟、温毒、温疫四变之说，而其旨反晦。盖冬伤于风，至春始发为风温。冬伤寒，至春始发为温病，其理一也。观仲景于温字上加一风字，正以别夫伤于寒者耳。汗后身反灼热，脉阴阳俱浮，身重多眠睡，鼻息必鼾，语言难出，一一尽显伤风之因，则不可复从温病之伤寒施治矣。

58.清-医学辑要-吴燡-卷一-看证诀（程钟龄先生）

鼻头（即明堂也）色青者，腹中痛也。色微黑者，痰饮也。色黄者，湿热也。色白者，气虚也。色赤者，肺热也。伤寒鼻孔干燥者，乃邪热在阳明肌肉之中，久之必衄血也。患者欲嚏而不能者，寒也。鼻塞流浊涕者，风热也。鼻塞流清涕者，风寒也。患者睡而鼾者（卧而有鼻息也），风温也。鼻孔干燥，黑如烟煤者，阳毒热甚也。鼻孔出冷气，滑而黑者，阴毒冷极也。鼻孔煽张者，为肺气将绝也。产妇鼻起黑气，或鼻衄者，为胃败肺绝之危候也。

59.清-顾松园医镜-顾松园-症方发明卷六-温热

又曰：风温为病，脉阴阳俱浮。盖肾与膀胱，一脏一腑，同时病发，所以其脉阴阳俱浮，自汗出，身重多眠，鼻必鼾，语言难出，一一尽显少阴本症。此言冬伤于风，至春发为风温之病，必兼上言太阳病，发热而渴，不恶寒之症，不可汗，又不可下，若误汗误下，是促其亡也。

60.清-嵩厓尊生书-景日昣-卷之五病机部-病机赋（九十三条）

经云暴中卒厥，皆由水不制火，亦因喜怒悲思，五志过极热多。卒然仆倒昏聩，痰涎壅塞潮作，若或口开手撒，声鼾遗尿眼合，此是脏绝不治，若不全现犹可。其有摇头撺目，面妆发直吐沫，汗珠面黑遗尿，眼闭口开喘多，与夫吐出紫红，此为不治之疴。

61.清-嵩厓尊生书-景日昣-卷之八中身部-心分

方卧即大声鼾睡，少顷即醒不寐（是心肺火）

62.清-医钞类编（一）-翁藻-卷六-喘病门（哮喘、肺胀附）

脾中之湿热素多，胃中之壮火素盛。是肺中所以受伤之原，又不止于形寒饮冷也。脾之湿热，胃之壮火，交煽而互蒸，结为浊痰，溢入上窍，久久不散，透开肺膜，结为窠囊。清气入之，浑然不觉。浊气入之，顷刻与浊痰狼狈相依，合为党援，窒塞关隘。不容呼吸出入，而呼吸正气。转触其痰，鼾齁有声，头重耳响，胸背骨间有如刀刺。涎涕交作，鼻额酸辛，若伤风状。正《内经》所谓心肺有病，而呼吸为之不利也。必俟肺中所受之浊气解散下行，从前后二阴而去，然后肺中之浓痰咯之始得易出，而渐可相安。

陈飞霞曰：喘者，恶候也。肺金清肃之令，不能下行，故上逆而为喘，肺之膹郁也。哮者，喉中如曳锯，若水鸡声是也。喘者，气促而连续不能以息也。故哮与声响言，喘以气息名，凡喉如水鸡声者为实，喉如鼾睡声者为虚。

63.清-医门棒喝-章楠-医门棒喝卷之二-辨《贯珠集》温病伤寒挽混之误

又按《温病篇》,仲景曰:风温为病,脉阴阳俱浮,自汗出,身重,多眠睡,鼻息必鼾,语言难出。

64.清-医书汇参辑成(下)-蔡宗玉-卷二十三-伤寒

哮者,喉中如拽锯,若水鸡声者是也。喘者,气促而连属,不能以息者是也。故哮以声响言,喘以气息言。凡喉如水鸡声者为实,如鼾声者为虚。虽由于痰火内菀,风寒外束,而治之者,不可不分虚实也。

65.清-医学摘粹-庆恕-杂证要法-里证类

哮证者,寒邪伏于肺腧,痰窠结于肺膜,内外相应,一遇风、寒、暑、湿、燥、火六气之伤,即发。伤酒,伤食,动怒,动气,役劳,房劳亦发。一发则肺俞之寒气,与肺膜之浊痰,狼狈相依,窒塞关隘,不容呼吸。若呼吸,则气触其痰,鼾齁有声,非泛常之药,所能治也。以圣济射干丸主之。

第七章 鉴别诊断与辨证论治

1.宋-南阳活人书-朱肱-活人书卷第九-(六十七)问自汗

若发汗已,身灼热者,为风温。风温为病,脉阴阳俱浮,自汗出,身重,多眠睡,鼻息必鼾,语言难,属萎蕤汤(杂四十五)〕。

2.南宋-伤寒百证歌-许叔微-卷二-第二十七证·五种温歌(温病温疟风温温疫温毒)

《素问》云:疟脉自弦,弦数者热多。朱肱云:先热后寒者,小柴胡汤。但热不寒者,白虎加桂汤主之。濡弱阴脉浮滑阳,此是风温证候当。头疼身热常自汗,四肢不收鼾睡长。当治少阴厥阴病,误汗黄芪防己汤。(以上论风温也。仲景云:阳脉浮滑,阴脉濡弱,更遇于风,变为风温。其病四肢痠缓。又云:风温为病,脉阴阳俱浮,自汗出,身重多眠睡,鼻息必鼾,语言难出。

3.南宋-伤寒百证歌-许叔微-卷四-第七十二证·遗尿歌

风温被下必失溲,鼾睡难言自汗流。(仲景云:风温为病,脉阴阳俱浮,自汗出,身重,多眠睡,鼻息必鼾,语言难出。若被下者,小便不利,直视失溲。)三阳合病身体重,不觉遗尿也可忧。(仲景云:三阳合病,腹满身重,难以转侧,口不仁,面垢,谵语,遗尿。发汗则谵语,下之则额上生汗,手足厥冷。自汗宜白虎汤主之。)

4.南宋-伤寒发微论-许叔微-卷下-论风温证

仲景云:太阳病,发热而渴,不恶寒者,为温病。若发汗已,身灼热者,名风温。风温为病,脉阴阳俱浮,自汗出,身重,多眠睡,鼻息必鼾,语言难出。若被下者,小便不利,直视失溲;若被火者,微发黄色,剧则如惊痫,时瘛疭。又云:阳脉浮滑,阴脉濡弱,更遇于风,变成风温。大抵温气大行,更感风邪,则有是证。今当春夏,病此者多,医作伤寒漏风治之,非也。不可火,不可下,不可大发汗,而仲景无药方,古法或谓当取手少阴火,足厥阴木,随经所在而取之,如麻黄薏苡仁汤、葳蕤汤之辈。予以谓败毒、独活、续命减麻黄去附子益佳。

5.南宋-伤寒类书活人总括-杨士瀛-卷之五-遗溺

风温脉浮,自汗,体重,多眠,鼻鼾,喘息,恬不欲言。误下则小便不利,直视失溲。

6.元-永类钤方-李仲南-卷二-伤寒鼻干(附鼻衄出血,通见伤寒蓄血门)

【病证】风温病,自汗,身重多睡,鼻息如鼾。

7.元-永类钤方-李仲南-卷六-伤寒自汗(附盗汗头汗手足汗无汗)

【病证】风温自汗。太阳证头疼身热,自汗不解,身重喘息,多睡必鼾,语言难。治在少阴厥阴,不可汗,汗则谵语,烦躁不卧,惊痫自乱。

8.元-永类钤方-李仲南-卷六-伤寒小便自利(附小便数)

许知可论:风温被下必失溲,鼾睡难言自汗流。

9.明-万氏秘传片玉心书-万全-卷之四-惊风门

搐搦乍作乍止,痰气无了无休,昏昏鼾睡唤难苏,乳食不知吞吐。屎尿遗时少觉,四肢僵直难收,啼声不出汗如油,纵有灵丹难救。

10.明-救急疗贫易简奇方-欧阳值-喉

新瓦上焙为末,用半钱甚效。若声如鼾属虚者,用独参汤。

11.明-医方集宜-丁凤-《医方集宜》卷二-伤风门附感冒

风温

仲景云:太阳病发热而渴,不恶寒者,为温病。若发汗已,身灼热者,名风温。风温为病,自汗出,身重,多眠睡,鼻息鼾鼾,语言难出,宜用葳蕤汤,或人参败毒散加葳蕤仁。

12.明-国医宗旨-梁学孟-卷之二-六经咳凡例

治咳,喉如鼾声,为虚,与独参汤一二服,自愈,多服数十剂,全愈。

13.明-国医宗旨-梁学孟-卷之三-喉痛运气有二

急喉痹,其声如鼾,痰在喉响,此为肺绝之候,急煎独参汤救之,服早者十全七八,次则十全四五,迟则十不全一也。

14.明-潜溪续编新增伤寒蕴要全书-彭用光-卷之二-辨风湿

经曰:阳脉浮滑,阴脉濡弱,更遇于风变为风湿。又曰发汗已,身灼热者,名曰风湿。脉阴阳俱浮,自汗乃出,身重多眠,鼻息必鼾,语言难出也。不可汗下,不可以火熏之,误用之则死。《活人书》用葳蕤汤主之,或人参败毒散增损用之亦可。汗后身灼热者,知母葛根汤主之。身重出汗者防己汤,庞安常用葛根龙胆汤主之。若大渴者用瓜蒌根汤主之。

15.明-伤寒阐要编-闵芝庆-卷之五-辨伤寒变证

风温者,阳脉浮滑,阴脉濡弱,此伤寒之热未已,更遇于风,变为风温,由风来乘热而成。治宜辛凉疏风解热为主。《太阳篇》又曰:若发汗已,身灼热者,名曰风温。脉阴阳俱浮,自汗出,身重多眠,睡息必鼾,语言难出。此非冬时伤寒感异气而成之变证,自是冬伤于寒,至春病温,其太阳证兼有风邪者也。风与温相合伤卫,邪气外甚,故有如此脉证。治宜辛凉,解散伤寒。发汗已,则身凉。风温自汗,不当发汗,若强发,则正气去,邪气不去。故发汗已,身仍灼热,异乎伤寒也。不可汗下,不可火熏,误则死。葳蕤汤、知母葛根之类增损治之。疏风解热,庞安常用葛根龙胆汤。若大渴者,栝蒌根汤。

16.明-伤寒括要-李中梓-卷上-察鼻法

鼻鼾者,风温也。鼻塞者,风热也。鼻煽者。肺风难治。

17.明-伤寒括要-李中梓-卷上-察声

(少阴咽中有疮则不语,太阴火来乘金则无声。)

鼻塞声重为伤风,唇疮声哑为狐惑,口噤挛搐为痉症,鼻鼾语涩为风温。(笑为心声,呼为肝声,哭为肺声,歌为脾声,呻为肾声。)

18.明-伤寒选录-汪机-卷二-发热第一

随病救逆

若发汗后,身灼热者,名曰风温。风温为病,脉阴阳俱浮,自汗出,身重,多眠睡,鼻息必鼾,语言难出,若被下者,小便不利,直视失溲。

19.明-伤寒选录-汪机-卷四-发黄四十一

若发汗已,身灼热者,名曰风温。脉阴阳俱浮,自汗,身重,多眠睡,鼻息必鼾,语言难出;若被火者,微发黄色。

20.明-伤寒选录-汪机-卷五-身重四十五

汗已,身犹灼热,名风温。脉阴阳俱浮,自汗,身重,多眠,鼻鼾,语音难出,不可汗,不可火,身重汗出,汉防己汤。

21.明-伤寒选录-汪机-卷五-多眠四十六(风温合病)

汗后,身犹灼热,名风温。脉阴阳俱浮,自汗,身重多眠,鼻鼾,语言难出。不可下,不可火。《活人》用小柴胡,葳蕤汤。

22.明-伤寒选录-汪机-卷五-不能言四十七(附语言难出)

发汗已,身犹灼热,名风温,脉尺寸俱浮,自汗身重,多眠,鼻鼾,言语难出。或用葳蕤汤,败毒散,小柴胡,风引汤。

23.明-伤寒选录-汪机-卷五-小便不利四十九(附小便难)

汗已,身犹灼热,名风温,脉阴阳俱浮,自汗身重,多眠,鼻鼾,语言难出,不可火,不可下。下者,小便不利,直视失泄,风引汤,葳蕤汤。

24.明-伤寒选录-汪机-卷五-小便自利五十六(附小便数遗尿淋血)

汗已,身灼热,名风温。脉阴阳俱浮,自汗,身重,多眠,鼻鼾,语言难出。勿火勿下,若被火者,小便不利,直视,失溲;咳而小便利,若失小便者,不可汗,汗则四肢厥逆,桂枝茯苓白术汤,真武汤去茯苓,桂枝甘草汤。

25.明-伤寒选录-汪机-卷五-惊六十三

汗已,身犹灼热,脉浮自汗,身重,多眠,鼻鼾,语言难出,名风温。若被火者,剧则如惊痫,时瘛疭,风引汤。

26.明-伤寒选录-汪机-卷六-温病一百八

若发汗已,身灼热者,名曰风温。风温为病,脉阴阳俱浮,自汗出,身重,多眠睡,鼻息必鼾,语言难出。若被下者,小便不利,直视失溲;若被火者,微发黄色,剧则如惊痫,时瘛疭;若火熏之,一逆尚引日,再逆促命期。《活人》云:切莫发汗,若发汗谵语,多不可救,椎宜葳蕤汤。热甚者,知母葛根汤、小柴胡汤。渴者,栝蒌汤。身重汗出,汉防己汤。

27.明-伤寒摘锦-万密斋-卷之下-伤寒成温暑感异气变他病脉证治法

若发汗已,身灼热者,名曰风温。风温为病,脉阴阳俱浮,自汗出,身重,多眠睡,鼻息必鼾,语言难出。若被下者,小便不利,直视失溲;若被火者,微发黄色,剧则如惊痫,时瘛疭,若火熏之。一逆尚引日,再逆促命期。此太阳病汗后而变风温之证也。

28.明-新刊伤寒撮要-缪存济-卷之一-伤寒纲领新论第六

风瘟尺寸俱浮,素伤风,因时伤热,风与热搏,名曰风瘟。又发汗后,身灼热,亦名曰风痓,其症四支不收,身热,自汗,头疼,喘咳,渴,昏迷鼻鼾,语涩,体重。

29.明-新刊伤寒撮要-缪存济-卷之一-伤寒闻声新论第八

声如鼻鼾声如鼻鼾者难治。

鼻息如鼾睡属风温。

30.明-新刊伤寒撮要-缪存济-卷之三-伤寒变病一百十名

大抵伤风则恶风自汗,伤湿则身重自汗,中暑则脉虚自汗,中暍则烦渴自汗,湿温则妄言自汗,风温则鼾睡自汗,霍乱则吐利自汗,柔痓则搐搦自汗,阳明则恶热潮热自汗,阴虚劳力则身倦自汗。

31.明-证治准绳·伤寒-王肯堂-入门辨证诀-伤寒类伤寒辨

头痛身热,自汗,与伤寒同,而脉尺寸俱浮,身重,默默但欲眠,鼻息鼾,语言难出,四肢不收者,风温也。不可发汗。

32.明-证治准绳·伤寒-王肯堂-帙之五-身重

[太阳]伤寒脉浮缓,身不疼但重,乍有轻时,无少阴证者,大青龙汤发之。(详太阳病。)发汗已,身犹灼热,名曰风温。脉浮,汗出身重,多眠,鼻息鼾。(详风温,宜《活人》葳蕤汤)。风湿脉浮,身重,汗出恶风者,宜防己黄芪汤

33.明-证治准绳·伤寒-王肯堂-帙之五-不能言

[太阳]发汗已,身犹灼热,名风温,脉尺寸俱浮,自汗身重,多眠,鼻鼾,语言难出。(详风温)。

34.明-瘟疫论补注-吴有性-补注瘟疫名实引经析义上篇

河间刘氏,因其感温热之气,特制辛凉诸剂,然而风木乘强,挟热以销肾,真阴有立尽之象,故自汗、身重、多眠、鼻鼾诸证,一一皆系在少阴。

35.明-赤水玄珠-孙一奎-第十九卷-闻声

声如鼻鼾:声如鼻鼾者难治。

36.明-医学纲目-楼英-卷三十一伤寒部-少阴病

太阳病,十日已去,脉浮细嗜卧者,外已解也。胸满胁痛者,小柴胡汤。脉但浮者,麻黄汤,(论见"鼻干")。脉浮汗出多眠,若身重息鼾者,风温(方论见"风温")。若合目则盗汗出者,三阳合病。(方论见"盗汗")。

37.明-医学纲目-楼英-卷三十二伤寒部-合病并病汗下吐后等病

风温为病,脉浮汗出,身重多眠,鼻息鼾。(论见"风温",宜《活人》葳蕤汤)

38.清-本草述钩元-杨时泰-卷七-山草部

风温自汗出,脉阴阳俱浮,身重多眠,鼻息必鼾,语言难出,此正风虚之证也,宜防己汤。防己为君,佐以参耆术草生姜治之。风虚昏愦,不自觉知,手足瘈疭,或为寒热,此证血虚,不能服发汗药,独活汤主之。白薇、人参、当归、茯神、远志、桂心、菖蒲、川芎、甘草以治风虚血虚,兼用半夏、细辛、羌独、防风以除虚风。肺实鼻塞,不知香臭。白薇、贝母、款冬花一两,百部二两,为末。每服一钱,米饮下。

39.清-金匮启钥(幼科)-黄朝坊-卷三-不寐好睡论(【附】喜笑不休悲哭不止夜啼)

人之生也,赖阴阳二气之薰陶,气之化也,形气血两途之和煦,顾阳主动,其气则行于昼,阴主静,其气则行于夜,一昼一夜,阴阳消息之道。于滋寓焉,而人气感之,当夜则眠,当昼则兴,昼兴夕眠,人之动静,即阴阳消息之显见者也。人必顺乎阴阳消息之道,乃得以生。如或当眠反醒,当兴反寐,是失人道之常,反天地阴阳之大道也。况寤则魂魄动,志意行,气血布散脏腑,志气役夫四肢。寐则神气归于官器。气血行于经络,气息无惊,神志安定。顺之者百病不生,反之者则当安不安,是谓悖乱,病斯生焉。是以圣贤立法救世,其于反常悖乱者,治法虽幼小不遗焉。我尝考之,凡当睡常醒者,为胃气逆而不和,治宜四君子汤加远志、枣仁。然其不寐,岂尽无故而然?有因肾经虚热者,宜六味丸。有心血不足者,宜珍珠母丸。或精神短少,宜养荣汤。若因病后不寐,宜酸枣仁汤。而有胆虚不寐者,其口必苦,宜人参竹叶汤。有肝火不宁不寐者,其心必烦,宜加味小柴胡汤。有振悸不寐者,其心必怔,宜四君子汤,但宜加生姜、枣仁。至若好睡不醒,其证有别。因脾虚者,虽醒亦困倦,未寐亦闭睛,且其睡也,每在当食未完之候,治此者宜四君子汤加木香、半夏,若俗之用温胆汤未合宜也。然同一脾虚,而有脾虚夹痰者,其证睡时多鼾而似哮,治宜平补汤。有脾虚水谷不化,饮食停滞而好睡者,其证小便必间出如米泔,治宜加味消癖饮,虚弱者以五味异功散。更有因母好饮,致儿吮乳,醉而好睡者,治宜甘草甘葛汤。顾好睡不眠,小儿之常病也,特喜笑不休,或恶哭不止者,何为哉?

40.清-医宗金鉴9幼科杂病心法要诀-吴谦-医宗金鉴卷五十三-瘟疫门

风温复感春风发,汗热身重睡鼾眠,汗少荆防败毒治,汗多桂枝白虎煎。

41.清-婴儿论-周士祢-辨疮疹脉证并治第四

儿天行,热瘀簇簇,口燥而渴,脉数鼾睡者,化班汤主之。

42.**清-婴儿论-周士祢-辨上焦病脉证并治第六**

儿鼻热燥,遂窒塞,鼻息高鼾,睡眠不安,名駒鮔,宜蜂蜜点之。

43.**清-幼幼集成-陈复正-卷三-哮喘证治**

《经》曰:犯贼风虚邪者阳受之,阳受之则入六腑,入六腑则身热不得卧,上为喘呼。又曰:肺病者,喘咳逆气,肩背痛,汗出。夫喘者,恶候也。肺金清肃之令,不能下行,故上逆而为喘。《经》曰:诸气膹郁,皆属于肺。喘者,肺之膹郁也。吼者,喉中如拽锯,若水鸡声者是也;喘者,气促而连属,不能以息者是也。故吼以声响言,喘以气息名。凡如水鸡声者为实,喉如鼾声者为虚,虽由于痰火内郁,风寒外束,而治之者不可不分虚实也。

44.**清-奉时旨要-江涵暾-卷二阳属-伤寒**

风温者,伤寒汗后感风,其症灼热脉浮,身重多眠,鼻息鼾,语言难出,萎蕤汤主之。

45.**清-奉时旨要-江涵暾-卷六金属-咽喉**

喉痹,由心火,用甘梗汤;由少阴伏寒,半夏桂甘汤;由火衰,四逆汤;若骤起而痰在喉,响如鼾,舌白不肿,此因误投凉药,桂姜汤可救。

46.**清-类证治裁-林佩琴-卷之四-多寐**

风温症身热脉浮自汗,体重多眠,鼻鼾,语言难出,治在少阴厥阴,不可发汗。(葳蕤汤去麻、羌)。热症得汗后,脉沉细,身冷喜卧,(四逆汤)。少阴症欲寐,从本病治。

47.**清-一见能医-朱时进-卷之四-辨症下**

夹痰辨

夹痰者,津液之所化也。风伤于肺,湿伤于脾,肺气不清,脾气凝浊而成。风寒夹痰,则寸口浮滑,发热头痛,咳嗽自汗,宜金沸草散及芎苏散(金沸草散:金沸草、前胡、细辛、半夏、荆芥、甘草、赤苓、生姜、红枣)。温病、热病夹痰,则关脉滑盛,痞闷声鼾,宜凉膈双解。内伤气虚夹痰,则气口脉滑而濡,咳吐涎饮,宜二陈汤加生白术。虚人六君加香砂,盖白术,熟则补脾腻膈,生则豁痰散血,燥湿利水,世人所不知者。

48.**清-医学体用-王普耀-卷中-论冬温风燥酿痰咳嗽**

仲景云:风温为病脉,阴阳俱浮,自汗出,若误汗之身重,多眠睡,鼻息必鼾,语言难出,以温邪先伤手太阴法,宜清轻以存津液为首务云。

49.清-医学心悟-程国彭-卷二-伤寒类伤寒辨

头痛身热与伤寒同,而其人身重,默默但欲眠,鼻息鼾,语言难出,四肢不收者,风温也。不可发汗,加减葳蕤汤主之。

50.清-医学心悟-程国彭-卷二-伤寒兼证

不能言及语言难出者,有表里之分。其一太阳证,发汗已,身犹灼热者,名曰风温。其脉尺寸俱浮,自汗身重,多眠,鼻息鼾,语言难出,此表邪蕴其内热也,治用葳蕤汤去麻黄加秦艽主之。

风温为病,脉阴阳俱浮,自汗身重,多眠,鼻息鼾,语言难出,葳蕤汤主之。

51.清-大方脉-郑玉坛-伤寒辨证篇卷二-辨别诸证

但欲寐证

伤寒行阴,阴主寐。但欲寐,少阴证也。若表里已解,其人身和,脉微静,但欲寐者,不必施治。盖解后贪眠,呼之即醒,醒而又睡,此为阴气来复,非阴盛困阳者比也。至风温证亦欲寐贪眠,然脉浮身重,发热多汗,鼻息鼾鸣为异耳。见后同伤寒门。

辨亡阳证

凡身热汗多,多脉来浮盛,虽与风温证相似,但不鼾睡,口中却和,不渴不燥,脉虽浮盛,按之空虚,此非风温,乃亡阳证也。主以独参汤、生脉保元汤、玉屏风散(俱见补养门)。误汗厥逆,筋惕肉瞤,服真武汤(见祛寒门)。

52.清-济阴宝筏-刘常棐-卷三杂症门-颈项强痛

夫颈项属足太阳膀胱、足少阴肾,二经相为表里。若感风寒湿气,则发热恶寒,颈项强急,腰背反张,瘈疭口噤,脉沉迟弦细。新产血虚出汗,多患此症。若因鼾睡失枕而致,用三五七散、追风散。若风邪所伤,用都梁丸、木瓜煎。

53.清-曹氏伤寒发微-曹颖甫-卷第一-太阳上篇

太阳病,发热而渴,不恶寒者为温病。若发汗已,身灼热者,名曰风温。风温为病,脉阴阳俱浮,自汗出,身重,多眠睡,鼻息必鼾,语言难出。若被下者,小便不利,直视失溲;若被火者,微发黄色,剧则如惊痫,时瘈疭。若火熏之。一逆尚引日,再逆促命期。

54.清-伤寒大白-秦之桢-伤寒大白卷之一-发热

太阳病,发热汗出,身仍灼热,脉浮汗出,身重,多眠,鼻鼾者,风温也。

太阳病,发热汗出,身仍灼热,脉浮汗多,绝似桂枝汤症;但无恶寒头痛,而有多眠鼻鼾,此风温也,切不可用桂枝汤。

55.清-伤寒附翼-柯琴-卷上-太阳方总论

麻黄杏仁甘草石膏汤

此温病发汗逐邪之主剂也。凡冬不藏精之人,热邪内伏于脏腑,至春风解冻,伏邪自内而出,法当乘其势而汗之,势随汗散矣。然发汗之剂,多用桂枝。此虽头项强痛,反不恶寒而渴,是有热而无寒。桂枝下咽,阳盛则毙。故于麻黄汤去桂枝之辛热,易石膏之甘寒,以解表里俱热之证。岐伯所云"未满三日可汗而已"者,此法是也。此病得于寒时而发于风令,故又名风温。其脉阴阳俱浮,其症自汗身重。盖阳浮则强于卫外而闭气,故身重,当用麻黄开表以逐邪;阴浮不能藏精而汗出,当用石膏镇阴而清火。表里俱热,则中气不运,升降不得自如,故多眠息鼾,语言难出,当用杏仁、甘草以调气。此方备升降轻重之性,足以当之。若攻下火熏等法,此粗工促病之术也。

56.清-伤寒论集注(徐赤)-徐赤-外篇卷第三-郭氏《伤寒温疫论》

若发汗已,身灼热者,名曰风温。风温为病,脉阴阳俱浮,自汗出,身重多眠睡,鼻息必鼾,语言难出,小便不利。小便不利四字,汪琥移在被下之上。若被下者,直视失溲。若被火者,微发黄色,剧则如惊痫,时瘈疭。若火熏之,一逆尚引日,再逆促命期。

喻昌曰:春温之证,《内经》曰:冬伤于寒,春必病温。又云:冬不藏精,春必病温。此论温起之大原也。《伤寒论》云:太阳病,发热而渴,不恶寒者,为温病。若发汗已,身灼热者,名曰风温。风温为病,脉阴阳俱浮,自汗出,身重多眠睡,鼻息必鼾,语言难出。若被下者,小便不利,直视失溲。若被火者,微发黄色,剧则如惊痫,时瘈疭。若火熏之,一逆尚引日,再逆促命期。此论温成之大势也。仲景以冬不藏精之温名曰风温,其脉阴阳俱浮,正谓少阴肾与太阳膀胱,一脏一腑,同时病发,所以其脉俱浮也。发汗后,身反灼热,自汗出,身重多眠睡,鼻息必鼾,语言难出,一一尽显少阴本证,则不可复从太阳为治,况脉浮自汗,更加汗之,医杀之也。所以风温证,断不可汗,即误下、误火,亦经气伤而阴精尽,皆为医促其亡而一逆、再逆促命期矣。于此见东海、西海心同一理,先圣、后圣其揆一也。

57.清-伤寒论证辨-郑重光-卷上-辨伤寒十六证

风温者,冬受寒邪,复感春风,头痛身热,自汗身重,默默欲眠,语涩鼻鼾,四肢不收,尺寸俱浮。又发汗后,身犹灼热者,亦曰风温。

58.清-伤寒论宗印-张志聪-卷之二-辨太阳病脉证篇第一(凡三十三章)

太阳病,发热而渴,不恶寒者为温病。若发汗已,身灼热者,名曰风温。风温为病,脉阴阳俱浮,自汗出,身重多眠睡,息必鼾,语言难出。若被下者,小便不利,直视失溲;若被火者,微发黄色,剧则如惊痫,时瘛疭;若火熏之,一逆尚引日,再逆促命期。

此分别温病、风温之脉证,与伤寒卒病之不同也。经曰:凡伤寒而成温病者,先夏至日为病温,后夏至日为病暑。"伤寒例"曰:中而即病者,名曰伤寒。不即病者,寒毒藏于肌肤,至春变温病,至夏变为暑病。暑病重于温也,皆由冬时触犯所致,非时行之气也。曰太阳病者,乃潜藏之邪,出于太阳之表而为病也。春时之气,自内而出,邪随气而外出也。寒藏已久,蕴酿为热,故发热而渴,由里达表,故不恶寒也。温者,随时命名,感春温而发也。风温者,即冬时所受之寒风,亦如寒邪而藏匿,至春时而后发者也。温病者,宜清凉发散汗出而解。若发汗已,身反灼热者,名为风温。盖发汗则阴液外泄,风热之邪更盛,而身如烧灼也。脉阴阳俱浮者,浮则为风,自里出表,故阴阳俱浮也。风热伤气,故自汗出而身重多眠也。肺气通于鼻而主皮毛,风热在表,而睡息必鼾矣。

59.清-医学金鉴6伤寒心法要诀-吴谦-卷二-但欲寐

行阴嗜卧无表里,呼醒复睡不须惊,风温脉浮热汗出,多眠身重息鼾鸣。

【注】行阴欲寐嗜卧,少阴证也。若欲寐嗜卧无表里证,身和脉小,知已解也。然解后之睡,呼之则醒,醒而又睡,是阴气来复,非阴盛困阳,不须惊也。风温亦欲寐多眠,则有脉浮发热,汗出身重,鼻息鼾鸣之别也。

60.清-医学金鉴6伤寒心法要诀-吴谦-卷三-同伤寒十二证

风温

风温原自感春风,误汗灼热汗津生,阴阳俱浮难出语,身重多眠息鼾鸣,误下直视失溲少,被火发黄瘛疭惊,葳蕤桂枝参白虎,一逆引日再命终。

【注】冬伤于寒不即病者,复感春寒,名曰温病;复感春风,名曰风温。风温有汗,不可汗也。若误汗之,益助火邪,则身热如火,自汗津津不止,言语难出,身重多眠,鼻息鼾鸣也。风温阳阴脉俱浮,不可下也。若误下之,热陷膀胱,竭其津液,则直视失溲,小便少也。风湿热盛,若误以火熏蒸强汗,火旺津亡,则发黄色,瘛疭惊痫也。风温之证,不可汗下,主以葳蕤汤。若脉虚汗多,主以桂枝合人参白虎汤。一逆引日再命终,谓一逆尚可引日,若汗而又下,下而又火,则为再逆,是促命期也。

61.清-医学金鉴6伤寒心法要诀-吴谦-卷三-伤寒附法

桂枝白虎汤

风温虚热汗出多,难任葳蕤可奈何,须是鼾睡而燥渴,方宜桂枝虎参合。

【注】风温初起脉浮有力,汗少壮热,宜与葳蕤汤。若脉虚身热汗多,难用葳蕤汤者,合与桂枝白虎加人参汤。如不鼾睡,口中和而不燥不渴,身热汗多脉浮盛者,乃亡阳之证,非风温也,即桂枝白虎加人参汤亦不可用也。

62.清-伤寒绪论-张璐-卷上-总论

凡温病之热,咸从内而发于表,所以最忌辛温发汗,发汗多致不救也。故仲景云:太阳病发热而渴者为温病,若发汗已,身灼热者,名曰风温,风温为病,脉阴阳俱浮,自汗出,身重多眠睡,鼻息必鼾,语言难出,若被下者,小便不利,直视失溲,若被火者,微发黄色,剧则如惊痫,时瘛疭,若以火熏之,一逆尚引日,再逆促命期,此温病误汗,而为风温也。

63.清-伤寒源流-陶憺庵-流集·证治分条-发热总论

发汗后,身灼热,脉浮汗出,身重多眠,鼻鼾者,此风温病也。风温相合,则卫伤气昏,故汗出多眠,气壅则鼻鼾鸣。宜白术汤。身重者,防己汤。

64.清-伤寒源流-陶憺庵-流集·证治分条-但欲寐论

风温欲寐

脉浮汗出,多眠身重,息鼾者,此属风温,葳蕤汤主之。（详风温）

65.清-伤寒源流-陶憺庵-流集·六经支证-温病详辨

汗后灼热为风温病

温病发汗已,身灼热者,是曰风温。其病自汗出,身重,多眠睡,鼻息必鼾,语言难出。

66.清-伤寒折衷-林澜-卷十三-类证一

吐逆,厥冷,脉沉,身痛,大汗人参四逆汤加桂枝芪术。肢冷,额上手背汗出,脉沉细四逆汤。脉浮,汗出,身重,多眠,鼻鼾,语难,为风温。太阳发热,汗出,恶寒,为柔痉。

67.清-伤寒折衷-林澜-卷十四-类证二

太阳病十日已去,脉浮细,嗜卧,外已解也(神将复而愈);设胸满胁痛(小柴胡汤。此条当是太阳少阳并病)。脉但浮(麻黄汤)。阳明中风,脉弦浮大,短气,腹满,喘,胁及心痛,鼻干,不得汗,嗜卧,身黄,小便难,潮热,哕(小柴胡汤、麻黄汤）。三阳合病，但欲眠睡，目合则汗出，胆有热也（小柴胡汤）。少阴但欲寐，尺寸脉微细（四逆汤）。欲吐不吐，心烦但欲寐，五六日自利而渴，小便白（四逆汤、白通汤）；若小便黄赤而渴（白头翁汤）。风温，脉浮，发汗后自汗，身热多眠睡，息鼾，语言难出（葳蕤汤）。

68.清-伤寒折衷-林澜-卷十五-类证三

少阴咽中生疮，不能语言，声不出苦酒汤。太阳发汗已，身犹灼热，为风温。脉尺寸俱浮，自汗身重，多眠鼻鼾，语言难出葳蕤汤。惑病，虫食咽喉，上唇有疮，则声嗄甘草泻心汤。痉病，口噤不能言刚痉，葛根汤；柔痉，桂枝汤加瓜蒌根。火邪刑金，声哑芩、连、知母、黄柏、麦冬、桔梗、五味、甘草。风热壅盛，咳嗽声哑荆、防、甘、桔、薄荷、知母、花粉。热病，喑哑不言，三四日不得汗者，死。

69.清-伤寒正医录-邵成平-卷一-温热暑湿病十条

风温者，冬受寒邪，复感春风，头痛身热自汗，与伤寒同，而脉尺寸俱浮，身重，默默但欲眠，鼻息鼾，语言难出，四肢不收，或云不可发汗。

70.清-伤寒正医录-邵成平-卷十-春温

《经》曰：肾主闭藏。冬不藏精，则开关气泄，寒风得以入之。至春地气上升，肝木用事，则吸引肾邪而病作。虽有发热，从骨肉郁蒸而出，亦不烙手，未热而耳轮上下先热。始发时，多兼微寒，亦不渴，与前症不同。此症虽属太阳，邪则从少阴而来，若但以羌、防、柴、葛，任行表散，必汗出而邪不出。即仲景所云发汗已，身灼热者，名曰风温。风温为病，脉阴阳俱浮，自汗出，多眠睡，鼻息必鼾，语言难出者是也。凡外感之邪，发汗而热必退，今汗出而身始灼热，明是热在骨髓，由汗而透出肌表也。然发汗而即自汗身重，眠睡息鼾，语言难，皆少阴危候。此时若下，则膀胱愈损，必小便不利，直视失溲矣。若被火，必阴愈亏，邪愈无制，必剧如惊痫，而时瘈疭矣。一逆再逆，非误于但知表散，不知用温药以引邪之法也。《尚论》言之甚详，皆前人未经阐发者。

71.清-伤寒直指-强健-《伤寒直指》卷十-类证一

脉浮汗出，身重多眠，鼻鼾语难，为风温。太阳发热，汗出恶寒，为柔痉。（海藏：太阳自汗，桂枝汤；少阴自汗，四逆汤；阳明身热，鼻干不卧，目痛，自汗恶热，而尺寸俱浮者，白虎汤。又，伤寒尺寸脉俱长，自汗大出，身表如冰石，脉传至里，细而小，及疟疾但寒不热，其人动作如故，此阳明传入少阴。戊合癸，夫传妇也，白虎加桂枝主之。然脉虽细小，当以迟疾别之，此证脉必疾而不迟。《活人》：阴不得有汗，而少阴亦有反汗出之证；阳明法多汗，而阳明亦有反无汗之条，皆不可不察也。)

72.清-伤寒直指-强健-《伤寒直指》卷十一-类证二

风温脉浮发汗后,自汗身热,多眠睡,息鼾,语言难出。(葳蕤汤。念莪:嗜卧亦有阴阳之殊,少阴脉微细,但欲寐,或蜷卧,或向壁卧,四肢逆冷,身体沉重,皆阴证也。附子汤温之。如热气伏于里,喜睡者,神气皆倦,令人多眠。小柴胡汤诚为要剂。)

73.清-伤寒指掌-吴贞-卷之一-类伤寒辨

头痛身热自汗与伤寒同,而脉尺寸俱浮,身重,默默但欲眠,鼻鼾,语言难出,四肢不收者,风温也。不可发汗。

74.清-伤寒指掌-吴贞-卷之一-六经本病

《伤寒奥旨》云:伤风则恶风自汗,伤湿则身重自汗,中暑则脉虚烦渴自汗,湿温则妄言自汗,风温则鼾眠自汗,柔痉则搐搦自汗,阳明则潮热自汗,劳倦则身倦自汗,亡阳则漏不止自汗。

75.清-尚论后篇-喻昌-卷一-温症中篇

按:冬不藏精之例,乃《内经》之例,非仲景之例也。非仲景之例,言之未免为悖,然观仲景之论温症第一条,始不胜庆幸。而仲景已起发其端,昌可言之无罪矣。其曰:发汗已,身灼热者,名曰风温。风温为病,脉阴阳俱浮,自汗出,身重多眠睡,鼻息必鼾,语言难出。若被下者,小便不利,直视失溲;若被火者,微发黄色,剧如惊痫状,时瘛疭;若火熏之,一逆尚引日,再逆促命期。此一段至理,千古若明若昧,未经剖析,全不思既名温病。即是时行外感,何又汗之、下之、火之,俱为逆耶?盖热邪久蓄少阴,肾中精水既为素伤,重加汗下火劫阴之法,乃为逆耳。其自汗出,身重多眠睡,鼻息鼾,语言难者,一一皆少阴之本症也。膀胱为肾之府,故少阴症具。若被下,则膀胱之阴亦伤,而直视失溲者,肾精不上荣,肾气欲外夺也;若被火劫,则阴愈亏,而邪愈无制,甚则如惊痫状,而时为瘛疭也。一逆再逆,言汗下火之误,可一不可二,非汗而又下,而又汗之,为再误也。由此观之,冬不藏精之温症,显然昭著矣。昌之比例,以分其治,而仲景之道,愈明矣,奚罪耶?

76.清-尚论篇-喻昌-卷首-论春温大意,并辨叔和四变之妄

喻昌曰:春温之证,《内经》云:冬伤于寒,春必病温。又云:冬不藏精,春必病温。此论温起之大原也。《伤寒论》云:太阳病,发热而渴,不恶寒者为温病。若

发汗已,身灼热者,名曰风温。风温为病,脉阴阳俱浮,自汗出,身重,多眠睡,鼻息必鼾,语言难出。若被下者,小便不利,直视失溲。若被火者,微发黄色,剧则如惊痫,时瘛疭,若火熏之。一逆尚引日,再逆促命期,此论温成之大势也。仲景以冬不藏精之温,名曰风温。其脉阴阳俱浮,正谓少阴肾与太阳膀胱一藏一府同时病发,所以其脉俱浮也。发汗后,身反灼热,自汗出,身重,多眠睡,鼻息必鼾,语言难出,一一尽显少阴本证,则不可复从太阳为治。况脉浮自汗,更加汗之,医杀之也。所以风温证断不可汗,即误下、误火,亦经气伤,而阴精尽,皆为医促其亡,而一逆再逆,促命期矣。

77.清-增订通俗伤寒论-俞根初撰,何廉臣增订-第三编证治各论-第八章伤寒兼证

【证】冷风引发伏温者,初起必头疼身热,微恶风寒;继则灼热自汗,渴不恶寒,咳嗽心烦,尺肤热甚;剧则鼻鼾多眠,语言难出,状如惊痫,手足瘛疭,面若火熏。舌苔初则白薄,边尖红燥,继即舌赤苔黄,甚或深红无苔。风寒搏束温邪者,初起头痛怕风,恶寒无汗;继即身热咳嗽,烦渴自汗,咽痛喉肿。舌苔白燥边红,甚则白燥起刺,或由白而转黄。

78.清-伤寒经正附-薛公望-风温

阳浮阴濡,风脉也。浮而兼滑,感于风之热也;濡而兼弱,则热之灼阴也。伤寒病,前热未已,更遇风中之热,即与冬温之风温无二,故云:变为风温也。此等风温之症,必自汗出而不必尽身重,多眠睡,鼻息鼾,语言难出者,而其脉又不阴阳俱浮也。《活人书》风温用萎蕤汤;身灼热者,知母葛根汤;渴甚者,栝蒌根汤。此皆正法。其以汉防己汤治风温脉浮身重汗出者,即《金匮》治风温之防己黄芪汤,恐不宜混风燥、风温为一门也。

79.清-时病论-雷丰-卷之二-临证治案

南乡余某,年将耳顺,形素丰肥,晨起忽然昏倒,人事无知,口眼㖞斜,牙关紧闭,两手之脉皆浮滑,此为真中风也,诚恐痰随风涌耳。令购苏合香丸,未至痰声遂起,急以开关散先擦其龈,随化苏合香丸,频频灌下,少焉,痰如鼎沸,隔垣可闻,举家惊惶,索方求救,又令以鹅翎向喉内蘸痰,痰忽涌出,约有盈碗,人事略清,似有软倦欲寐之状。屏去房内诸人,待其宁静而睡,鼻有微鼾,肤有微汗,稍有痰声。顷间又一医至,遂谓鼾声为肺绝,汗出为欲脱,不可救也,即拂衣而去。丰思其体颇实,正未大虚,汗出微微,谅不至脱,痰既涌出,谅不至闭,询其向睡,亦有鼾声,姑以宣窍导痰法加东参、姜汁治之,从容灌下。直至二更时分,忽闻太

息一声,呼之遂醒,与饮米汤,牙关似觉稍松,诘其所苦,又有垂头欲睡之态,即令弗扰,听其自然,依旧鼾声而寐,汗出周身,至次日黎明甫醒,皮肤汗减,痰声亦平,口眼亦稍端正。复诊其脉,滑而不浮,似乎风从微汗而去,痰尚留滞于络也。继用茯神、柏子养心收汗,橘络、半夏舒络消痰,加秫豆、桑叶以搜余风,远志、菖蒲以宣清窍,更佐参、甘辅正,苏合开痰,本末兼医,庶几妥当,合家深信,一日连尝二剂,至第五朝诸恙皆减,饮食日渐进矣。

北野贺某之妻,陡然昏倒,口目歪斜,神识朦胧,左肢不遂,牙关紧闭,脉大无伦,但其鼾声似睡,分明肺绝之征。谓其婿曰:死证已彰,不可救也。复延他医诊治,终不能起。

程曦曰:观前之郑案,至于汗多喘急,遗溺神昏,脉小如纤,知为脱证;此案神昏牙闭,鼻息如鼾,脉大无伦,知为绝证。脱绝之证已显,死期可必矣。思吾师课徒之心甚苦,书中轻案重案以及死案,一概详之,未始非临证之一助也。

80.清-温病辨症-马宗元-卷下-十二、治温病要知正面察死,对面知生总诀

口张,心绝者死;眼合,肝绝者死;手撒,脾绝者死;声如鼾,肺绝者死;目盲遗尿,肾绝者死;眉倾,胆绝者死;腰重脊痛难转,胃绝者死;发直如麻,汗出不止,小肠绝者死;泄痢不休,大肠绝者死;指甲青或脱落,呼骂不止,筋绝者死;齿落、脉浮无根,骨绝者死。

81.清-温热病指南集-陈伯平-风温证条例

风温证身热自汗,面赤神迷,身重难转侧,多睡鼻鼾,语难出,脉数者,温邪内逼阳明,津液劫夺,神机不运,用石膏、知母、麦冬、半夏、竹叶、甘草之属,泄热救津。

息鼾面赤,胃热极盛。人之阴气,依胃为养,热邪内灼,胃液干枯,阴气复有何资,而能渗诸阳灌诸络? 是以筋骨懈怠,机关失运,急用甘凉之品,(苏按:原脱之字,依赘言本补,下寒凉之品之字同。)以清热濡津,或有济。而群队寒凉中杂半夏者,以燥热之邪,与寒凉之品,格而不入,必用半夏辛燥以反佐,同气相求,使药气与病邪,不致如水火之不相射,所以《金匮》麦冬汤、竹叶石膏汤内,古人恒并用也。

82.清-温热经纬-王孟英-卷四-陈伯平外感温病篇

风温证,身热自汗,面赤神迷,身重难转侧,多眠睡,鼻鼾,语难出,脉数者,温邪内逼,阳明精液劫夺,神机不运,用石膏、知母、麦冬、半夏、竹叶、甘草之属,泄热救津。

鼻鼾面赤,胃热极盛,人之阴气,依胃为养,热邪内灼,胃液干枯,阴气复有何资,而能渗诸阳灌诸络?是以筋骨懈怠,机关失运,急用甘凉之品,以清热濡津,或有济也。

83.清-增订叶评伤暑全书-(明)张鹤腾撰,(清)叶霖增订-卷中-古今名医暑证汇论

又曰:若发汗已身灼热者,名曰风温。风温为病,脉阴阳俱浮,自汗出,身重多眠睡,鼻息必鼾,语言难出。若被下者,小便不利,直视失溲;若被火者,微发黄色,剧则如惊痫,时瘛疭;若火熏之,一逆尚引日,再逆促命期。

按:此证皆春温,以内有火热,感以风寒,故一发剧也。眠睡语难,皆火内灼,非风温外甚也。自汗风伤卫,不恶寒,外证轻也。止宜辛凉药内解,微发表则愈。

84.清-重订广温热论-戴天章撰,陆懋修删补,何廉臣重订-卷之一-温热总论

太阳病,发热而渴,不恶寒者,为温病。若发汗已,身灼热者,名曰风温。风温为病,脉阴阳俱浮,自汗出,身重,多眠睡,鼻息必鼾,语言难出。

五、辨鼻。年寿在鼻梁,为气之门户。如赤光外侵,肺液已受热伤,则气不流行,血必凝滞,多有脓血之症。山根为胃之脉络,凡小儿温热夹食,胃气抑郁,每见青黑之纹横载于山根。鼻孔为肺窍,干燥热也,流浊涕亦热。鼻准属脾,红燥脾热,惨黄脾败。鼻色青,主吐乳,又主腹中痛,若肢冷者多死。鼻色燥黑如烟煤者,阳毒热极也。鼻色赤者,主肺热,又主风热。鼻鼾难言者,风温;鼻鸣干燥者,风燥。鼻孔扇张,出气多,入气少者,肺绝也,不治。虽然,鼻扇有虚实新久之分,不可概言肺绝。若初病即鼻扇,多由邪热风火壅塞肺气使然;若久病,鼻扇喘汗,为肺绝。

85.清-重订广温热论-戴天章撰,陆懋修删补,何廉臣重订-卷之二-验方妙用(樊开周同何廉臣实验法)

神昏不语,不省人事,如痴如醉,形若尸厥,面有笑容,目瞪直视,舌硬或卷短,舌苔红中有黑点、黑中有红点,身冷肢厥,胸中独热按之灼手,神气虽醒似睡,时作鼾睡声,齿龈结瓣,紫如干漆。

86.清-喉科心法-刘序鹓编,潘诚增订-肺绝喉痹

不治症也。其脉浮散或微细将绝,或洪疾无伦,重按全无,或现雀啄、屋漏、

鱼翔、虾游、弹石、解索、釜沸等脉。其声如鼾,如痰响在喉中,此肺气将绝之候,其因不一:一因阳症喉痹有表症,法宜急发散。

87.清-环溪草堂医案-王旭高-卷二-痰病

兹拟煎方,开其肺痹。另用丸药,化其痰火。痰火一退,清阳得伸,病自愈矣。

88.清-龙砂八家医案-姜成之-戚云门先生方案(字楚三)

病过两候,脉不缓和,舌干鼻鼾,上哕下泄,非退象也。

89.清-市隐庐医学杂著-王德森-喉证亦有阴寒论

治喉证者,不敢用温药,与血症同。不知喉证之因乎风热者十之七,因乎郁火者十之三。……今有忽然喉中作响,响如打鼾,舌色白而不肿,顷刻即死者,人皆不知其为何症,诸书皆称肺绝。近人名为肺闭。其实肾经中寒,阴证喉痹,误服寒凉以致死耳。如服桂姜汤立愈。

90.清-医粹精言-徐延祚-卷一-病愈先兆

按发痒乃阳气初回之象,非风非血燥也,有病久不得寐,一旦欲寐,别无余病,此为阴阳和而将愈之兆。有大汗大下之后,邪气已退、正气已复、身凉脉微、鼾息酣睡,此亦吉兆也,医者见之,当早为知病乃可以有欲愈之机,此由于用药中肯,而不可因其有身痒、欲寐之象而妄投以治痒、安神等药,此乃将愈之时,药何庸哉?

91.清-厘正按摩要术-张振鋆-卷一·辨证-察鼻准

鼻鼾难言者风温,鼻鸣干燥者伤风。(周于蕃)

92.清-身经通考-李潆-身经通考卷二图说-闻声(附)

《经》曰:肝在音为角,在声为呼。心在音为徵,在声为笑。脾在音为宫,在声为歌。肺在音为商,在声为哭。肾在音为羽,在声为呻。口出无伦,谵语也(有虚有实)。无稽怒叫,狂言也(实症)。出言壮厉,先轻后重者,外感也。语言懒怯,先重后轻者,内伤也;语不接续,郑声也;无病始言,独语也(三症属虚)。鼻塞声重,伤风也。声哑唇疮,狐惑也。卒口噤,背反张,痉症也。鼻鼾语塞,风温也。错语呢喃,出言不正,热症也。下泪,泪有声,先渴后呕,停水也。喉中漉漉有声,痰也。肠若雷鸣,气不和,湿也,小儿惊风,口不能言,心热也。无还声为鸦声,死症也,杂病发喘,痨瘵声哑,危病也。以上种种,若能细察,实能活人。至于闻其五音,以知其所苦,是神圣之道,存乎司命者之方寸耳!

93.清-辨脉平脉章句-周学海-卷下平脉法篇第二-第三章

按:《伤寒论》曰:风温为病,脉阴阳俱浮,自汗出,身重,多眠睡,鼻息必鼾,语言难出。此言迟为风之义也。

94.清-四诊抉微-林之翰-卷之一望诊-察鼻部

《五法》云:若伤寒鼻孔干燥者,乃邪热入于阳明肌肉之中,久之,必将衄血也。鼻孔干燥,黑如烟煤者,阳毒热深也。鼻孔出冷气,滑而黑者,阴毒冷极也。鼻息鼾睡者,风温也。鼻塞浊涕者,风热也。若病中见鼻煽张,为肺绝不治。一云:鼻孔扇张为肺风。

95.清-外诊法-陈梦雷-卷三望-《证治准绳》明·王肯堂

察鼻

鼻头色青者腹中痛,苦冷者死。微黑者水气,黄色者小便难。白色者为气虚,赤色者为肺热,鲜明者有留饮也。鼻孔干燥者,属阳明之热,必将衄血也。鼻孔干燥,黑如烟煤,阳毒热深也。鼻孔冷滑而黑者,阴毒冷极也。鼻息鼾睡者,风温也。鼻塞浊涕者,风热也。鼻孔扇张者,为肺风,肺绝而不治也。

96.清-外诊法-陈梦雷-卷四闻-《身经通考》清·李潆

闻声

经曰:闻而知之谓之圣。如辨音者,听其声即可以知其物,虽非玄远,诚非浅易?予姑以经书中要者言之。经曰:肝在音为角,在声为呼;心在音为徵,在声为笑;脾在音为宫,在声为歌;肺在音为商,在声为哭;肾在音为羽,在声为呻。口出无伦,谵语也,此为有虚有实。无稽怒叫,狂言也,此为实证。出言壮厉,先轻后重者,外感也。语言懒怯,先重后轻者,内伤也;语不接续,郑声也;无人始言,独语也。此三证属虚。鼻塞声重,伤风也。声哑唇疮,狐惑也。卒口噤,背反张,痉证也。鼻鼾语塞,风温也。错语呢喃,出言不正,热证也。心下汩汩有声,先渴后呕,停水也。喉中漉漉有声,痰也。肠若雷鸣,气不和,湿也。小儿惊风,口不能言,心热也。无还声为鸦声,死证也。杂病发喘,痨瘵声哑,危病也。以上种种,若能细察,实能活人。至于闻其五音,以知其所苦,是神圣之道,存乎司命者之方寸耳。

97.清-形色外诊简摩-周学海-卷上形诊病形类-百病善恶形证汇述篇

凡察病者,身以轻易转侧而热者为阳。(病在气分)若肢体骨节疼痛为表证,以沉重难移动而寒者为阴。(患者血分)若腹痛,自利,厥逆,宜温经。然中湿亦主身重痛,湿痹则身痛,关节不利。风湿则身痛而肿,骨节烦疼掣痛,不得屈伸,汗出恶风,而不欲去衣。若少腹硬痛,小便不利为溺涩,小便利为畜血。未发热而厥者,寒也;发热久而后厥者,热深也。背微恶寒者,阳微也;自汗身重鼻鼾多睡,风温也;肉瞤筋惕,汗下虚也;手足瘛疭,虚而有风也。(循衣撮空,有阳明实证,又有似撮空而执持坚急者,亦属内热,非尽绝证。石顽)

98.**清-形色外诊简摩-周学海-卷下外诊杂法类-闻法**

师持脉,患者呻者,痛也;摇头言者,里痛也;言迟者,风也。(风温为病,鼻息必鼾,语言难出。)

99.**清-医学辑要-吴燡-卷一-看证诀(程钟龄先生)**

鼻头(即明堂也),色青者,腹中痛也。色微黑者,痰饮也。色黄者,湿热也。色白者,气虚也。色赤者,肺热也。伤寒鼻孔干燥者,乃邪热在阳明肌肉之中,久之必衄血也。患者欲嚏而不能者,寒也。鼻塞流浊涕者,风热也。鼻塞流清涕者,风寒也。患者睡而鼾者(卧而有鼻息也,风温也。鼻孔干燥,黑如烟煤者,阳毒热甚也。鼻孔出冷气,滑而黑者,阴毒冷极也。鼻孔煽张者,为肺气将绝也。产妇鼻起黑气,或鼻衄者,为胃败肺绝之危候也。(古方用二味参苏饮加附子救之,多有得生者)。

发汗已,身犹灼热,脉浮,汗出,多眠鼻鼾,不能自转侧者,此表寒束其里热,风温也,宜萎蕤汤。腹满面垢,口不仁,自汗出,谵语遗尿,不能自转侧者,此表里皆热,三阳合病也,宜白虎汤。

100.**清-铁如意轩医书四种-徐延祚-《铁如意轩医书四种》之一医粹精言-医粹精言卷一**

按发痒乃阳气初回之象,非风非血燥也。有病久不得寐,一旦欲寐,别无余病,此为阴阳和而将愈之兆。有大汗大下之后,邪气已退,正气已复,身凉脉微,鼾息酣睡,此亦吉兆也。医者见之,当早为知病乃可以有欲愈之机,此由于用药中肯,而不可因其有身痒欲寐之象,而妄投以治痒安神等药。此乃将愈之时,药何庸哉?

101.**清-医钞类编(一)-翁藻-卷二-医诗**

气上干清(道)睡不得,鼾鼾(音汗,鼻息粗)有声至达曙(音署,晓也)。

102.**清-医钞类编(二)-翁藻-卷十二-鼻病门**

察鼻之法

鼻头色青者,腹中痛,苦冷者,死;微黑者,水气;黄色者,小便难;白色,为气虚;赤色者,肺热;鲜明者,有留饮也。鼻孔干燥者,属阳明之热,必将衄血,黑如烟煤,阳毒热深也;鼻孔冷滑而黑,阴毒冷极也。鼻息鼾睡者,风湿。鼻塞浊涕者,风热(〔批〕一云清涕属肺寒。鼻孔扇张者,为肺风,肺绝不治)。

103.清-医钞类编(二)-翁藻-卷十四-瘠寐门(不眠、昏睡、瞑卧、嗜卧)

程钟龄曰:寒邪属阴,阴主静,静则多眠;热邪属阳,阳主动,动则令人烦躁不眠。此其常也。然热证亦有昏昏而睡者,此热邪传入心胞,令人神昏不语,乃热盛神昏,非欲寐也。又风温证,风湿相搏,亦令神气昏愦,其证鼻鼾,语言难出,与少阴但欲寐证,迥然大异。

104.清-医书汇参辑成(上)-蔡宗玉-卷三-伤寒论辨

夏月病头痛,谵语自汗,身不甚热,两胫逆冷,四肢沉重,胸腹满者,湿温也。其人常伤于湿,因而中暑。湿热相搏,故发此病,不可发汗。(〔批〕湿温。)头痛、身热、自汗,与伤寒同,而脉尺寸俱浮、身重、默默欲眠、鼻息鼾、语言难出、四肢不收者,风温也,不可发汗。(〔批〕风温。)既受湿气,复感风邪,肢体重痛,额汗脉浮,为风湿。

105.清-医书汇参辑成(上)-蔡宗玉-卷三-伤寒分症汇方

风温,脉浮,汗出,恶风,防己黄芪汤。身重,多眠,鼻息鼾,萎蕤汤。(〔批〕用防己二方,本《活人》)。

太阳中风,汗出,发热,恶寒,恶风,鼻鸣,干呕,桂枝汤。

风温,鼻鼾,不可汗,不可火。见上。

106.清-医书汇参辑成(上)-蔡宗玉-卷六-厥阴脉症

风(脉浮)湿为病,脉阴阳俱浮,自汗出(风湿相搏于内),身重(湿流骨节),多眠睡(湿胜则卫气行阴不行阳),鼻息必鼾(风出而湿留之,呼吸不利),语言难出(湿留会厌,则难发声。如从室中言,是中气之湿。〔批〕自汗身重,多眠鼻鼾),语言难出。若被下者(法当汗解),小便不利(因大便利),直视失溲(心肺之气化不宣,胃家之关门不利,脾土之承制不行也)。若被火者,微(受火气轻)发黄色(湿不得越,因热而发黄),剧者(受火气重)则如惊痫(亡阳),时瘛疭(脱液。〔批〕被下被火变症)。

107.清-医书汇参辑成(上)-蔡宗玉-卷七-温病

其症脉阴阳俱浮,自汗出,身重多眠,鼻息必鼾,语言难出。

108.清-医述-程文囿-卷三·伤寒提钩-伤寒

伤风,则恶风自汗;伤湿,则身重自汗;中暑,则脉虚自汗;中暍,则烦渴自汗;

湿温,则妄言自汗;风温,则鼾睡自汗;霍乱,则吐利自汗;柔痉,则搐搦自汗;阳明,则恶热潮热自汗;阴虚,则身倦自汗;亡阳,则遂漏不止自汗。凡发热下利,汗不止者死;汗出如油,喘不休者死;汗冷肢厥,脉脱者死。(《全生集》)

109.清-医述-程文囿-卷五·杂证汇参-温热

发热而渴,不恶寒者,为温病。发汗已,身灼热者,名曰风温。风温为病,脉阴阳俱浮,自汗出,身重多眠睡,鼻息必鼾,语言难出。若被下者,小便不利,直视失溲;若被火者,微发黄色,剧如惊痫状,时瘈疭;若火熏之,一逆尚引日,再逆促命期。(张仲景)

110.清-医述-程文囿-卷十一·杂证汇参-鼻(附嚏)

鼻者,气之门户也。外感邪气有余,则鼻气粗,疾出疾入;内伤正气虚败,则鼻气微,徐出徐入。鼻孔干燥,乃邪热在阳明,必衄血也。鼻干如烟煤者,阳毒热深也。鼻黑出冷气者,阴毒冷极也。鼻鼾,风温也;鼻塞,风热也;鼻扇,肺绝也。(陈养晦)

111.清-医学摘粹-庆恕-伤寒证辨-但欲寐

行阴欲寐,嗜卧,少阴证也。若欲寐嗜卧,无表里证,身和脉小,知已解也。然解后之睡,呼之则醒,醒而又睡,是阴气来复,非阴盛困阳,不须惊也。风温亦欲寐多眠,则有脉浮发热,汗出身重,鼻息鼾鸣之别。

112.清-医学衷中参西录-张锡纯-一、医方-(二十四)治温病方

《伤寒论》曰:"太阳病,发热而渴,不恶寒者,为温病。若发汗已,身灼热者,名曰风温。风温为病,脉阴阳俱浮,自汗出,身重,多眠睡,息必鼾,言语难出。"此仲景论温病之提纲也。

113.清-医学衷中参西录-张锡纯-三、医论-5.太阳温病麻杏甘石汤证

《伤寒论》原文:太阳病,发热而渴,不恶寒者,为温病。若发汗已,身灼热者,名曰风温。风温为病,脉阴阳俱浮,自汗出,身重,多眠睡,息必鼾,语言难出。

提纲中论风温之病状详矣,而提纲之后未列治法,后世以为憾事。及反复详细推之,乃知《伤寒论》中原有治温病之方,特因全书散佚,后经叔和编辑而错简在后耳。尝观《伤寒论》第六十二节云:"发汗后,不可更行桂枝汤,汗出而喘,无大热者,可与麻黄杏仁甘草生石膏汤。"今取此节与温病提纲对观,则此节之所谓发汗后,即提纲之所谓若发汗也,此节之所谓喘,即提纲之所谓息必鼾也,由口息而喘者,由鼻息即鼾矣,此节之所谓无大热,即提纲之所谓身灼热也,盖其灼热犹

在外表,心中仍无大热也,将此节之文与温病提纲一一比较,皆若合符节。

114.清-长沙方歌括-陈修园-卷二-太阳方

证系有热无寒,故于麻黄汤去桂易石膏,以解表里俱热之证。岐伯所云,未满三日可汗而已者,此法是也。此病得于寒时,而发于风令,故又名曰风温。其脉阴阳俱浮,其证自汗身重。盖阳浮则强于卫外而闭气,故身重,当用麻黄开表以逐邪;阴浮不能藏精而汗出,当用石膏镇阴以清火;表里俱热,则中气不运,升降不得自如,故多眠鼻鼾,语言难出,当用杏仁、甘草以调气。

第八章　常用本草与外治法

1.明-本草纲目(中)-李时珍-草部第十三卷·草之二(山草类下三十九种)-白微(《本经》中品)

朱肱《活人书》治风温发汗后,身犹灼热,自汗身重多眠,鼻息必鼾,语言难出者,萎蕤汤中亦用之。

2.明-济世全书-龚廷贤-离集卷六-不寐

用羚羊角、乌犀角各用水磨浓汁,入所用汤药内服之。

3.明-济阳纲目-武之望-卷二十八-咳嗽

独参汤一男子五十余岁,病伤寒咳嗽,喉中声如鮈,与独参汤一服而鼾声徐,至二三帖咳嗽亦渐退,凡服二三斤,病始全愈。(喉如鼾声为虚,以上二方治之)

4.明-寿世保元-龚廷贤-戊集五卷-不寐

一治心下怔忡,睡倒即大声打鼾,睡即醒,不寐,余用羚羊角、乌犀角各用水磨浓汁,入将所用或养心汤,或复睡汤内,服之立效。盖打鼾睡者,心肺之火也。

5.明-甦生的镜-蔡正言-达观堂新镌甦生的镜下·第十卷·人-治伤寒一百一十三方目录

百三六:萎蕤汤:治风温身重欲眠、喘息鼾者;补太阳七。

6.明-甦生的镜-蔡正言-达观堂新镌甦生的镜下·第十卷·人-编汇伤寒一百一十三方

【场136】就萎蕤汤,治风温身重,欲眠息鼾者。

7.明-医学纲目-楼英-卷二十六肺大肠部-咳嗽

一男子五十余岁,病伤寒咳嗽,喉中声如鼾,与独参汤一服而鼾声除,至二三帖咳嗽亦渐退,凡服二三斤病始全愈。

8.清-本草易读-汪昂-本草易读卷一-瘟疫部(五)

风温自汗身重多睡鼻鼾语难(萎蕤第六,诸方一。)

9.清-本草易读-汪昂-本草易读卷三-萎蕤(第六)

治风温脉尺寸俱浮,沉之涩,常自汗,身重多睡,鼻息鼾,语难出。(诸方第一。)

10.清-本经逢原-张璐-卷一山草部-白薇

发明白薇咸平降泄,抑阳扶阴,为足阳明经本药,兼行足少阴、手太阴。《本经》主暴中风身热肢满,是热郁生风,痰随火涌,故令忽忽不知人,狂惑邪气,寒热酸疼,皆热邪所致。温疟乃冬时伏邪,至春而发,缪氏《经疏》言,暑邪所伤,秋必发为温疟,恐非经旨。《别录》疗伤中淋露者,女子伤犯阴中营血,而成淋露之疾,用以除热益阴,则前证瘳矣。下水气利阴气者,总取益阴之功,真阴益而邪水下。性善降泄,故久服利人。《金匮》治妇人产中虚烦、呕逆,安中益气,竹皮丸中用之。《千金》治风温发汗后身灼热,自汗,身重,多眠,鼻息必鼾,语言难出,萎蕤汤中用之。又治妇人遗尿,不拘胎前产后,有白薇芍药汤,取其有补阴之功。而兼行手太阴,以清膀胱之上源,殊非虚寒不禁之比也。古方多用治妇人者,以《别录》有疗伤中淋露之功也。凡胃虚少食,泄泻及喘咳多汗,阳气外泄者禁用。

11.清-得配本草-严洁、施雯、洪炜-卷二-草部(山草类五十一种)

苦、咸、寒。阳明冲任之药。利阴气,下水气。治风温灼热,自汗身重,多眠鼻鼾,语言难出,及温疟血厥,热淋遗尿。

12.清-玉楸药解-黄元御-卷二-木部

辛夷降泻肺胃,治头痛,口齿疼,鼻塞,收涕去鼾,散寒止痒,涂面润肤,吹鼻疗疮。

13.清-亟斋急应奇方-亟斋居士-备急方

(治一切咳嗽,惊痫发搐,发热鼾喘,痰涎上壅,痰厥卒倒等症。其方内尚有朱砂,四钱五分)

14.清-医学见能-唐宗海-卷二证治-喘齁

齁鼾有声,喉中漉漉不利者,痰气为寒阻也,宜破痰射干丸。

15.清-医学实在易-陈修园-卷四热证-喘促诗

哮证:寒邪伏于肺腧,痰寒结于肺膜,内外相应,一遇风、寒、暑、湿、燥、火六气之伤即发,伤酒伤食亦发,动怒动气亦发,役劳房劳亦发。一发,则肺腧之寒气与肺膜之浊痰狼狈相依,窒塞关隘,不容呼吸。而呼吸正气,转触其痰,鼾駒有声,非泛常之药所能治,宜圣济射干丸主之。然涤痰虽为得法,又必于潜伏为援之处,断其根株,须灸肺腧、膏肓、天突诸穴。此症原非因热所致,缘《内经》有诸逆上冲皆属于火之句,故与喘促均列于热证。

16.清-不居集-吴澄-上集卷之十五-各种咳嗽

咳嗽气急,喉声如鼾者,大虚之症。独参汤。

17.清-妇科指归-曾鼎-卷四-妇幼两科合用药性

藜芦:辛,寒,有毒。治上膈风涎风痫,小儿鼾駒痰疾等症。切不宜多用。

18.清-伤寒论浅注补正-陈修园原注,唐宗海补正-卷一中-辨太阳病脉证篇

表里俱热,则中气不运,升降不得自如,故多眠鼻鼾,语言难出,当用杏仁、甘草以调气。

19.清-温病正宗-王德宣-下篇·正宗辑要第四章·分症-附方

此方取诸香以开寒闭,与牛黄丸皆为中风门中夺门开关之将。然牛黄丸开热阻关窍,此则开寒阻关窍。方中用犀角,为寒因寒用之向导,与至宝中用龙脑、桂心无异。若夫口开手撒,眼合声鼾,自汗遗尿等虚脱证,急用参附峻补,庶或可救;若用牛黄、苏合之药,入口即毙矣。

20.清-西塘感症-董废翁-西塘感症(中)-感症变病

凡虚人脉伏,手足逆冷者,五味子汤。有病伤寒咳嗽,喉中声如鼾,与独参汤,服二三斤,病始全。

有病伤寒咳嗽,喉中声如鼾,与独参汤一服而鼾声除。至二三帖,咳嗽亦渐退。服二三斤,病始全。今人因右寸脉大,不知分别有力、无力,要投泻剂,死者多矣。(大是豁大无伦,真空虚,阴亡之象。若有余,其大必牢。)

参考文献

[1] 刘蓬.实用中医耳鼻喉科学[M].北京:中国中医药出版社,2020.

[2] 张新响,高言歌,庞开云,等.耳鼻喉疾病中医特色外治337法[M].北京:中国医药科技出版社,2021.

[3] 贾六金,张焱,袁叶,等.古今特效单验方[M].北京:中国中医药出版社,2018.

[4] 毛得宏,何中美.耳鼻喉常见疾病的中医预防调养[M].北京:中医古籍出版社,2021.

[5] 蔡定芳.病证结合内科学[M].上海:上海科学技术出版社,2020.

[6] 王旭东.巢元方医学全书[M].北京:中国中医药出版社,2018.

[7] 孙理军.诸病源候论[M].北京:中国医药科技出版社,2018.

[8] 张仲景.伤寒论[M].北京:中国医药科技出版社,2018.

[9] 李用粹,竹剑平.证治汇补[M].北京:中国医药科技出版社,2020.

[10] 张隐庵,高士宗,吴颢昕.伤寒论集注[M].上海:上海科学技术出版社,2021.

[11] 张志聪.黄帝内经[M].哈尔滨:黑龙江科学技术出版社,2020.

[12] 杨继洲,孙外.针灸大成[M].天津:天津科学技术出版社,2021.

[13] 陈亚芳,崔晓梅,白冬梅,等.积滞体质与乳蛾相关性理论初探[J].中医临床研究,2022,14(21):129-131.

[14] 刘安琪,赵寅秋,肖臻,等.古今名医辨证论治乳蛾探究[J].中国中医基础医学杂志,2023,29(4):554-556.

[15] 林巧如,朱任良.从脾论治慢乳蛾临床经验[J].实用中医药杂志,2021,37(9):1607-1610.

[16] 潘美辰,滕晶,齐向华."系统辨证脉学"指导下郁闷不舒状态鼾眠症的辨证论治[J].中国中医急症,2021,30(5):839-842.

[17] 徐婧瑶,孟宇博,侯英琦,等.中药雾化治疗小儿鼾眠临床研究[J].长春中医药大学学报,2020,36(5):941-943.